# Manual de Avaliação do Idoso

**CIP-BRASIL. CATALOGAÇÃO-NA-FONTE**
**SINDICATO NACIONAL DOS EDITORES DE LIVROS, RJ**

V243m

Vale, Rodrigo Gomes de Souza
Manual de avaliação do idoso / Rodrigo Gomes de Souza Vale, Carlos Soares Pernambuco, Estélio Henrique Martin Dantas. - 1. ed. - São Paulo : Icone, 2016.
208 p. : il. ; 21 cm.

ISBN 978-85-274-1285-8

1. Exercícios físicos. 2. Aptidão física. 3. Saúde. I. Pernambuco, Carlos Soares II. Dantas, Estélio Henrique Martin. III. Título.

15-22942 CDD: 613.71
CDU: 613.71

21/05/2015 27/05/2015

**Rodrigo Gomes de Souza Vale**
**Carlos Soares Pernambuco**
**Estélio Henrique Martin Dantas**

# Manual de Avaliação do Idoso

Brasil – 2016

Ícone editora

**Capa e Diagramação**
*Suely Danelon*

**Revisão**
Fabricia Romani
Juliana Biggi
Paulo A. Teixeira


**ÍCONE EDITORA LTDA.**
Rua Javaés, 589 – Bom Retiro
CEP 01130-010 – São Paulo – SP
Tel./Fax: (11) 3392-7771
www.iconeeditora.com.br
iconevendas@iconeeditora.com.br

# Autores

**RODRIGO GOMES DE SOUZA VALE CREF - 2546G/RJ**

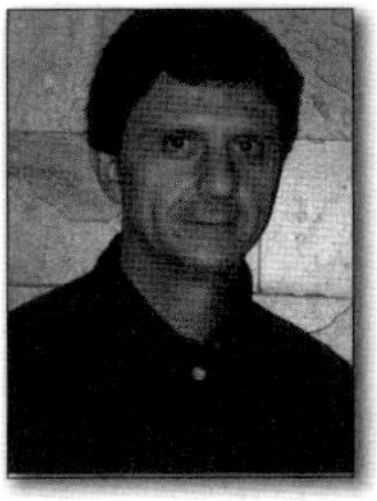

Doutor em Ciências da Saúde-UFRN
Mestre em Ciência da Motricidade Humana-UCB/RJ
Pós-Graduado em Ciências da Educação-Instituto Metodista Bennetti/RJ
Graduado em Educação Física - UFRJ
Pesquisador do Grupo de Desenvolvimento Latino-Americano para Maturidade-GDLAM/RJ
Pesquisador do Laboratório de Biociências da Motricidade Humana-LABIMH-UNIRIO
Docente do curso de Educação Física da Universidade Estácio de Sá/Cabo Frio-RJ
Docente do Programa de Pós-Graduação em Ciências do Exercício e do Esporte-UERJ
Autor do livro: **Atividade Física e Envelhecimento Saudável**
Coautor dos livros: **Exercício, Maturidade e Qualidade de Vida; Alongamento e Flexionamento; Fisioterapia Geriátrica; Atividade Física em Ciências da Saúde; Nuevas Aportaciones a las Actividades Acuáticas; Ciência do Treinamento dos Exercícios Resistidos; Reabilitação Cardíaca; Grupos Especiais: Avaliação, Prescrição e Emergências Clínicas em Atividades Físicas; Muscle Strength, Assessment and Role in Disease; Physical Therapy Perspectives in the 21st Century – Challenges and Possibilities; Cortisol: Physiology, Regulation and Health Implications.**

**CARLOS SOARES PERNAMBUCO CREF – 1627G/RJ**

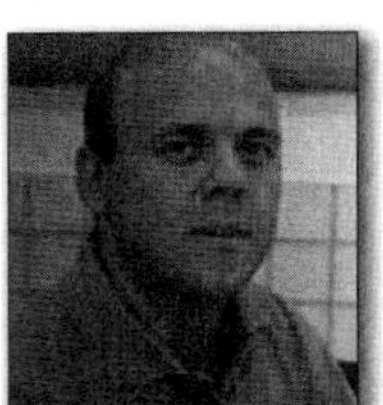

Doutor em Ciências – UNIRIO
Mestre em Ciência da Motricidade Humana – UCB/RJ
Pós-Graduado em Docência Superior na Área da Saúde FRASCE/RJ
Graduado em Educação Física – UFRJ
Pesquisador do Grupo de Desenvolvimento Latino-Americano para Maturidade – GDLAM/RJ
Pesquisador do Laboratório de Biociências da Motricidade Humana – LABIMH-UNIRIO
Professor da Prefeitura Municipal de Araruama/RJ
Docente da Universidade Estácio de Sá/Cabo Frio-RJ

**ESTÉLIO HENRIQUE MARTIN DANTAS CREF - 0001G/RJ**

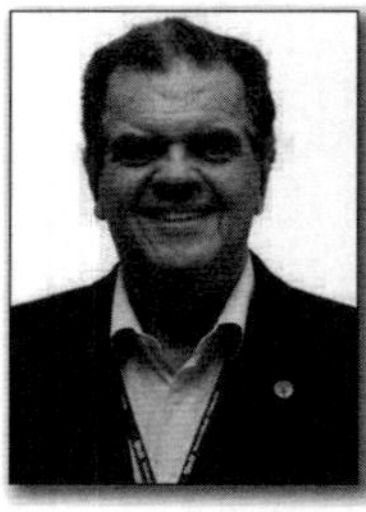

Licenciatura Plena em Educação Física pela Escola de Educação Física do Exercito (1979)
Bacharelado em Ciências Militares pela Academia Militar das Agulhas Negras (1972)
Mestrado em Educação Física - UFRJ (1985)
Mestrado em Educação - UERJ (1986)
Doutorado em Educação Física - UERJ (1988)
Livre-docente em Educação Física - UFF (1994)
Pós-Doutorado em Psicofisiologia - UGF/RJ (1998), em Fisiologia na Universidad Católica San Antonio de Murcia (2001) e um estágio de investigação na Universidad de Valencia (Espanha - 2010)
É Secretário Geral da Rede Euroamericana de Motricidade Humana.
Professor Titular aposentado - UFRRJ
Professor permanente do Programa de Pós-Graduação Stricto Sensu em Enfermagem e Biociências - UNIRIO e Professor Titular da Universidade Tiradentes - UNIT
Professor convidado da Universidad Católica de Murcia (Espanha), da Universidade de Trás-os-Montes e Alto Douro (Portugal) e da Universitá Degli Sudi di Roma - Sapienza (Itália). Supervisor e Fisiologista do Projeto Golfe Olímpico - 2016
Publicou 22 livros (diversos no exterior), 48 capítulos de livros, 440 artigos na íntegra em periódicos científicos, 717 trabalhos em anais de congressos e proferiu 683 conferências ou cursos. Formou 37 doutores e 127 mestres. Tem experiência na área de Educação Física, com ênfase em Esporte, Atividade Física, Performance e Saúde, atuando principalmente nos seguintes temas: treinamento esportivo, flexibilidade, força, emagrecimento, envelhecimento, saúde e qualidade de vida.

# Autores Colaboradores por ordem alfabética

**ANDRÉ LUIZ GOMES MARQUES**
Doutorado em Fisiologia do Exercício – Universidad Nuestra Señora de la Asunción – UC
Mestrado em Ciência da Motricidade Humana – UCB/RJ
Graduação em Educação Física
Pesquisador do Laboratório de Biociências da Motricidade Humana-LABIMH-UNIRIO
Docente do curso de Educação Física-UNESA/RJ

**ANDRÉ WALSH-MONTEIRO**
Mestrado em Neurociências e Biologia Celular – UFPA
Licenciatura Plena em Ciências Biológicas – UFPA
Docente do curso de Biologia do Instituto Federal de Educação Ciência e Tecnologia do Pará (IFPA) – Tucuruí
Pesquisador do Laboratório de Biociências e Comportamento do IFPA - Tucuruí
Autor e coautor de artigos publicados em revistas científicas nacionais e internacionais relacionados a Saúde Humana, Psicologia e Neurobiologia
Coautor em capítulos de livros: "Advances in Medicine and Biology" com o capítulo: Physical Activity: Effects on bone mineral density in femoral neck ;"Cardiovascular Disease II" com o capítulo: Impact of Physical Exercise on the Cardiovascular system in elderly

**CLAUDIO JOAQUIM BORBA-PINHEIRO**
Doutorado em Ciências – UNIRIO
Mestrado em Ciência da Motricidade Humana – UCB/RJ
Pós-graduação em Judô - UFRJ/ESEFEx-RJ
Graduação em Educação Física – UEPA
Pesquisador do Grupo de Desenvolvimento Latino-Americano para Maturidade-GDLAM/RJ
Pesquisador do Laboratório de Biociências da Motricidade Humana - LABIMH-UNIRIO
Docente do curso de Educação Física da Universidade do Estado do Pará (UEPA) e coordenador do Laboratório de Exercício Resistido e Saúde (LERES) – Tucuruí-PA
Docente do curso de Biologia do Instituto Federal de Educação Ciência e Tecnologia do Pará (IFPA) – Tucuruí-PA
Autor e coautor de artigos publicados em revistas científicas nacionais e internacionais relacionados a saúde e envelhecimento humano
Coautor dos Livros: "Advances in Medicine and Biology" com o capítulo: Physical Activity: Effects on bone mineral density in femoral neck. "Cardiovascular Disease II" com o capítulo: Impact of Physical Exercise on the Cardiovascular system in elderly.

**DANIELLI BRAGA DE MELLO**
Doutorado em Saúde Pública – FIOCRUZ
Mestrado em Ciências da Motricidade Humana – UCB/RJ
Graduação em Licenciatura em Educação Física – UFRJ
Professora da Escola de Educacão Física do Exército (EsEFEx) na área de Fisiologia do Exercício.

Pesquisadora do Laboratório de Biociências da Motricidade Humana (LABIMH/UNIRIO/RJ) nas linhas de pesquisa de Autonomia, Condicionamento Físico e a Qualidade de Vida de Idosos e Efeitos Morfofisiológicos e Comportamentais de Intervenções para a Saúde.

**ELIANE CUNHA GONÇALVES**
Mestrado em Ciência da Motricidade Humana-UCB/RJ
Especialização em Educação Física e Sociedade – UFES
Especialização em Treinamento Desportivo – UVA
Graduação em Educação Física
Docente da Universidade Estácio de Sá – Vitória/ES
Proprietária da ATRIP Consultoria em Atividade Física
Diretora Esportiva da Associação dos Corredores de Rua do Espírito Santo - ACORES
Presidente da Associação de Personal Trainers da Grande Vitória - PETRA

**ELISÂNGELA PIZA SILVA**
Mestrado em Ciência da Motricidade Humana-UCB/RJ
Especialização em Treinamento Esportivo-Escola Superior de Educação Física de Muzambinho/MG
Graduação em Educação Física-Escola Superior de Educação Física deMuzambinho/MG
Pesquisadora do Laboratório de Biociência da Motricidade Humana-LABIMH-UNIRIO
Docente da Escola Superior de Educação Física de Muzambinho/MG

**FÁTIMA DE SANT`ANNA AMORIM**
Mestrado em Ciência da Motricidade Humana-UCB-RJ
Pós-graduação em Docência Superior
Pós-graduação em Ciência da Natação
Graduação em Educação Física - UFRJ
Pesquisadora do Grupo de Desenvolvimento Latino-Americano para Maturidade- GDLAM-RJ
Pesquisadora do Laboratório de Biociências da Motricidade Humana – LABIMH-UNIRIO
Docente do Município do Rio de Janeiro
Docente da FAETEC – CETEP – Quintino/RJ
Editora Júnior da Shape Editora

**FLÁVIA MARIA CAMPOS DE ABREU**
Mestrado em Ciência da Motricidade Humana-UCB/RJ
Especialização em Geriatria FMUSP-USP
Bacharelado em Fisioterapia-UEMG
Atualização em Linfoterapia
Pesquisadora do Laboratório de Biociências da Motricidade Humana-LABIMH-UNIRIO
Pesquisadora do Grupo Latino Americano para a Maturidade GDLAM/RJ

**IGOR MAGALHÃES E SOUZA**
Especialização em Fisioterapia Geriátrica Universidade de Alcoitão/Portugal
Bacharelado em Fisioterapia – Universidade Presidente Antônio Carlos – Barbacena/ MG

Pesquisador do Laboratório de Biociências da Motricidade Humana-LABIMH-Barbacena/MG

**JACQUELINE CARVALHO PEIXOTO**
Mestrado em Ciência da Motricidade Humana–UCB/RJ
Especialização em Nutrição Clínica e Esportiva
Docente da Universidade Castelo Branco/RJ
Nutricionista do Hospital Municipal Miguel Couto/RJ

**JANI CLÉRIA PEREIRA BEZERRA**
Doutorado em Medicina do Esporte – Universidad Católica Nuestra Señora de la Assunción – UC
Doutorado em Saúde Publica – Universidad Tres Fronteras
Mestrado em Ciência da Motricidade Humana-UCB/RJ
Graduação em Educação Física – UERJ
Pesquisadora do LABIMH / UNIRIO
Pesquisadora do Grupo de Desenvolvimento Latino-Americano para Maturidade – GDLAM e da Sociedade Brasileira de Educação Física Gerontológica - SBEFG
Professora do IDEIA em Pós-graduação Stricto Sensu em Saúde Pública
Autora dos capítulos "Fitness, Saúde, Wellness e Qualidade de Vida"; "A Composição Corporal na Senescência" e "Treinamento da RML na Autonomia e Qualidade de Vida do Idoso";

**JOSÉ FERNANDES FILHO**
Doutorado em Educação Física – Moscou / Rússia
Especialização em Advanced Science of Training Instructor – University of Maryland / USA
Especialização em Avaliação Morfo-Funcional – Instituto Estatal de Cultura Física da Ordem de Lenin – Moscou / Rússia
Professor da Escola de Educação Física e Desporto – UFRJ/RJ
Coordenador do Grupo de Pesquisa em Avaliação e Prescrição de Exercícios Físicos em Obesidade Infantil e Adultos – LABIMH – UFRJ
Líder do Grupo de Pesquisa LABIMH – UFRJ
Editor científico do Bulletin FIEP e Fitness e Performance Journal
Autor dos Livros: Le Obesidade Mórbida: Avaliação e Prescrição (2012); Le Dermatoglifia no Esporte e na Saúde (2009); Novas Tendências da Avaliação Física (2010); Manual de Antropometria (2006); Atividade Física em Ciências da Saúde (2005); A Prática da Avaliação Física (2003; 1999);
CD rom de Descoberta de Talentos (2004); Medidas e Avaliação (1997); Manual de Nutrição e Avaliação Física em Academia de Ginástica (1994)

**PABLO JORGE MARCOS PARDO**
Doutorado em Ciencias de la Actividad Física y del Deporte Universidad Miguel Hernández de Elche, España
Pós-doutorados em: Ejercicio y Salud en la UNIRIO, Brasil; Universidad Autónoma de Baja California, México y en la Universidad Miguel Hernández de Elche

Máster Universitario en Actividades Acuáticas por la Universidad de Valencia. España
Máster Universitario en Fitness y Entrenamiento Personal
por la Universidad de Alicante. España
Licenciado en Ciencias de la Actividad Física y del Deporte. Universidad Católica de Murcia, España
Professor da Universidad Católica San Antonio de Murcia – UCAM / Espanha
Responsable de Relaciones Internacionales de la Facultad de Deporte – UCAM
Departamento de Ciencias de la Actividad Física y del Deporte
Pesquisador do Grupo de Investigación en Salud, Actividad Física,
Fitness y Comportamiento Motor (GISAFFCOM) – UCAM

**RODOLFO DE ALKMIM MOREIRA NUNES**
Doutorado em Ciências da Saúde-UFRN
Mestrado em Ciência da Motricidade Humana-UCB/RJ
Pós-graduação em Medicina do Esporte – UFRGS
Pós-graduação em Técnicas e Metodologia da Avaliação em
Laboratório de Pesquisa - UFRGS
Graduação em Medicina – UGF/RJ
Graduação em Educação Física – UNESA/RJ
Docente do Programa de Pós-Graduação em Ciências do Exercício e do Esporte-UERJ
Médico Avaliador do Comitê Olímpico Brasileiro (COB)
Autor dos livros: Reabilitação Cardíaca; Guia de Socorros e Urgências

**ROGÉRIO FERREIRA EMYGDIO**
Pós-Graduação em Matemática Aplicada – UFRJ
Graduação em Física e Matemática – UFRJ
Docente da Universidade Cândido Mendes no Curso
de Engenharia de Produção
Pesquisador em estudos aprofundados em Inteligência Artificial, Lógica Fuzzy,
Algoritimos Genéticos e Redes Neurais, aplicados às Ciências da Saúde
Desenvolve estudos com Análise Multivariada aplicada à ambientes
de tráfego urbano

**RONALDO VIVONE VAREJÃO DA SILVA**
Doutorado em Medicina do Esporte – Universidad
Nuestra Señora de la Asunción – UC
Mestrado em Ciência da Motricidade Humana – UCB/RJ
Pós-graduação em Treinamento Desportivo-UCB/RJ
Graduação em Educação Física-UCB/RJ
Professor de Natação, Hidroginástica e Alongamento na
Associação do Empregado no Comércio (A.E.C) – Jacarepaguá/RJ
Pesquisador do Laboratório de Biociências da Motricidade
Humana-LABIMH-UNIRIO
Membro Fundador do Grupo de Desenvolvimento Latino-Americano
para a Maturidade-GDLAM/RJ

**SAMÁRIA ALI CADER**
Pós-doutorado do Programa de Pós-graduação em Ciência Médicas – PGCM / UERJ
Doutorado em Medicina do Esporte - Universidad Nuestra Señora de la Asunción – UC
Mestrado em Ciência da Motricidade Humana – UCB/RJ
Pós-graduação em Fisioterapia Cardiovascular e Respiratória - UNESA/RJ
Graduação em Fisioterapia – UNESA/RJ
Pesquisadora do Laboratório de Biociência em Motricidade Humana-LABIMH-UNIRIO/RJ
Fisioterapeuta no CTI do Hospital São Bernardo.
Atuação na área de Fisioterapia e Terapia Ocupacional, com ênfase em Fisioterapia Intensiva nos seguintes temas: pimáx, autonomia funcional, idosos, musculatura inspiratória, ventilação mecânica e qualidade de vida.

**VALÉRIA NASCIMENTO**
Mestrado em Ciência da Motricidade Humana – UCB/RJ
Graduação em Educação Física - UFRRJ
Especialização em Performance Humana em Academia – UFRRJ
Instrutora Internacional de Exercícios Aquáticos/AEA
Membro da Comissão de Instrução do tribunal de Ética do CREF1
Doutoranda na Faculdade de Motricidade Humana da Universidade Técnica de Lisboa

**WAGNER ZEFERINO DE FREITAS**
Mestrado em Ciência da Motricidade Humana-UCB/RJ
Pós-graduação em Treinamento Esportivo/Escola Superior de Educação Física de Muzambinho/MG
Graduação em Educação Física/Escola Superior de Educação Física de Muzambinho/MG
Pesquisador do Laboratório de Biociência da Motricidade Humana-LABIMH-UNIRIO
Docente da Escola Superior de Educação Física de Muzambinho

## Folha de aprovação

A presente obra foi aprovada e sua publicação recomendada pelo conselho editorial na forma atual.

# Dedicatória

**RODRIGO GOMES DE SOUZA VALE**

Dedico este livro à minha esposa Carla e as minhas filhas Clara, Raquel e Ana Luiza, que incentivaram minha jornada acadêmica e profissional. A minha mãe Lêda, minha tia Norma e minhas avós Rosa e Luiza, que conseguiram estimular meu interesse científico por um envelhecimento saudável.

**CARLOS SOARES PERNAMBUCO**

Dedico esta obra aos meus filhos Luiz Alexandre e Gabriel, por me darem a graça de ser seu Pai. A minha mãe Maria José, que me deu condições para sempre buscar o aperfeiçoamento pessoal e profissional. Ao meu irmão que, do seu jeito peculiar, sempre me deu apoio nas horas mais difíceis; e finalmente, meus alunos idosos, que sempre me motivaram participando das atividades, das pesquisas e a buscar através do movimento a redução dos efeitos deletérios do envelhecimento.

**ESTÉLIO HENRIQUE MARTIN DANTAS**

Dedico este livro às pessoas que sempre me estimulam a ser uma pessoa melhor e com os quais sempre aprendi em cada dia de minha vida, meus filhos: Estélio Henrique Alexander Dantas, Bernardo Henrique Alexander Dantas, Gisela Alexander Dantas, Angelino Henrique Lobato Dantas e Fernando Henrique Lobato Dantas; e meus netos Pietra Dantas Vallim e Diego Alexander Allan Dantas.

# Agradecimentos

**RODRIGO GOMES DE SOUZA VALE**

Agradeço a Deus, o Grande Mestre do Universo, sobre todas as coisas, por me dar as oportunidades de minha vida. Agradeço aos amigos colaboradores de pesquisa, aos alunos e mestres que cruzaram a minha jornada acadêmica e a todos que direta ou indiretamente contribuíram para o meu crescimento, como profissional e como ser humano, através da materialização desta obra.

**CARLOS SOARES PERNAMBUCO**

Agradeço a Deus, o Grande Arquiteto, por nos permitir a nos encontrar, conviver e realizar todos estes trabalhos.

**ESTÉLIO HENRIQUE MARTIN DANTAS**

Agradeço a meus orientadores de mestrado, Prof. Dr. Manoel José Gomes Tubino (*in memoriam*) e Prof. Dr. Atila Yossef Flegner, que me estimularam e motivaram a adaptar os meus conhecimentos de Fisiologia do Exercício e de Treinamento Esportivo, para aplicá-los em benefício dos adultos idosos.

Agradeço, principalmente, aos meus orientandos de mestrado e doutorado, que ao longo destes 27 anos de estudos sobre os "Efeitos da Atividade Física sobre o Condicionamento Físico, a Autonomia Funcional e a Qualidade de Vida de Idosos" possibilitaram a publicação de diversos livros, capítulos e de mais de 250 artigos sobre o tema em periódicos científicos.

# Apresentação

Apresentar celebridades do mundo acadêmico não configura sucesso, pois eles já o são por si só. Desta forma, sinto-me honrada pela oportunidade. Nomes que se internacionalizaram em produções científicas de peso, relevantes em bases as mais práticas e objetivas, com seguidores de seus ensinamentos por todo o mundo.

Assim, difícil tarefa falar de mais uma grande produção.

Acrescentar comentários sobre o que? Valor? Indiscutível! Relevância? Garantida! Objetividade? Praticidade comprovada em vários ensaios e pesquisas realizadas.

Sou comprometida com a qualidade e com a amizade dos componentes deste livro; sendo assim, vou me ater ao propósito: comentar sobre a importância de termos um Manual de Avaliação do Idoso.

Construir um Manual que atenda às necessidades dos profissionais que trabalham com envelhecimento, norteando suas avaliações, é, sem a menor das duvidas, necessário e urgente.

A população continua tendo a oportunidade de envelhecer com qualidade de vida e com autonomia. Para tal, necessário se torna um diagnóstico de desarmonias adequado para tratamento e prognósticos os mais corretos possíveis.

Conceituar e compreender o envelhecimento em suas bases e correlações é o primeiro passo a ser colocado. Entender se há disfunções e comorbidades, assim como os conceitos de viver com qualidade e morrer com dignidade.

Avaliar o idoso (a) em seus sistemas mioesquelético e neurológico, considerando o psiquismo como base de construção de muitas doenças aparentemente isoladas de comando do self, requer atenção. Muitos precisam de cuidados e, como crianças, vão encontrar uma maneira de tê-lo por dependência. Instrumentos precisos em ambiente tão controverso são sempre bem-vindos e necessários.

Com o avançar da idade, a tendência à diminuição dos sentidos primários leva à diminuição do apetite, distrações com os horários de alimentação e, por vezes, esquecimento de fazê-lo. O corpo, que deveria manter sua reserva energética, começa a entrar em decréscimo de massa corporal, seja muscular ou adiposa, levando ao extremo de caquexia em muitos dos casos. Toda a atenção nesta fase é necessária.

A autonomia física do idosos exige um mínimo de força muscular para a realização das atividades da vida diária. Pelas razões, entre outras, citadas no parágrafo anterior, o cuidado com a permanência de higidez muscular é fundamental.

O mesmo ocorre em relação à resistência muscular, que permitirá o conforto de realizar tarefas que demandam de tempo e persistência, quer sejam em atividades da vida diária, quer sejam na vida social como a prática de determinados esportes ou atividades lúdicas, como a dança.

Os sistemas envolvidos no envelhecimento que produzem um declínio comprometedor da autonomia e qualidade de vida são vários em hierarquia, porém os sistemas circulatório e respiratório, por estarem intimamente ligados em atividades do dia a dia, são priorizados em acompanhamento. Os demais surgem em função de necessidades individuais, porém todos se integram em harmonia ou não. Daí a ocorrência de comorbidades.

Avaliar a flexibilidade no envelhecimento traz como resultado uma melhor atuação na manutenção da higidez para trabalho, lazer, esportes e atividades que necessitem de movimentos amplos e coordenados. Além de desenvolver uma melhor qualidade de vida, a atenção a flexibilidade do corpo traz a capacitação de desenvolvimento de plasticidade neural, particularmente em cerebelo que organiza os movimentos finos.

Autonomia é vista como a necessidade da individuação. Não depender de nada e nem de ninguém para a manutenção básica da vida. Conceituada, em sua maioria, pelas escolhas físicas, mentais e espirituais, coloca o envelhecimento em uma escada de declínio que precisa ser retardada ao máximo. Uma avaliação criteriosa que permita o uso de instrumental adequado é fundamental.

Creio que este livro venha contribuir para maiores esclarecimentos em como agir e como diagnosticar os processos de envelhecimento fisiológicos (intrínsecos) e os acelerados pela vida, por vezes, desregrada (extrínsecos).

Profissionais competentes em suas áreas de saber aqui estão compartilhando conhecimento. A eles, minha modesta gratidão.

Tania Santos Giani Ph.D.<br>Ciências da Saúde

# Prefácio

O *Manual de Avaliação Funcional do Idoso* é um trabalho feito com a maior seriedade. A equipe multidisciplinar, orientada pelos autores que assinam esta obra, sem dúvida, possui uma larga experiência prática e de intervenção científico-acadêmica sobre o assunto em questão.

Antes de ser uma obra que apenas reproduz, como receitas repetidas de um cardápio, os conhecimentos acerca do idoso, é uma coletânea de depoimentos a respeito de testes e medidas para avaliar as capacidades funcionais daqueles que já estão na "melhor idade". Nesse sentido, cada autor desta obra dá aos leitores esclarecimentos e técnicas que podem ser aplicados pelos profissionais da área da saúde, tanto no campo de intervenção prática como na pesquisa.

É, portanto, uma peça fundamental, indispensável e séria. Uma obra que serve de orientação, para qual se pode recorrer com garantias de absoluta qualidade e completa segurança.

Mais ainda, é um livro de leitura simples e continuada, apresentado através de uma linguagem acessível e de compreensão imediata que serve como paradigma de avaliação para melhor se conhecer aqueles com quem temos uma dívida eterna der respeito, carinho e amor.

Não obstante, a criatura, diferentes de seus criadores, deve estar presente na prateleira de nossas bibliotecas. E para aqueles de bom senso que forem beber desta fonte de conhecimento, eu convido para um "brinde" pela soberba escolha.

**Prof. Dr. Jefferson da Silva Novaes**
Escola de Educação Física e Desporto
Universidade Federal do Rio de Janeiro

# Sumário

# *Envelhecimento*

Fátima de Sant`Anna Amorim
Carlos Soares Pernambuco
Rodrigo Gomes de Souza Vale

## Introdução

Envelhecimento é a lei natural da vida, inexorável. Depois de nascer e crescer, a espécie humana conhecerá os efeitos deletérios do tempo.

Os 50 anos finais do último século e as projeções para os 100 primeiros anos de nosso século marcam a história da humanidade como um período de mudanças na expectativa de vida do ser humano. As taxas de crescimento da população, em especial, da população idosa, relatam a dimensão do desafio deste crescimento.

Figura 1: Estimativa e expectativa de vida ao nascer até o ano 2100, revisão de 2008.

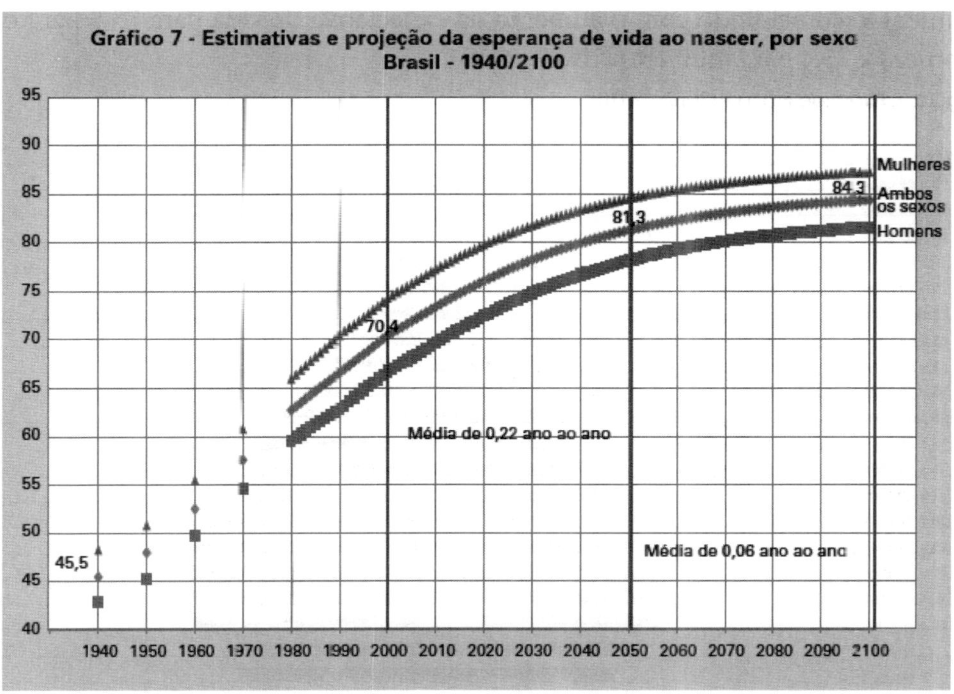


Fonte: IBGE, Censo Demográfico 1940/2000; Diretoria de Pesquisas, Coordenação de População e Indicadores Sociais, Projeção da População do Brasil por Sexo e Idade para o Período 1980-2050 - Revisão 2008.

Com base nos censos demográficos realizados, o Instituto Brasileiro de Geografia e Estatística (IBGE, 2008) faz projeções da população brasileira por sexo e idade, conforme pode ser elucidado na figura 21, começando em 1980 como horizonte de projeção chegando a 2100. Descreve ainda, estimativas populacionais, onde, no ano de 2015 a população já atingiu 203 milhões de habitantes, ou seja, em 34 anos, o Brasil duplicou sua população. Apesar de tão grande taxa de crescimento, paulatinos declínios intensificam-se. Há uma diminuição do balanço entre nascimentos e mortes. Observando-se uma diminuição na velocidade do crescimento populacional por volta do ano de 2062, entretanto o envelhecimento tende a aumentar.

Ainda na figura 1, nota-se que a expectativa de vida cada vez aumenta, em decorrência, provavelmente, da melhora dos serviços de saúde, o que poderá causar um colapso no sistema de previdência governamental.

Uma a cada dez pessoas tem 60 anos de idade ou mais, e para 2050, essa relação deverá ser uma para cada cinco para o mundo em seu conjunto, e de uma para cada três para o mundo desenvolvido.

Já no Censo de 2010, a pirâmide etária inicia a perder o seu formato triangular e passa a assumir um formato de gota, onde a sua base começa a reduzir e o seu meio aumentar, indicando que as taxas de natalidade começam a reduzir e a população adulta, adultos velhos e idosos, ou seja, a parte alta da gota, começa a aumentar, coincidindo com o aumento da expectativa de vida para 73,5 para os homens e 75,4 para mulheres (IBGE, 2010).

Figura 2: Pirâmide Etária – Censo 2010

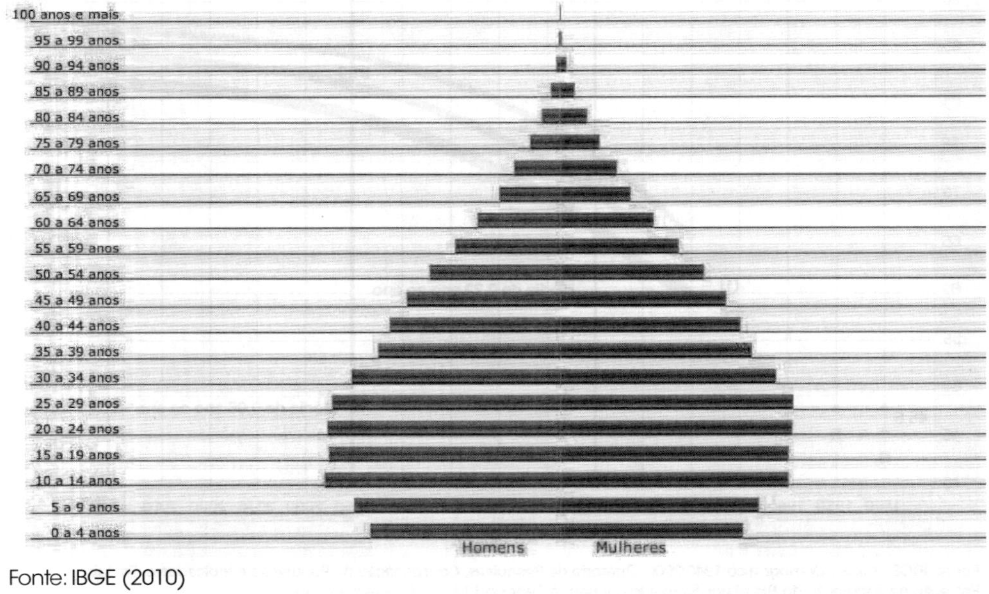


Fonte: IBGE (2010)

De uma maneira consistente, verifica-se que há um crescente aumento populacional mundial de pessoas com 60 anos ou mais, comparada com as demais faixas etárias. O período de 1975 a 2025 foi julgado como sendo a "Era do Envelhecimento" pela Organização das Nações Unidas. Esta afirmação foi confirmada pelo último censo, onde se observou uma mudança da população brasileira com relação ao quantitativo de idade e sexo (ver Figura 3).

Ramos (1993) afirma que o limite biológico da vida humana é por volta dos 100 anos, mas para Nieman (1999) e Weineck (2000), este limite pode ir além, tendo como indicação confirmada por registros, na atualidade, em 115-120 anos. Consequentemente, essa tendência global de envelhecimento tem levado pesquisadores e profissionais de várias especialidades a uma busca de uma melhor qualidade de vida nos anos que estão por vir, não apenas em um momento de reflexão em cima da longevidade, mas sim, numa boa qualidade de vida na velhice, hoje privilégio de alguns. A preocupação dos estudiosos perpassa, então, o limite biológico, já que este ainda não é alterado, e recai sobre uma melhor vida, e esta com boa qualidade e autonomia funcional para os idosos.

**Figura 3:** Composição absoluta da população brasileira por idade e sexo – Censo 2010

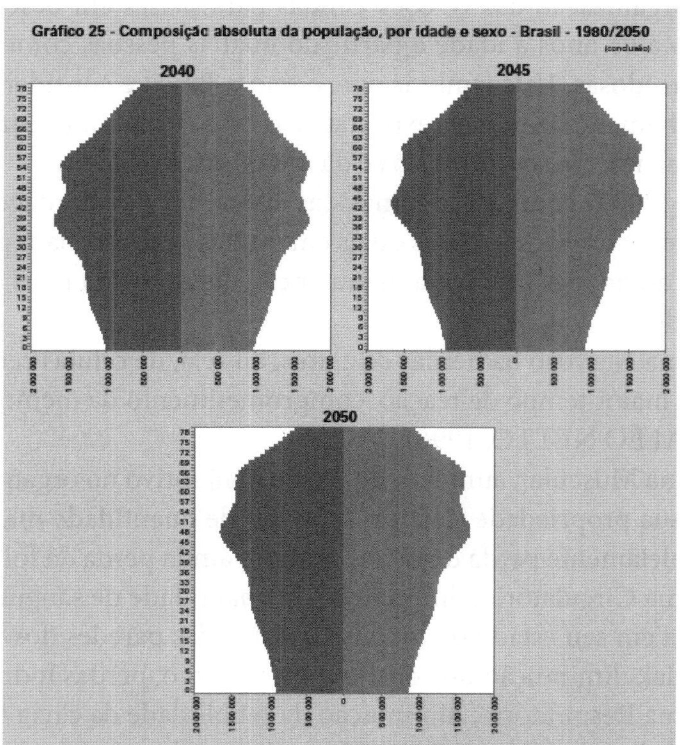


Fonte: IBGE, Diretoria de Pesquisas, Coordenação de População e Indicadores Sociais, Projeção da População do Brasil por Sexo e Idade para o Período 1980-2050 - Revisão 2008.

**Características gerais do processo de envelhecimento**

O envelhecimento, processo complexo e inerente a todas as estruturas e funções do organismo, produz um declínio progressivo na capacidade funcional. O passar do tempo afeta todos os órgãos e tecidos que experimentam esta deterioração, ainda que o grau de comprometimento e sua importância variem em função dos indivíduos. Com o crescimento mundial da população idosa, a preocupação em relação à capacidade funcional vem surgindo como novo destaque para a estimativa da saúde desse segmento etário (GARCIA, 2007; ALENCAR, 2009).

Papaléo Netto (1996) descreve o processo de envelhecimento como sendo um declínio de várias funções dos diferentes órgãos que, por característica, tendem a ser lineares em decorrência do tempo, não se definindo num ponto exato de transição como nas demais fases da vida. Tendo seu início relativamente cedo, iniciando-se no final da segunda década de vida, permanecendo por um tempo, de modo um tanto imperceptível, até que, quando chega o final da terceira década, as mudanças funcionais e/ou estruturais atribuídas ao envelhecimento já podem começar a ser notadas.

Ainda, segundo o mesmo autor (apud ONU, 1985), um corte etário é adotado pela Organização das Nações Unidas para países em desenvolvimento como sendo a 65 anos a idade a partir do qual as pessoas começariam a ser consideradas idosas. Vale lembrar que, como o Brasil é considerado um país em desenvolvimento, em que a expectativa de vida é menor que nos países em desenvolvimento, esse corte etário se dá aos 60 anos de idade.

Amorim (2003) enumera algumas das alterações de abordagem biológica que acontecem com os idosos, as quais em muitas vezes acabam por dificultar a prática de atividades físicas e a manutenção de uma vida mais autônoma e/ou independente.

No Sistema Nervoso há perdas celulares, ou seja, de células cerebrais, acarretando um maior tempo de reação, comprometimento da memória e da cognição (PAPALÉO NETTO, 1996).

No Sistema Muscular, aumento do tecido conjuntivo no organismo e perda gradual de sua propriedade elástica, acúmulo de quantidade maior de massa gorda e paralelamente perda de massa magra e ainda perda da força muscular.

No Sistema Circulatório, diminuição da quantidade de sangue que o coração bombeia em seu estado de repouso, rigidez das paredes dos vasos, hipertensão arterial, diminuição do consumo de oxigênio, perdas hídricas.

No Sistema Respiratório, diminuição da mobilidade da caixa torácica, menor elasticidade pulmonar, menor número de alvéolos e capilares pulmonares, consequentemente a capacidade pulmonar será diminuída.

No Sistema Esquelético, degeneração discal, incidência de osteoporose e osteoartrite, ligamentos e tendões mais fracos, cápsulas articulares com menos líquido sinovial, há uma diminuição da amplitude dos movimentos.

**Atividade física VERSUS sedentarismo**

Na época presente, assiste-se à máquina fazendo o trabalho de vários homens, bastando para tal mecanização, o acionamento de um botão apenas. Hábitos sedentários instalam-se no dia a dia sem que sejam notados ou percebidos, ficando o organismo sob a mira de risco da falta de atividade física (AMORIM, 2000).

O processo de envelhecimento varia bastante entre os indivíduos, sendo influenciado tanto pelo estilo de vida quanto por fatores genéticos (NIEMAN, 1999). Neste, a autonomia funcional, ou também conhecida como capacidade funcional, mostra-se um dos conceitos mais relevantes em relação à saúde, aptidão física e qualidade de vida. A prevalência da inatividade física da população adulta brasileira é alta, porém menor que aquela encontrada em estudos relacionados a atividades de lazer em outras populações. A compreensão das variáveis associadas à inatividade física ajudará na identificação de fatores que predispõem ao sedentarismo (HALLAL, 2003).

A inatividade funcional e física expõe à perda autonomia de ação: referindo-se à noção de independência física; autonomia de vontade: reportando-se a possibilidade de autodeterminação; e autonomia de pensamentos: que permite ao indivíduo julgar qualquer situação (DANTAS e VALE 2004; PERNAMBUCO, 2004; VALE, 2004).

Nos idosos, a fragilidade óssea, o risco de quedas e a frequência de exposição às mesmas são fatores determinantes para o risco de fraturas, o que compromete consideravelmente a qualidade de vida (QV), na medida em que afeta negativamente sua capacidade de realização de atividades cotidianas e, consequentemente, a autonomia funcional (BENER et al., 2007; NAVEGA et al., 2007; SAMBROOK et al., 2007).

O envelhecimento da população idosa mundial sugere que a redução das limitações funcionais cresce devido à degeneração dos sistemas orgânicos e por esse motivo deve-se preservar a independência física, psicologia e social (RODRIGUES et al., 2010).

Ainda abordando os fatores de risco, chama especial atenção a inatividade física, pois vem sendo um fator potencial no agravo dessa problemática. A prática regular da atividade física (AF) tem sido amplamente recomendada na literatura pelos efeitos benéficos à DMO e à manutenção do equilíbrio corporal, fator diretamente relacionado com o risco de quedas (KARINKANTA et al., 2007; SWANENBURG et al., 2007).

**Avaliação**

Para que os benefícios da atividade física sejam realmente bem aproveitados, torna-se imprescindível para os gerontes uma avaliação médica bem criteriosa. Muitas doenças podem ser assintomáticas, como algumas doenças cardiovasculares, o que poderia representar um maior índice de risco.

De grande magnitude também, há que se respeitar os diferentes componentes da aptidão física e suas limitações ao treinamento. Osella (2005) relata que a prática de exercícios físicos implica em exigências do corpo, que por muitas vezes chegam ao limite da capacidade, levando o indivíduo ao risco.

Dentro desta perspectiva, fica clara a necessidade iminente de AVALIAR, ou seja, buscar uma avaliação para permitir quantificar o nível de aptidão física e desta forma, planejar os exercícios e a intensidade mais apropriada para cada condição individual. O profissional que agir buscando avaliar o idoso antes de prescrever qualquer exercício físico, no mínimo conseguirá reduzir riscos. Há que se conhecer, medir e avaliar para se conduzir na direção certa, estreitar as possibilidades de erros para ser dada uma real segurança e obtenção dos resultados positivos, não supostos ou possíveis resultados, mas reais e mensuráveis.

Segundo Assumpção (2005), a Educação Física, principalmente após a década de 80, passa a perceber o ser humano de uma forma mais global e não essencialmente biológica. Uma visão mais abrangente que inclui os processos sociais, históricos e culturais passa a fazer parte da complexidade das ações humanas.

Sob este prisma, este manual objetiva, de forma clara e com riqueza de detalhes, apresentar algumas possibilidades de se avaliar um indivíduo idoso.

## REFERÊNCIAS

ALENCAR, N.A.; BEZERRA, J.C.P.; DANTAS, E.H.M. Avaliação dos níveis de atividade física, autonomia funcional e qualidade de vida de idosas integrantes da estratégia saúde da família. **Fit Perf J**, v. 8, n. 5, p. 315-321, 2009.

AMORIM, F. S. Efeitos do treinamento da capacidade aeróbica sobre a qualidade de vida e autonomia dos idosos. **Dissertação (Mestrado em Ciência da Motricidade Humana)**. Universidade Castelo Branco, Rio de Janeiro, 2000.

AMORIM, F. S.; DANTAS, E. H. M. Resistência aeróbica e idosos. In: DANTAS, E. H. M.; OLIVEIRA, R. J. (Org.). **Exercício, maturidade e qualidade de vida**. 2ª Edição. Rio de Janeiro: Shape, 2003.

ASSUMPÇÃO, L. T.; MORAIS, P. P.; FONTOURA, H. Relação entre atividade física, saúde e qualidade de vida. In: JACÓ, R.O. (Org.). **Saúde e atividade física:** algumas abordagens sobre atividade física relacionada à saúde. Rio de Janeiro: Shape, 2005.

BENER, A.; HAMMOUDEH, M.; ZIRIE, M. Prevalence of predictors of osteoporosis and the impact of life on bone mineral density. APLAR. **J Rheumatol**, v. 10, p. 227-233, 2007.

DANTAS, E. H. M.; VALE, R. G. S. Protocolo GDLAM de avaliação da autonomia. **Fit Perf J**, v. 3, n. 3, p.169-180, 2004.

GARCÍA, J.M.S.; SÁNCHEZ, E.L.C.; GARCÍA, A.D.S.; GONZÁLEZ, Y.E.; PILES, S.T. Influência de um programa de treinamento em circuito sobre a condição física saudável e a qualidade de vida de mulheres sedentárias com mais de 70 anos. Condicionamento de idosos. **Fit Perf J**, v. 6, p. 14-19, 2007.

HALLAL, P. C.; VICTORIA, C. G.; WELLS, J .C. K.; LIMA, R. C. Physical inactivity: prevalence and associated variables in Brazilian adults. **Med Sci Sport Med**, v. 35, n.11, p. 1894 -1900, 2003.

INSTITUTO BRASILEIRO DE GEOGRAFIA E ESTATÍSTICA. DEPARTAMENTO DE POPULAÇÃO E INDICADORES SOCIAIS. **Síntese de indicadores sociais 2000**. Rio de Janeiro. IBGE, 2004.

--------------------. **Censo demográfico de 2010**: primeiros resultados, população e domicílios recenseados. Rio de Janeiro. IBGE, 2010.

KARINKANTA, S.; HEINONEN, A.; SIEVANEN, H.; UUSI-RASI, K.; PASANEN, M.; OJALA K.; et al. A multi-component exercise regimen to prevent functional decline and bone fragility in home-dwelling elderly women: randomized controlled trial. **Osteoporos Int**, v. 18, p. 453-462, 2007.

PAPALÉO NETTO, M. **Gerontologia**: a velhice e o envelhecimento em visão globalizada. São Paulo: Atheneu, 1996.

NAVEGA M.T.; OISHI J. Comparação da qualidade de vida relacionada à saúde de mulheres na pós-menopausa praticantes de atividade física com e sem osteoporose. **Rev Bras Reumatol**, v. 47, p. 258-264, 2007.

NIEMAN, D. C. **Exercício e saúde**. 1ª edição. São Paulo: Manole, 1999.

OSELLA, O. F. S. Atividade física e o aparelho cardiovascular. In: JACÓ, R.O. (Org.). **Saúde e atividade física**: algumas abordagens sobre atividade física relacionada à saúde. Rio de Janeiro: Shape, 2005.

PERNAMBUCO, C. S. **Comparação de um programa de shiatsuterapia e de um programa de flexionamento dinâmico na flexibilidade, na autonomia e qualidade de vida do idoso**. 2004, 177 f. Dissertação (Mestrado em Ciência da Motricidade Humana). Universidade Castelo Branco, Rio de Janeiro, 2004.

RAMOS, L. R. A explosão demográfica da terceira idade no Brasil: uma questão de saúde pública. **Gerontologia**, v. 1, n. 1, p. 3-8, 1993.

RODRIGUES, B. G. S.; CADER, S. A., TORRES, N. V. O. B.; OLIVEIRA E. M.; DANTAS E. H. M. N. Pilates method in personal autonomy, static balance and quality of life of elderly females. **Journal of Bodywork & Movement Therapies**, v. 14, p. 195-202, 2010.

SAMBROOK, P.N.; CAMERON, I.D.; CHEN, J.S.; CUMMING, R.G.; LORD, S.R.; MARCH, L.M.; et al. Influence of fall related factors and bone strength on fracture risk in the frail elderly. **Osteoporos Int**, v. 18, p. 603-610, 2007.

SWANENBURG, J.; BRUNIN, E.D.; STANFFACHER, M.; MULDER, T.; UEBELHART, D. Effects of exercise and nutrition on postural balance and risk of falling in elderly people with decrease bone mineral density: randomized controlled trial pilot study. **Clin Rehabil**, v. 21, p. 523-534, 2007.

VALE, R. G. S. **Efeitos do treinamento de força e de flexibilidade sobre a autonomia e qualidade de vida de mulheres senescentes**. 2004, 218 f. Dissertação (Mestrado em Ciência da Motricidade Humana). Universidade Castelo Branco, Rio de Janeiro, 2004.

WEINECK, Jürgen. **Biologia do Esporte**. São Paulo: Editora Manole, 2000.

# *Testes ortopédicos e neurológicos*

Flávia Maria Campos de Abreu
Igor Magalhães e Souza
Carlos Soares Pernambuco
Rodrigo Gomes de Souza Vale

## 1- Introdução

Alguns parâmetros como perda de força muscular podem refletir no desempenho de idosos na realização das atividades de vida diária e na autonomia, dificultando a execução independente e satisfatória de suas relações físicas e sociais (ABREU et al., 2002).

Para prevenir ou minimizar os efeitos do envelhecimento é necessário que se inclua a atividade física. Esta preocupação tem sido abordada não somente nos países desenvolvidos, como também nos países em desenvolvimento, como é o caso do Brasil (Matsudo, 2002).

Obter saúde, mediante a autonomia alcançada pelo desempenho de atividade física, é objeto de interesse de diversos pesquisadores. Esses têm se esforçado para tentar definir qual a condição física que determina um melhor desempenho na atividade da vida diária, que poderia ser definida como triangulação saudável, que seria a atividade física, a autonomia e a saúde (Aragão, Dantas; Dantas, 2002).

No que diz respeito especificamente aos gerontes, é inegável que a maneira pela qual se entende a noção de autonomia é fundamental para o estudo das relações entre saúde e envelhecimento humano. Conceitos como esperança de vida ativa ou envelhecimento senescente, ao colocarem em evidência a necessidade de atribuir aos gerontes um importante papel no seio de suas comunidades, fazem-no sempre pelo viés da manutenção e qualificação de uma vida autônoma (Farinatti, 2002).

Um programa de avaliação física direcionado a idosos deve preencher requisitos específicos para que sejam alcançados os benefícios físicos e funcionais, minimizando a falta de parâmetros específicos na população envelhecida.

Para uma boa avaliação e preservação de sua autonomia, devemos permitir que o idoso expresse seu sentimento em relação à sua queixa.

Este capítulo tem como objetivo avaliar e traçar planos utilizando-se de alguns instrumentos como testes especiais.

## 2 - Anamnese

### 2.1 Identificação do Paciente

- Nome
- Idade
- Sexo
- Cor
- Estado civil
- Nacionalidade
- Naturalidade
- Residência
- Profissão ou ocupação atual ou anterior

### 2.2 Queixa Principal

- Com as palavras usadas pelo paciente e entre aspas, descrevendo a queixa que seja mais importante no momento para o entrevistado.

### 2.3 História da Moléstia Atual (HMA)

- Descrever os sintomas em ordem cronológica e detalhadamente pela importância dos fatos citados pelo paciente
- Descrever sintomas associados
- Apurar evolução, exames diagnósticos, encaminhamento médico e tratamentos feitos anteriormente, uso de medicações etc.

### 2.4 História Familiar

## 3 - Sinais Vitais

- Temperatura
- Pulsos
- Frequência respiratória
- Pressão arterial (PA)
- Estado Geral do paciente (Astenia, febre, calafrios, sudorese, icterícia, cianose)

## 4 - Exame Físico

## 5 - Exame do Sistema Locomotor e Nervoso

### 5.1 Sistema Locomotor

- Marcha
- Claudicação
- Dor (óssea, muscular, radicular etc.)
- Tremor
- Cor
- Nódulos
- Varizes
- Flebite
- Parestesias
- Fraturas
- Cãibras
- Hipotrofia muscular
- Dor
- Rigidez
- Limitação de movimentos
- Dor ciática
- Dor articular (artralgia)
- Edema
- Pé plano

### 5.2 Sistema Nervoso

- Paralisias
- Parestesias
- Dor radicular
- Síncope
- Perda de consciência
- Convulsões
- Tremores
- Incoordenação de movimento
- Crises de ausência
- Alterações da fala
- Estado emocional
- Distúrbios de orientação
- Distúrbios de memória
- Alteração no sono

## 6 - Exame Físico Geral do Paciente

- Exame Estático do Paciente
- Exame do Paciente Deitado no Leito

## 7 - Exames Específicos e Testes Especiais

### 7.1 Testes para Ombro:

- **TESTE DE APLEY:** O paciente deverá colocar a mão no ombro e escápula oposta, superior e inferiormente. Dor é um sinal positivo de que ocorreu lesão do supraespinhoso, indicando possível tendinite do supraespinhoso.

Figura 1 Teste de Apley

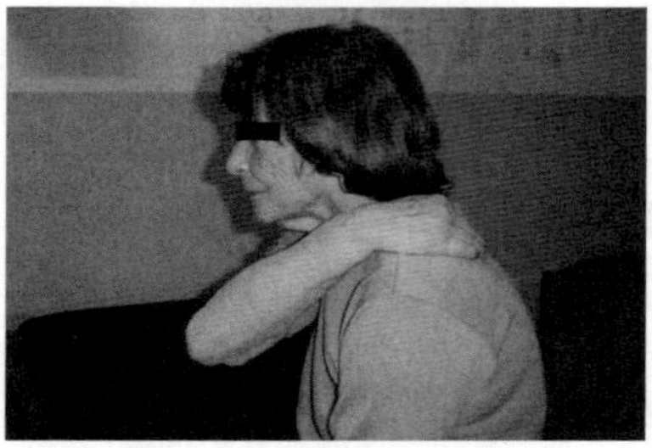

- **TENDINITE DO SUPRAESPINHOSO:** O paciente deverá posicionar o membro superior em abdução de 90º e flexão de 90º, contrarresistência. Dor na inserção do músculo indica que o teste é positivo.

Figura 2 Tendinite Supraespinhoso

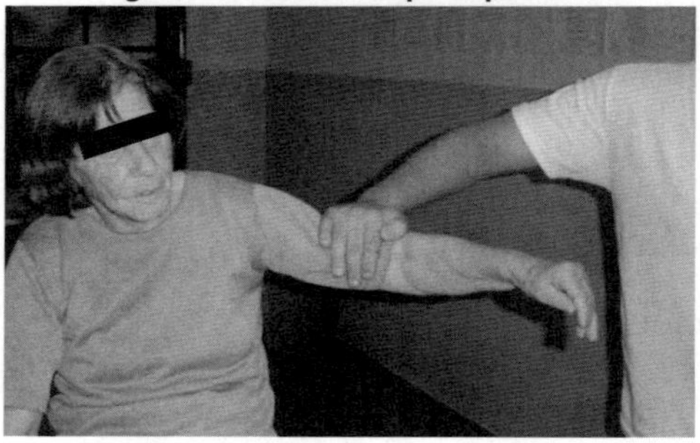

Figura 3: Tendinite do Supraespinhoso

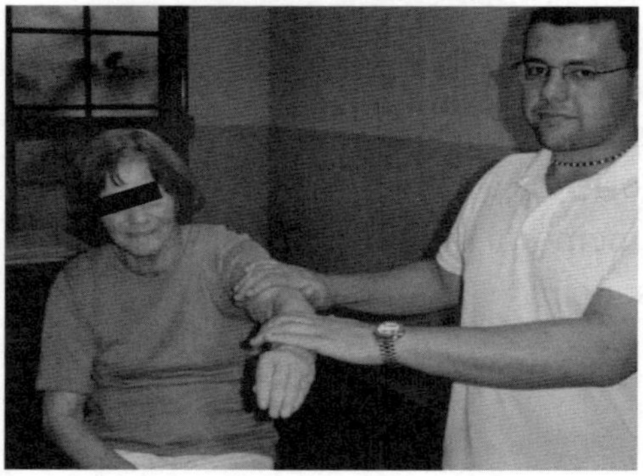

• **TESTE DE SPEED:** O paciente deverá estar com o cotovelo em extensão e antebraço supinado. O examinador pede para ele fazer uma flexão de ombro contrarresistência. A dor presente indica tendinite bicipital.

**Figura 4 Teste de Speed**

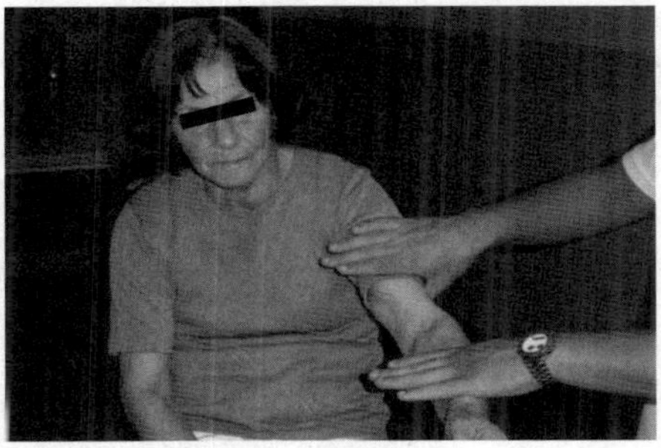

• **TESTE DE BURSITE:** O examinador deverá apertar o "botão subacromial", onde se localiza a bolsa subacromial. A dor indica um sinal positivo.

**Figura 5 Teste de Bursite**

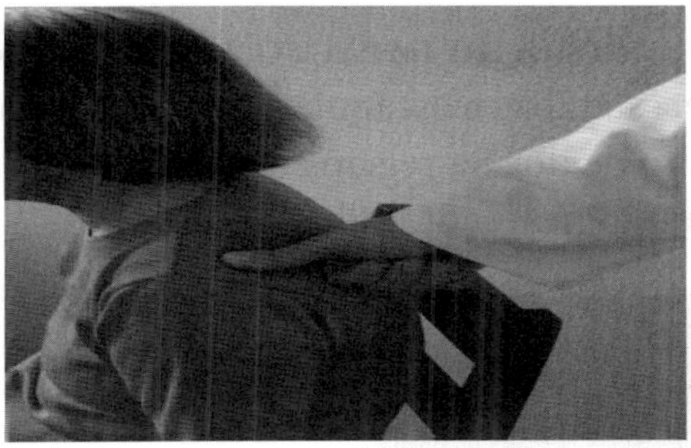

• **TESTE DE INSTABILIDADE TENDINOSA:** Também chamado de "teste da queda do braço", onde o paciente deverá realizar uma abdução de membro superior acima de 90° e voltar lentamente. Se ele não conseguir ou o braço doer, indica um sinal positivo.

**Figura 6 Teste de Instabilidade Tendinosa**

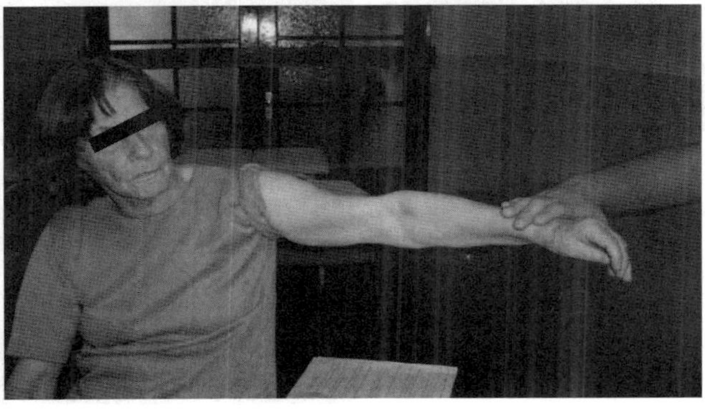

• **TESTE DE JOBE:** O paciente realiza abdução de membro superior contrarresistência. A dor presente indica bursite ou compressão nervosa.

Figura 7 Teste de Jobe

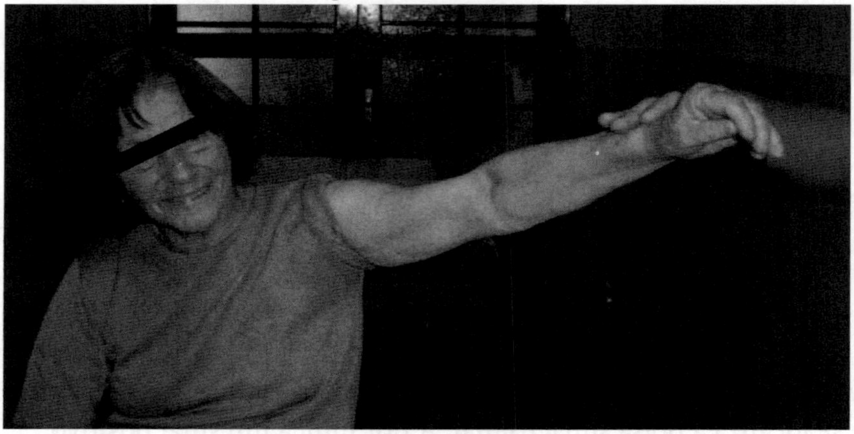

• **TESTE PARA SÍNDROME DO IMPACTO:** O examinador segura o membro superior do paciente, estabiliza a escápula e imprime uma elevação passiva do braço. O aparecimento de dor na região subacromial faz com que o teste seja positivo, indicando um pinçamento subacromial.

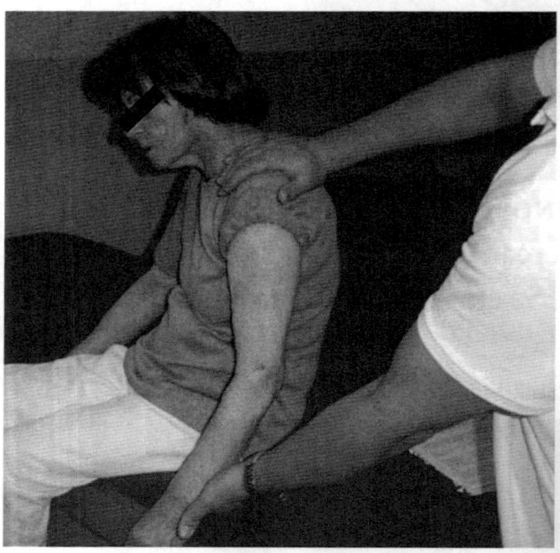

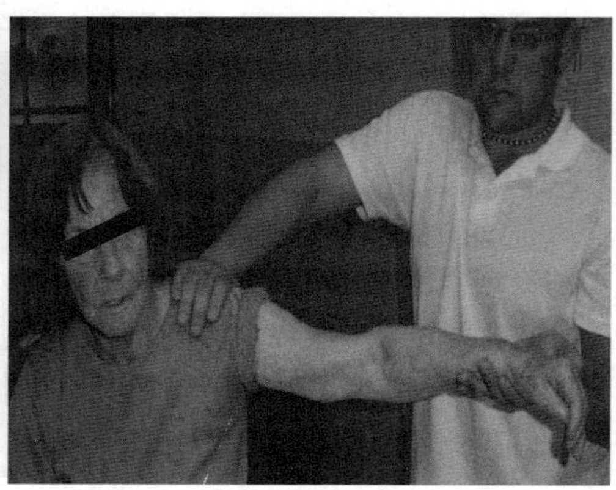

• **TESTE DE LESÃO DO INFRAESPINHOSO:** O paciente deverá estar sentado com o membro superior em rotação externa e os braços ao longo do corpo. O terapeuta exerce pressão no sentido de rotação interna. A perda da capacidade de resistir à ação do examinador sugere lesão do infraespinhoso.

Figura 8 Teste para Infrespinhoso

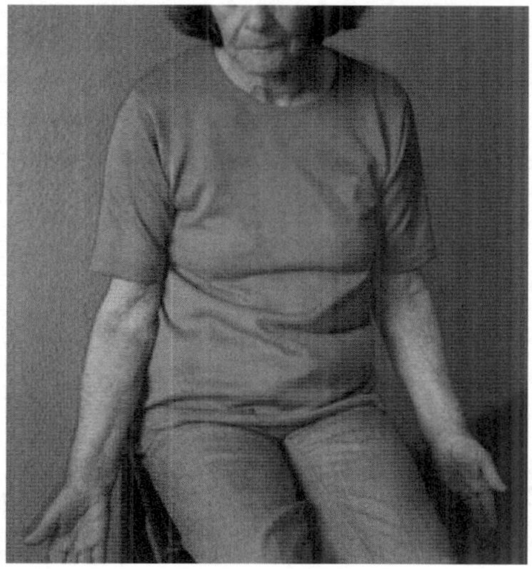

Figura 9 Teste para Infraespinhoso

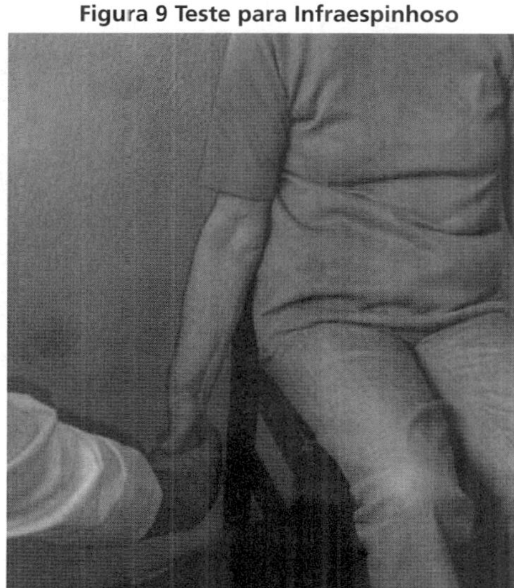

• **TESTE DE GAVETA ANTERIOR:** O paciente deverá estar na posição supina ou sentada e o examinador deverá colocar a mão do paciente em sua axila, sustentando totalmente o membro superior do paciente. O examinador deverá pegar com sua mão oposta a escápula posterior do paciente com seus dedos e deverá colocar o seu polegar sobre o processo coracoide do mesmo lado. Usando o braço que suporta a mão do paciente, o examinador deverá pegar a face posterior do braço do paciente e puxar o úmero para frente. Este teste é para avaliar a integridade anterior do manguito rotador, que tem função de manter a cabeça do úmero dentro da cavidade glenoide. O teste é considerado positivo, indicando instabilidade anterior da articulação glenoumeral, quando ocorrer um estalido ou uma quantidade anormal de movimento, quando comparado com o lado normal.

- **TESTE DE APREENSÃO ANTERIOR:** O paciente deverá estar sentado e o examinador deverá estar posicionado atrás dele e colocar o membro superior a ser testado em abdução de 90° e promover rotação externa lentamente. O teste é considerado positivo quando o paciente relatar dor e apreensão em seu olhar. Este teste avalia a integridade do ligamento glenoumeral inferior, da cápsula articular e dos tendões e músculos do manguito rotador quando colocado em posição forçada o membro em rotação externa, provocando uma luxação anterior do úmero em relação à fossa glenoide.

**Figura 10** Teste de Apreensão anterior

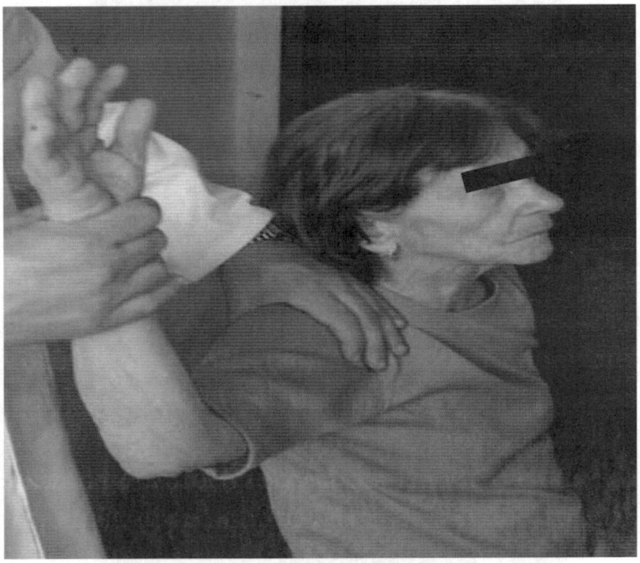

- **TESTE DE GAVETA POSTERIOR:** O paciente deverá estar em posição supina ou sentada e o terapeuta deverá pegar o antebraço do paciente, flexionar seu cotovelo e abduzir flexionando o ombro. O terapeuta deverá posicionar sua mão oposta na escápula com seu dedo indicador na espinha da escápula e seu polegar sobre o processo coracoide. O terapeuta deverá rodar o antebraço internamente e flexionar o ombro para frente, tirando o polegar da sua mão de cima do coracoide e forçar o úmero posteriormente. Este teste é feito para avaliar a força do manguito rotador e da cápsula posterior da articulação, sendo positivo quando houver dor localizada e um olhar de apreensão do paciente.

Figura 11 Teste de Gaveta Posterior

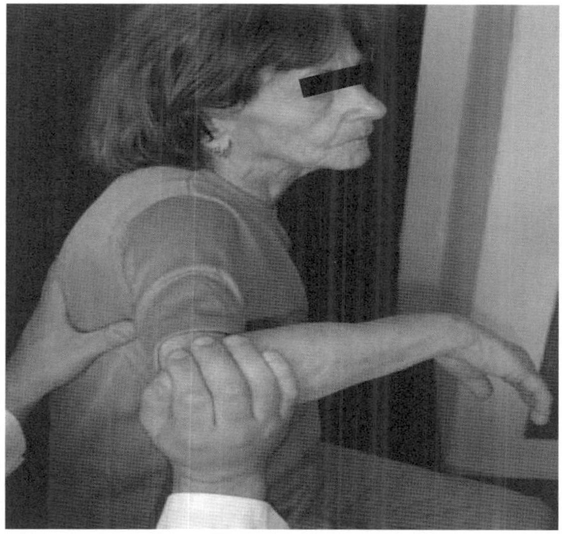

• **SINAL DE TÍNEL PARA LESÕES DO PLEXO BRAQUIAL:** O paciente deverá estar em posição sentada com a cabeça em flexão lateral, onde o examinador deverá percutir ao longo dos ramos do tronco do plexo braquial com seu dedo indicador. O teste é considerado positivo quando houver dor localizada ou sensação de formigamento, indicando compressão de algum ramo do tronco braquial.

Figura 12 Sinal de Tínel

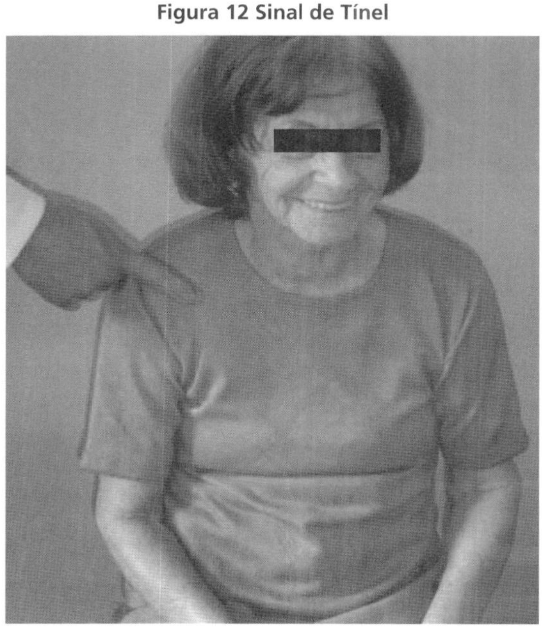

## 7.2 Testes Cervicais:

- **TESTE DE ADSON:** O paciente deverá estar sentado e rodar a cabeça de maneira a olhar para o lado afetado, enquanto hiperestende o pescoço. Em caso positivo, ocorre discreta perda da força dos músculos interósseos e hipotênares. Alterações sensitivas, quando presentes, limitam-se à região hipotênar e dedos anular e mínimo.

Figura 13 Teste de Adson

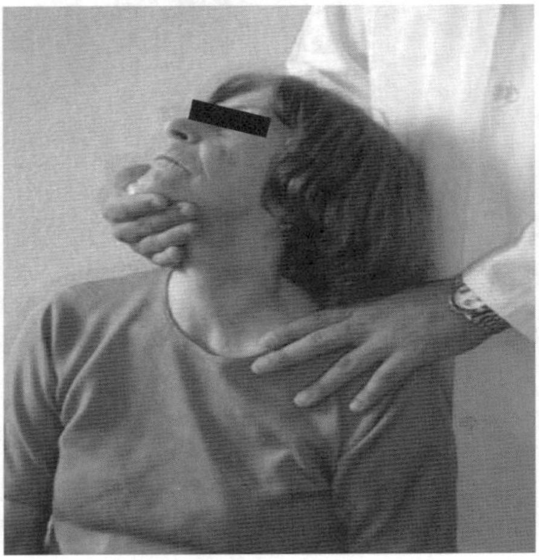

- **SINAL DE L´HERMITTE:** O paciente deverá estar sentado e o examinador deverá flexionar passivamente o queixo até o tórax, ou seja, a região do pescoço. Quando o paciente possui um defeito discal posterior, este movimento poderá aumentar a compressão da medula e raízes nervosas, causando dores locais ou irradiadas para os membros, indicando doença da medula cervical, meningite e osteófitos. Um formigamento na região cervical ou nas extremidades indica mielopatia cervical ou esclerose múltipla.

Figura 14 Sinal de L' Hermitte

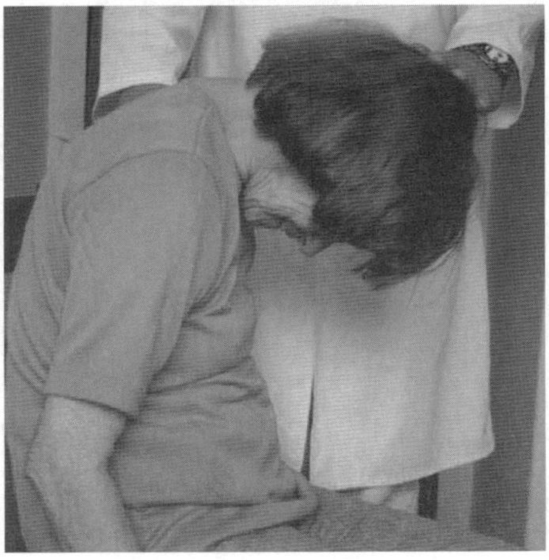

• **TESTE DE DISTRAÇÃO:** O paciente deverá estar na posição sentada, o examinador segura com a palma da mão abaixo do processo mastoide do paciente e exerce uma pressão ou uma distração para cima sobre a cabeça, eliminando o peso da cabeça sobre o pescoço. Se ocorrer aumento da dor local após a distração, suspeita-se de distensão muscular, espasmo, entorse ligamentar ou capsulite das facetas. Poderá ocorrer alívio de dor quando a cabeça é distracionada, pois o intervalo interforaminal e intervertebral são aumentados, indicando algum defeito discal existente ou invasão foraminal.

**Figura 15 Teste da Distração**

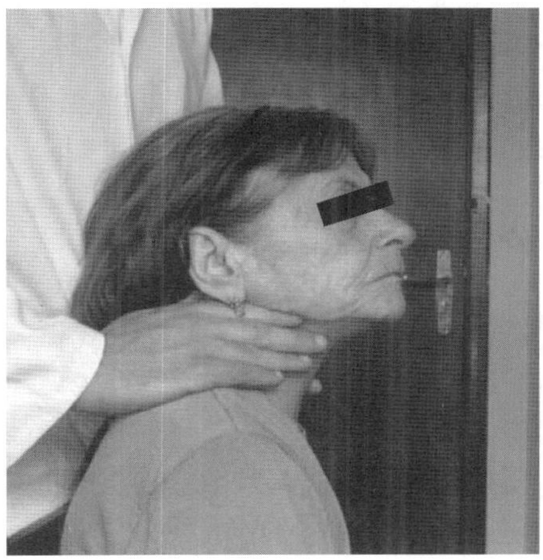

• **TESTE DE WRIGHT:** O paciente deverá estar na posição sentada, em que o examinador segura pelo punho o membro superior do paciente, realizando abdução e rotação externa. O teste será considerado positivo quando houver dormência ou parestesia no dermátomo do nervo radial, indicando uma compressão neste. Uma das possíveis causas poderá ser uma espasticidade no músculo peitoral menor, por onde passa o nervo radial.

**Figura 16 Teste de Wright**

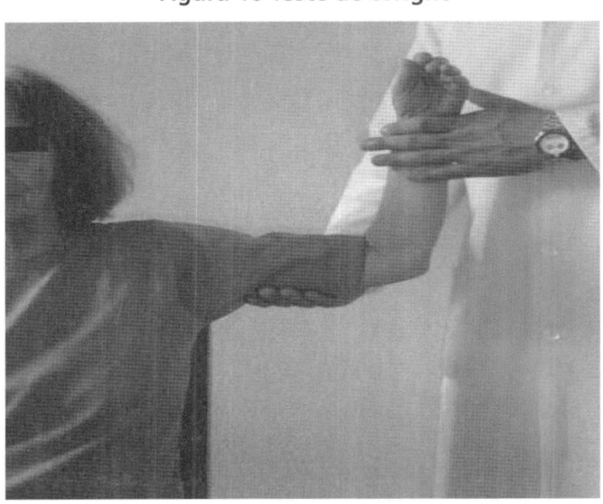

### 7.3 Testes de Cotovelo:

- **TESTE DE COZEN:** O paciente deverá estar sentado e o examinador deverá estabilizar o antebraço e pedir ao paciente para fechar o punho e estendê-lo. Depois, o paciente deverá forçar o punho estendido para uma flexão contrarresistência. Se houver dor no epicôndilo lateral indica irritação dos tendões inseridos no epicôndilo lateral e provável epicondilite.

Figura 17 Teste de Cozen

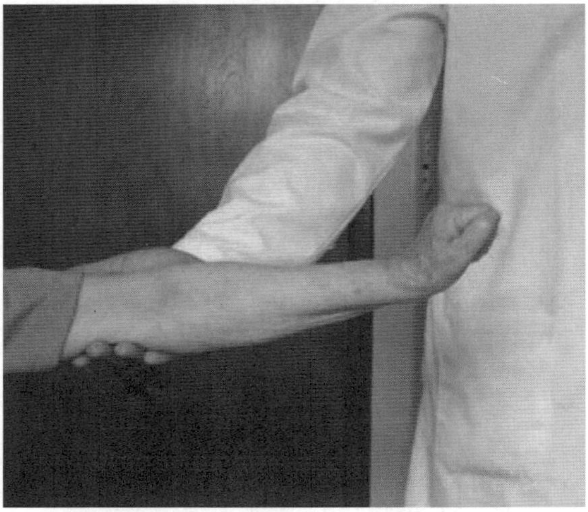

- **TESTE PARA COTOVELO DE GOLFISTA:** O paciente deverá estar sentado e estender o cotovelo, supinando a mão. Depois, o paciente deverá flexionar o punho contrarresistência. Se houver dor no epicôndilo medial indica irritação dos tendões inseridos no epicôndilo medial e provável epicondilite.

Figura 18 Teste Cotovelo de Golfista

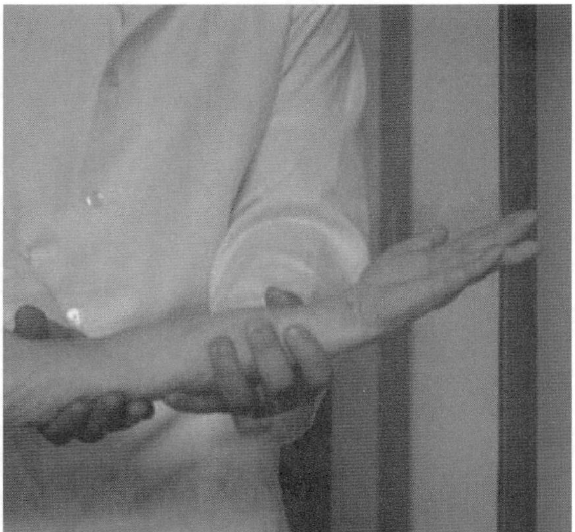

Figura 19 Teste Cotovelo de Golfista

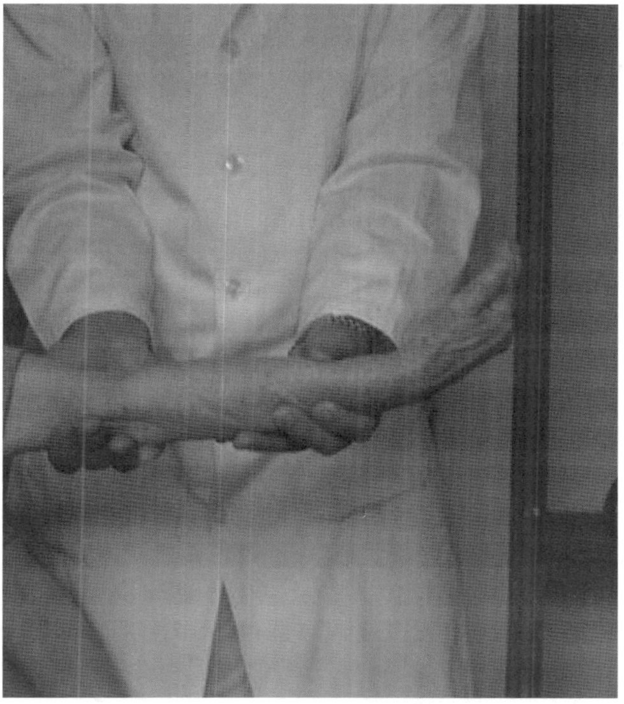

• **TESTE DE PREENSÃO E PINÇA:** O paciente deverá pinçar com as pontas dos dedos indicador e polegar. O examinador deverá observar se os dedos se tocam ponta com ponta, indicando que não há lesão, ou se as polpas do polegar e do indicador se tocam indicando lesão do nervo interósseo anterior, que é um ramo do nervo mediano.

Figura 20 Teste de Preensão e Pinça

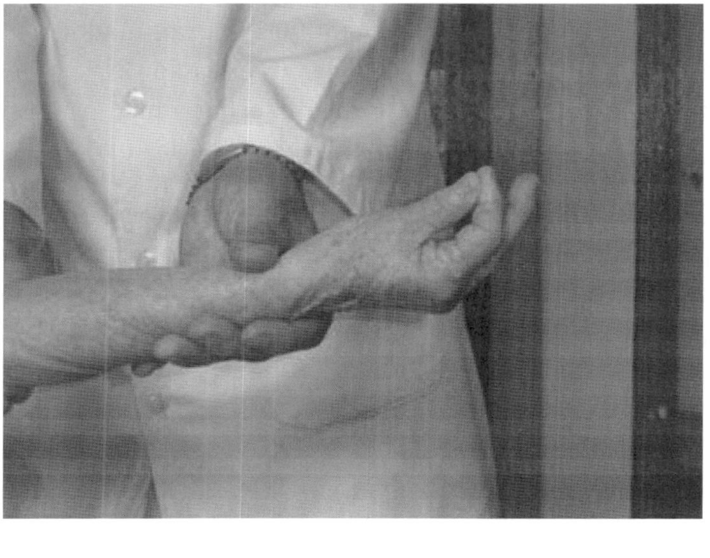

• **TESTE DE ESTABILIDADE LIGAMENTAR (PIVOT SHIFT):** O paciente deverá estar em decúbito dorsal com o membro superior relaxado, e o examinador deverá segurar firmemente o úmero do paciente, evitando sua rotação externa, realizando supinação total do antebraço, e com uma semiflexão o examinador estende aos poucos, colocando uma força em valgo, proporcionando à articulação úmero-ulnar um deslocamento posterolateral. O teste é positivo quando se observar uma proeminência posterior da cabeça do rádio e do olecrano.

Figura 21 Estabilidade Ligamentar

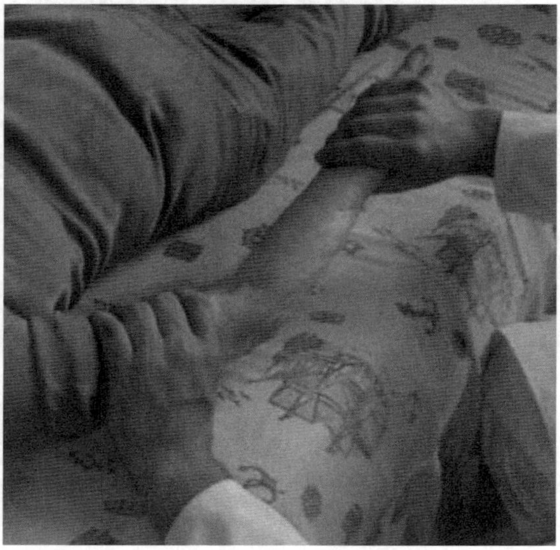

## 7.4 Testes de Punho:

• **TESTE DE ALLEN:** O paciente deverá estar sentado com o braço apoiado à mesa de exame e o cotovelo fletido em 90º. O examinador palpa a artéria ulnar e radial ao nível do punho e realiza compressão delas com o polegar e o indicador, pedindo para o paciente abrir e fechar a mão para esvaziamento venoso. O examinador deverá soltar uma das artérias que está sendo comprimida e verifica se ocorre enchimento arterial da mão. O teste serve para detectar alguma lesão na artéria radial ou ulnar e se elas estão suprindo adequadamente a mão.

Figura 22 Teste de Allen

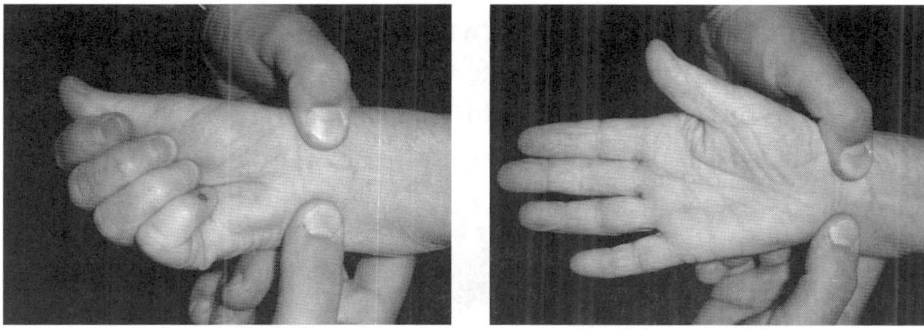

Figura 23 Teste de Allen

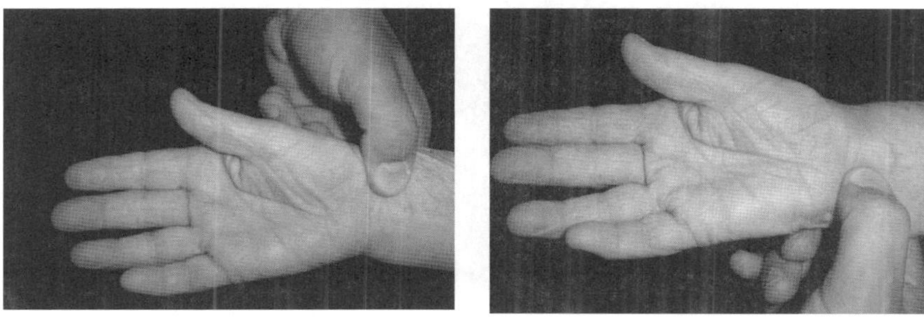

• **TESTE DE PHALEN:** O paciente deverá estar com os ombros e cotovelos em 90º, colocando o dorso das mãos em contato. O paciente deverá permanecer nesta posição por um minuto, em que o nervo mediano será pressionado. O teste é positivo quando se tem formigamento, indicando sinais de compressão do nervo mediano dentro do túnel do carpo.

Figura 24 Teste de Phalen

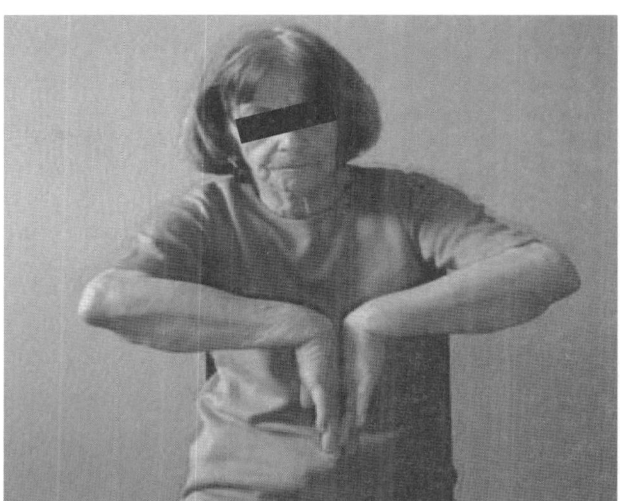

• **TESTE DE PHALEN INVERTIDO:** O paciente deverá estar com ombros e cotovelos a 90º, colocando as palmas das mãos em contato. O paciente deverá ficar nessa posição por um minuto e se relatar qualquer sinal de formigamento ou parestesia, o teste será considerado positivo.

**Figura 25** Teste de Phalen Invertido

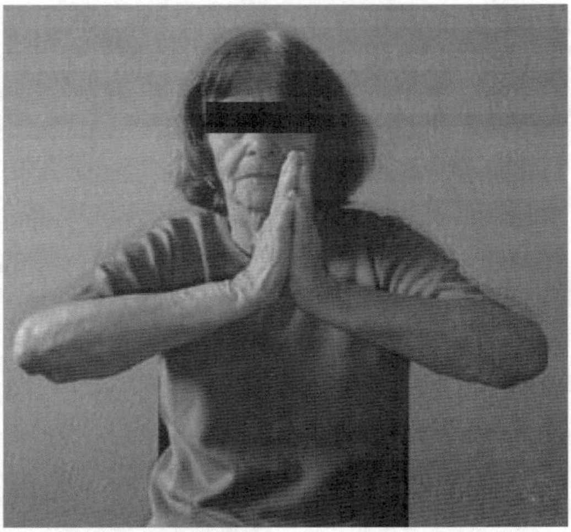

• **MANOBRA DE FILKENSTEIN:** O examinador deverá segurar a mão do paciente com o antebraço em posição neutra e flexão da metacarpofalangeana do polegar. Realiza-se o desvio ulnar do punho. Se positivo, o paciente relatará dor intensa no nível da primeira fileira dos extensores, indicando a presença de Tenossinovite DeQuervain (lesão do extensor curto do polegar e abdutor longo do polegar).

**Figura 26** Manobra de Filkenstein

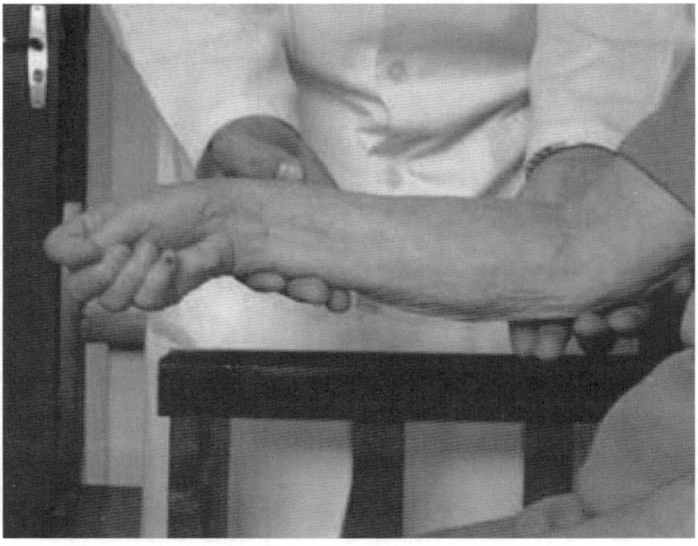

## 7.5 Testes do Quadril:

• **TESTE DE LASEGUE:** O paciente deverá estar em decúbito dorsal horizontal, flexiona-se o quadril em 30° com o joelho estendido com apoio no tornozelo. Se houver sinal de ciatalgia é indicativo de compressão radicular. Após 30° de flexão, deve-se diferenciar radiculogia e dor por estiramento dos músculos isquiotibiais ou mesmo retificação da lordose lombar com contratura muscular.

Figuras 27 Teste de Lasegue

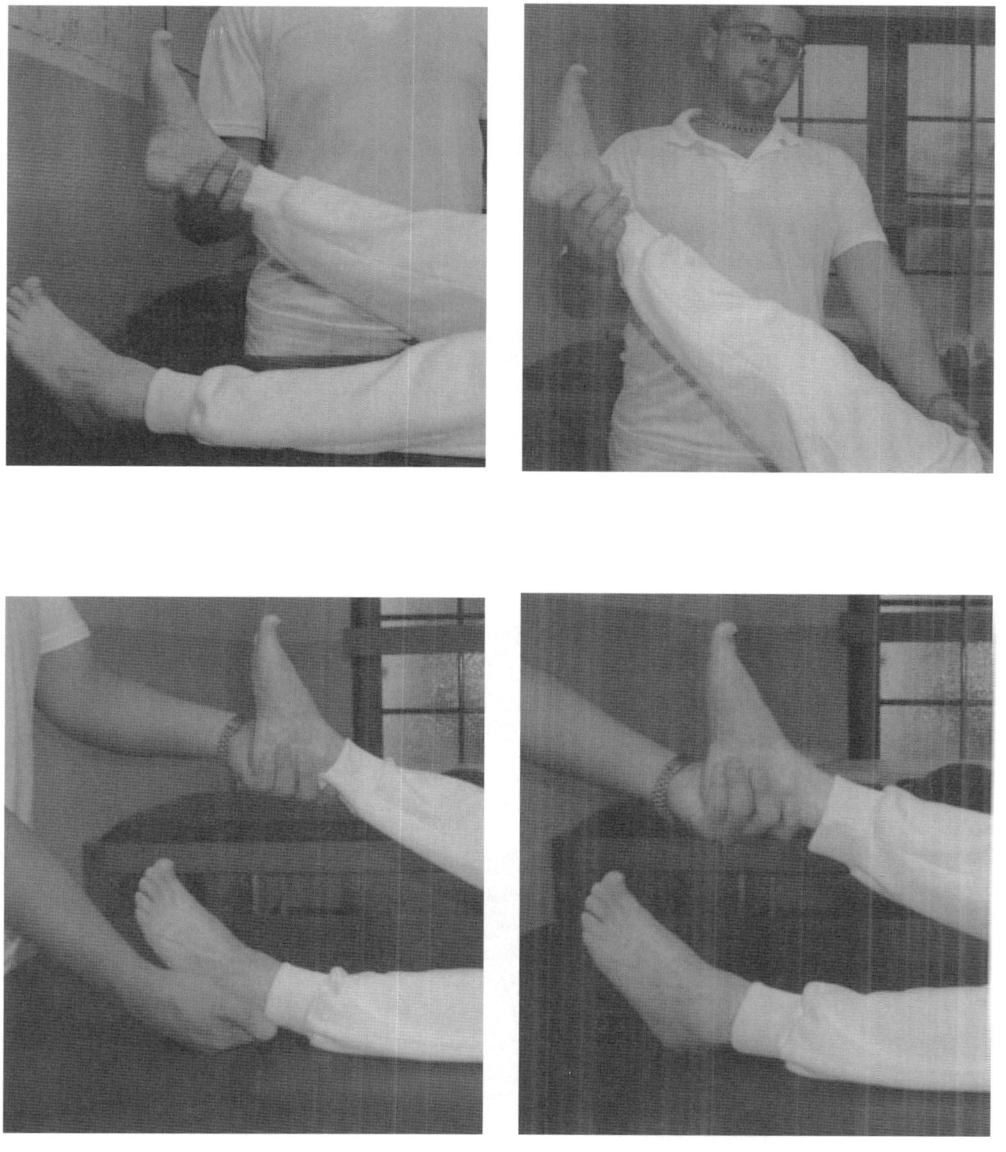

• **TESTE DE THOMAS:** O paciente deverá estar em decúbito dorsal e deverá puxar o joelho em direção ao tórax. O examinador palpa o quadríceps oposto e se o joelho deste lado for flexionado, é indicado contratura em flexão de quadril. Se não ocorrer indica restrição na cápsula.

Figura 28 Teste de Thomas

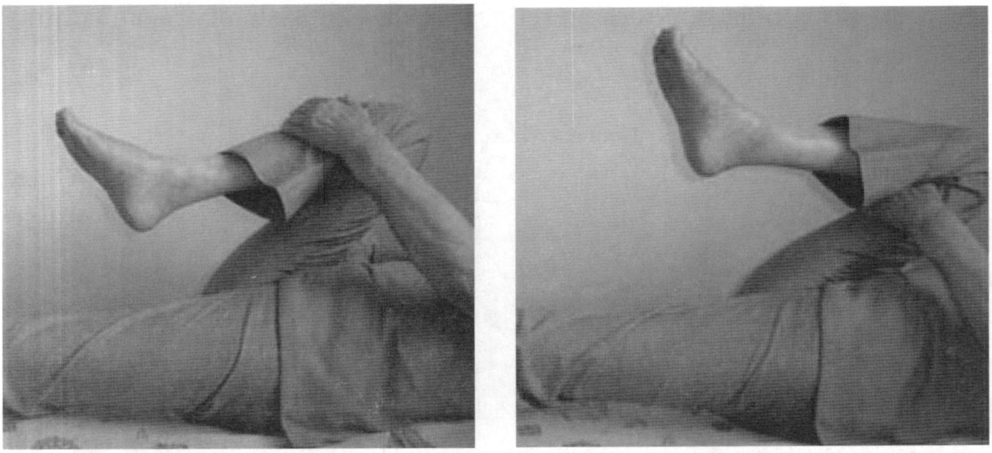

• **SÍNDROME DO PIRIFORME ALONGADO:** O paciente deverá estar em decúbito dorsal e o examinador deverá trazer o membro em flexão e adução horizontal e pedir ao paciente uma força em abdução de quadril e notar fraqueza. Ocorrem também dores profundas desde as nádegas até os artelhos e parestesias ocasionais, devido ao acometimento do nervo ciático que normalmente passa atrás do músculo piriforme. O teste será positivo quando estiver presente dor e fraqueza no movimento.

Figura 29 Piriforme Alongado

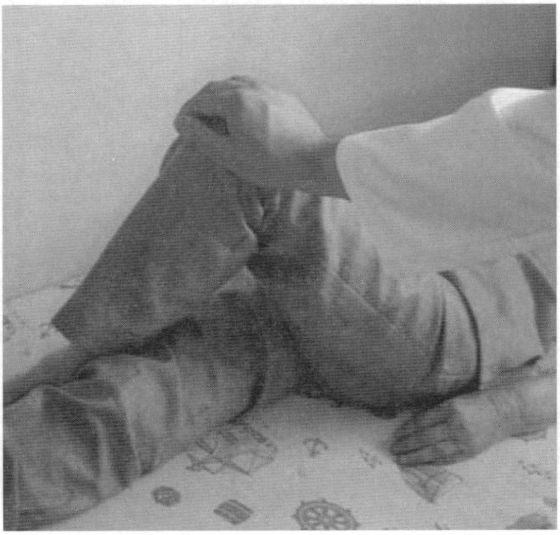

• **SÍNDROME DO PIRIFORME ENCURTADO:** O paciente deverá estar em decúbito ventral e o pé do lado lesado cai para o lado, mantendo o membro inferior acometido em rotação externa. O teste contrarresistido deverá ser em rotação externa e gerar muita dor, irritando o nervo ciático, causando assim dor profunda na nádega com palpação do lado lesado. Neste tipo de lesão, perde-se a ação do glúteo máximo.

**Figura 30 Piriforme Encurtado**

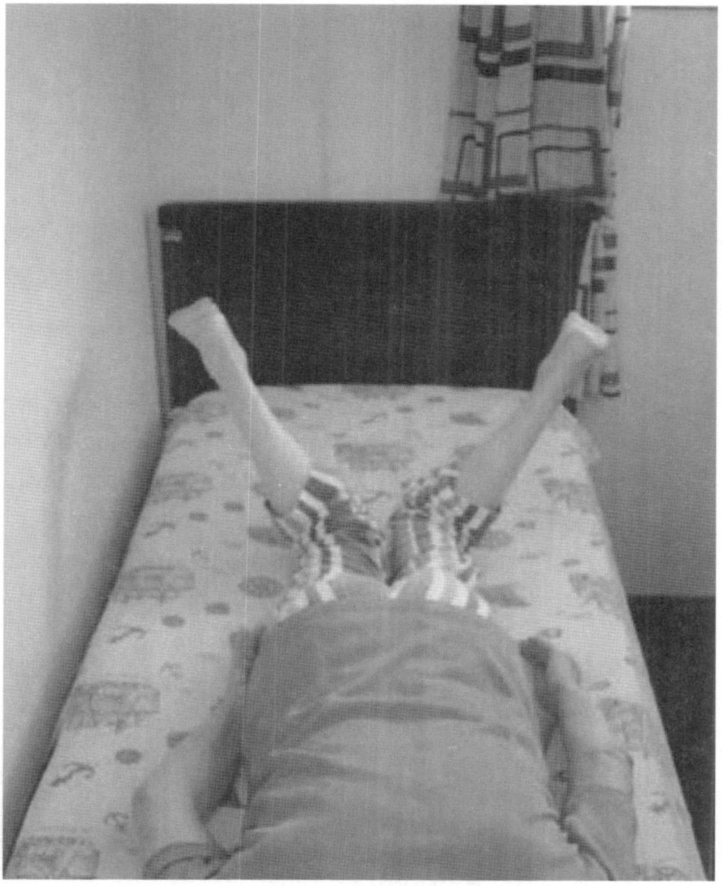

• **TESTE DE TRENDELEBURG OU DE DUCHENE:** O paciente deverá estar em pé e o examinador avalia as costas do paciente, observando depressões existentes sobre a espinha ilíaca posterossuperior. A princípio, faz-se o teste com apoio bilateral, depois o examinador pede ao paciente para sustentar em uma das pernas. Se o paciente se mantiver ereto, significa que o músculo glúteo médio do lado que está sustentando o peso se contrairá assim que o paciente retirar o pé do chão, elevando sua pelve do lado que está sendo sustentado o peso. Se o paciente não sustentar a posição, significa que existe uma patologia que enfraquece o glúteo médio, como doença de Legg-Calvé-Perthes, doença de Mórquio ou deslizamento da epífise da cabeça femoral.

Figura 31 Teste de Trendeleburg

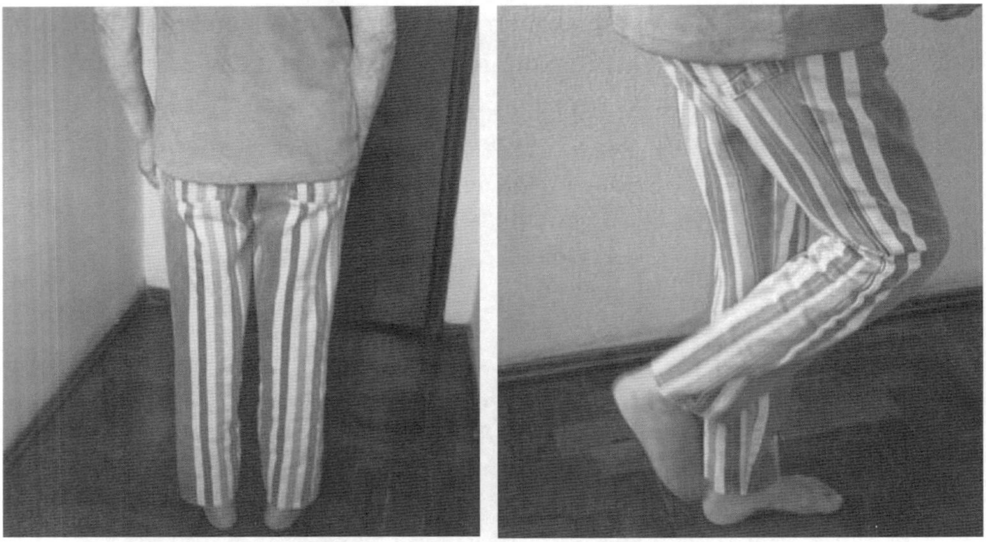

• **TESTE DE PATRICK OU FABERE:** O paciente deverá estar em decúbito dorsal e posicionar o pé do membro inferior acometido sobre o joelho oposto, determinando a posição da articulação coxofemoral em posição de abdução, rotação externa e flexão. Se ocorrer dor na região inguinal, o teste é considerado positivo, indicando um quadro de patologia coxofemoral ou da musculatura adjacente.

Figura 32 Teste de Patrick ou Fabere

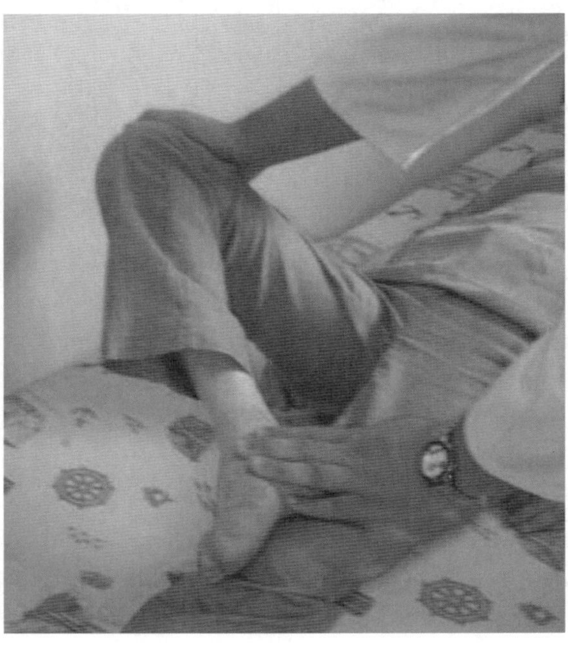

## 7.6 Testes de Tornozelo:

- **TESTE DE THOMPSON:** O paciente deverá estar em decúbito ventral com joelho fletido a 90°. O examinador aplica compressão manual na porção "carnosa" dos ventres do tríceps sural. No caso do tendão estar íntegro, a força aplicada transmite-se por meio dele por um discreto equinismo do pé, que retorna à sua posição original quando cessa a compressão. Este teste é usado para avaliar a integridade do tendão de Aquiles.

Figura 33 Teste de Thompson

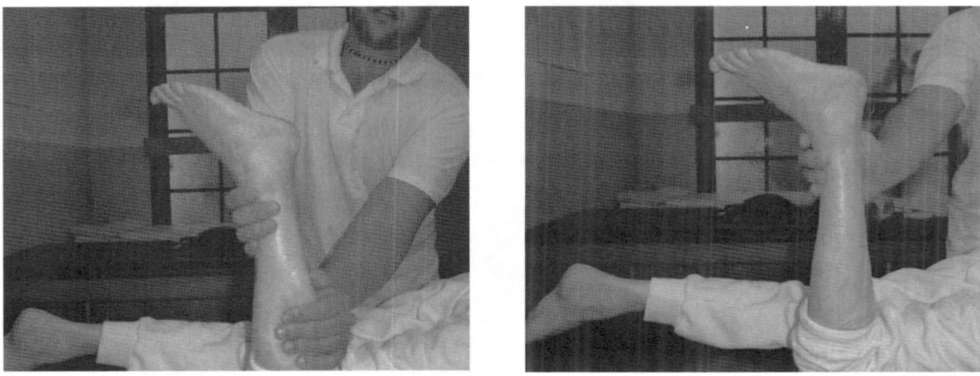

- **TESTE ARTICULAÇÃO SUBTALAR:** O paciente deverá estar sentado ou deitado em decúbito dorsal com a articulação subtalar relaxada. O examinador movimenta passivamente o tornozelo em inversão de 20° de amplitude e em eversão de 10° de amplitude. Um bloqueio nesta amplitude ou dor na região anterior e inferior do tornozelo indica um possível quadro de Artrite Reumatoide, Artrose ou Espasmos de fibulares.

Figura 34 Teste da Subtalar

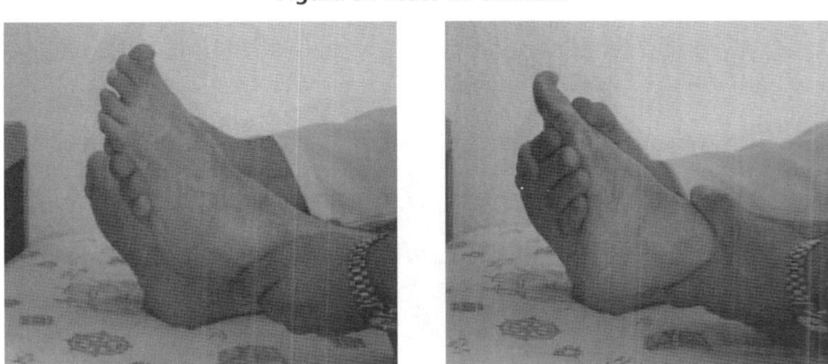

## 7.7 Testes do Joelho:

- **TESTE DE GAVETA ANTERIOR:** O paciente deverá estar em decúbito dorsal com o joelho fletido a 90°. O examinador deverá sentar-se sobre o pé do paciente, como forma de estabilizar. Com o pé do paciente em rotação neutra, o examinador o puxa para frente, segurando na parte proximal da panturrilha. Ambos os membros inferiores são testados. O teste é positivo quando houver movimento anterior excessivo da tíbia em relação ao fêmur, indicando uma instabilidade anterior do joelho.

Figura 35 Gaveta Anterior

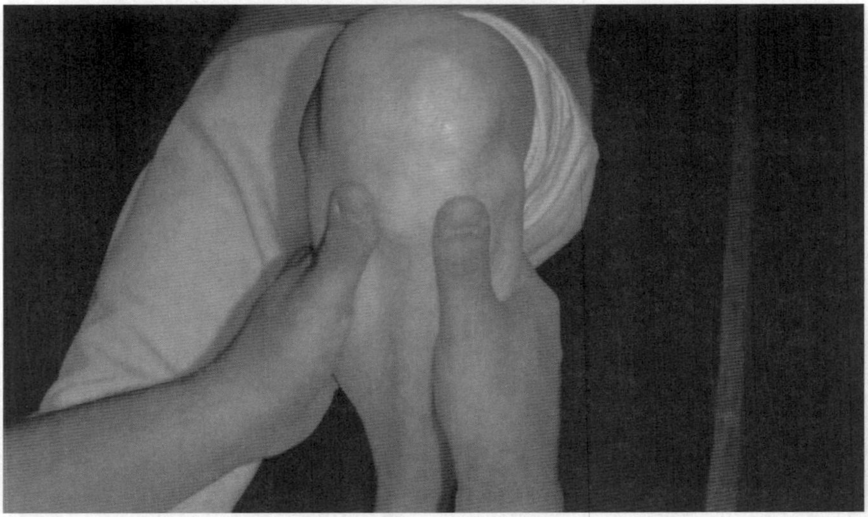

- **Teste de apreensão patelar:** O paciente deverá estar em decúbito dorsal com o joelho em 30º de flexão. O examinador cuidadosamente desloca a patela lateralmente. Se o paciente parecer apreensivo e tentar contrair o quadríceps para trazer a patela de volta à posição neutra, o teste é considerado positivo.

Figura 36 Apreensão Patelar

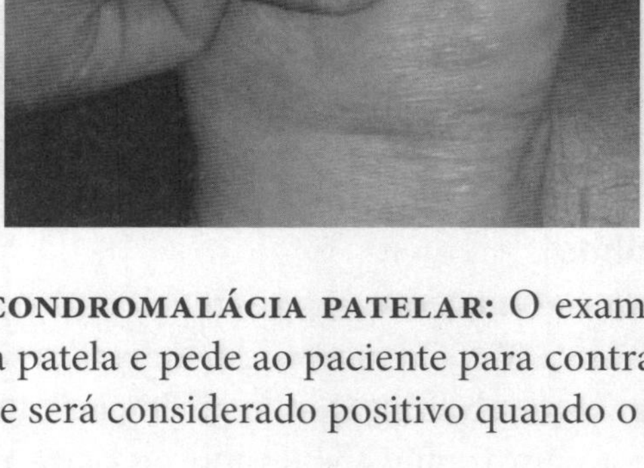

- **teste para condromalácia patelar:** O examinador segura inferior e lateralmente a patela e pede ao paciente para contrair isometricamente o quadríceps. O teste será considerado positivo quando o paciente relatar dor à compressão.

Figura 37 Teste para Condromalácia Patelar

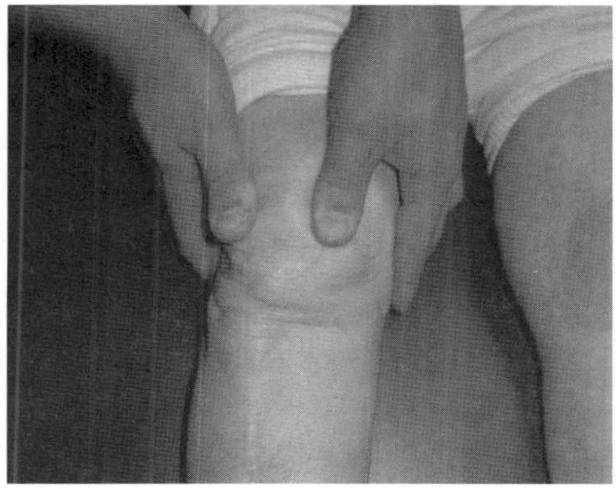

## 8 - Conclusão

Com o envelhecimento, observa-se redução do equilíbrio. O que pode limitar a habilidade do indivíduo em controlar seus movimentos. Alguns parâmetros, tais como perda de força muscular, podem ser reversíveis com a prática de atividades físicas, o que reflete na realização das Atividades de Vida Diária com maior segurança e eficiência.

> "Os benefícios dos exercícios são sistêmicos e podem ser vistos como sendo favoráveis para todos os sistemas e funções corporais, desde que os fenômenos do desgaste sejam diminuídos antes que provoquem lesões irreparáveis ao organismo". (KAUFFMAN, 2001).

Um programa de atividade física direcionado a idosos deve preencher requisitos específicos para que sejam alcançados os benefícios físicos e funcionais, prevenindo e minimizando a falta de equilíbrio caracterizada pela população envelhecida.

É importante lembrar que idosos com instabilidades posturais e tendências a quedas e marchas irregulares poderão obter êxito usando dispositivos auxiliares para a marcha que tem por finalidade o impacto sobre a função e, portanto, sobre a qualidade de vida do indivíduo, e que o aparelho nada mais é senão um "instrumento" para alcançar esse objetivo (PICKLES et al., 1998). A dependência ou a independência não são verdadeiramente absolutas, um idoso pode ser financeiramente independente, mas fisicamente dependente. A relação entre independência e autonomia é muito importante. Pode-se dizer que uma pessoa tem autonomia quando consegue se determinar, fazer suas próprias escolhas, tomar decisões sendo ela independente ou dependente.

As causas, tratamentos e consequências das diversas doenças relacionadas ao envelhecimento podem ser muito diferentes, razão pela qual se torna importante a classificação individual de cada patologia.

Muitas doenças relacionadas ao envelhecimento são crônicas e necessitam de tratamento prolongado, mas a evolução e o prognóstico são variáveis, necessitando de uma boa avaliação, anamnese, exame físico e dos testes especiais.

Embora encontramos sintomatologias múltiplas para o indivíduo geronte, cabe aos profissionais da saúde um bom entendimento da patologia relacionada, e ao fisioterapeuta uma boa identificação das causas intrínsecas e extrínsecas que direcionará o prognóstico e tratamento para futuras prevenções de lesões, instabilidades e desequilíbrios no organismo do idoso.

## REFERÊNCIAS

ABREU, F. M. C.; LEITE, W. O. D.; BAPTISTA, M. R.; ARAGÃO, J. C. B.; DANTAS, E. H. M. Perfil da autonomia funcional de um grupo de idosos institucionalizados. Fórum brasileiro de educação física e ciências do esporte – V simpósio mineiro de ciências do esporte, 2002, Viçosa. **Revista Mineira de Educação Física**, Viçosa: Gráfica Universitária, v. 10, p. 455-455, 2002.

AMORIM, F. S.; DANTAS, E. H. M. Autonomia e resistência aeróbica em idosos. **Fit Perf J**, Rio de Janeiro, v. 1, n.3, p. 47-59, 2002.

ARAGÃO, J. C. B.; DANTAS, E. H. M.; DANTAS, B. H. A. RML e autonomia. **Fit Perf J**, Rio de Janeiro, v. 1, n.3, p. 29-38, 2002.

BRASIL. **Lei nº 8.842**, sancionada em 4 de janeiro de 1994, a qual "dispõe sobre a Política Nacional do Idoso, cria o Conselho Nacional do Idoso e dá outras providências", 1994.

CIPRIANO, J. J. **Manual fotográfico de testes ortopédicos e neurológicos**. 3ed. São Paulo: Editora Manole, 1999.

DANTAS, E. H. M. et al. Perda da flexibilidade no idoso. **Fit Perf J**, Rio de Janeiro, v. 1, n.3, p. 12-20, 2002.

FREITAS, E. V; PY, L.; NERI, A. L; CAÇADO, F. A. X; GORZONI, M. L.; ROCHA, S. M. **Tratado de geriatria e gerontologia**. Rio de Janeiro: Editora

Guanabara Koogan, 2002.

GUCCIONE, A; ANDREW. **Fisioterapia geriátrica**. 2ª ed. Rio de Janeiro: Editora Guanabara Koogan, 2002.

GUIMARÃES, R. M; CUNHA, U. G. V. **Sinais e sintomas de geriatria**. Rio de Janeiro: Revinter, 1989.

HOPPENFELD, S. **Propedêutica ortopédica, coluna e extremidades**. São Paulo, Rio de Janeiro e Belo Horizonte: Editora Atheneu, 1999.

KAUFFMANN, T. L. **Manual de reabilitação geriátrica**. Rio de Janeiro: Guanabara Koogan, 2001.

KISNER, C; COLBY. **Exercícios terapêuticos**. São Paulo: Manole, 1998.

LOUDON, J. K.; BELL, S. L.; JOHNSTON, J. M. **Guia clínico de avaliação ortopédica**. 1ed. São Paulo Manole, 1999.

NAHAS, M. V. Atividade física como fator de qualidade de vida. **Memórias do Congresso Mundial de Educação Física**, AIESEP. P. 361- 368, 1997.

NERY, C. A. S. **Manual de propedêutica ortopédica**. 1ed. Escola Paulista de Medicina/Departamento de Ortopedia e Traumatologia.

PAPALÉO NETTO, M. **Gerontologia:** a velhice e o envelhecimento em visão globalizada. São Paulo: Editora Atheneu, 1996.

PICKES, B.; COMPTON, R. A.; COTT, C. **Fisioterapia na terceira idade**. São Paulo: Editora Santos, 1998.

SANTOS, S. P. T. et al. Qualidade de vida do idoso. **Fit Perf J**, Rio de Janeiro, v. 1, n.3, p. 21-27, 2002.

SILVA, V. F.; MATSUURA, C. Prevenção de quedas em idosos. **Fit Perf J**, Rio de Janeiro, v. 1, n.3, p. 39-45, 2002.

VALE, R. G. S.; ARAGÃO, J. C. B.; DANTAS, E. H. M. Flexibilidade e autonomia. **Fit Perf J**, Rio de Janeiro, v. 2, n.1, p. 23-29, 2003.

VALE, R. G. S. O profissional de educação física e a gerontologia. **Fit Perf J**, Rio de Janeiro, v. 2, n.1, p. 10, 2003.

# *Composição corporal e envelhecimento*

Eliane Cunha Gonçalves
André Luiz Marques Gomes
José Fernandes Filho

## Introdução

Cineantropometria é a ciência que tem como tema central a medida do homem em sua perspectiva morfológica para o estudo dos fatores que influenciam o movimento e suas mais variadas formas (POMPEU, 2004). Os aspectos e considerações relativos à cineantropometria são descritos no Quadro 1.

**QUADRO 1: Aspectos e considerações sobre Cineantropometria**

| ASPECTOS | CONSIDERAÇÕES |
|---|---|
| Identificação | Cineantropometria é a mensuração do movimento humano |
| Especificação | É o estudo do tamanho, forma, proporção, maturação e função do homem |
| Aplicação | Tem aplicação para o entendimento do crescimento, da fisiologia do exercício, do desempenho esportivo e nutrição |
| Relevância | Apresenta aplicação em medicina, educação e em saúde pública |

Fonte: Pompeu (2004)

Em função dos diferentes aspectos da Cineantropometria, e visando atender às necessidades e às considerações, as avaliações se dividem em três tipos a seguir:

* **Avaliação Diagnóstica:** é a avaliação realizada para se conhecer a situação em que se encontra o indivíduo ou grupo em relação a uma ou diferentes variáveis no início do programa;
* **Avaliação Formativa:** é a avaliação realizada durante todo o processo, informa como está se comportando o fenômeno estudado, com a intenção de dinamizar ao máximo o processo de treinamento ou de ensino;

* **Avaliação Somativa:** com esta modalidade de avaliação procura-se avaliar o indivíduo no final de todo o processo, a fim de se dar uma conceituação, ou classificação, de acordo com as respostas obtidas em relação ao objetivo traçado no início e no meio do programa.

A Antropometria, ou estudo das medidas do homem, é empregada pela antropologia física com aplicações nas áreas de saúde, nutrição, escola e desempenho físico e esportivo. Pompeu (2004) dimensiona que os componentes estruturais da aptidão total analisados pela Antropometria são: proporções corporais, peso corporal, composição corporal, gordura corporal, somatótipo e postura.

O termo antropometria é derivado de duas palavras gregas: ANTRO = homem e METRO = medida. Sendo assim, a antropometria é uma ciência interdisciplinar da estrutura mecânica e comportamento dos materiais biológicos. Refere-se principalmente às dimensões; composição e propriedade de massa dos segmentos do corpo; às articulações que interligam os segmentos do corpo em relação ao controle dos movimentos, na aplicação de forças, torções, energia e potência, em relação a objetos externos, controles, ferramentas e outros equipamentos (MONTEIRO e LOPES, 2009).

Com a evolução humana surgiram diferenças e semelhanças genéticas que foram influenciadas pelo meio ambiente, desenvolvendo, assim, variedades de tamanhos, proporções, formas, constituição, funções, entre outros. O corpo humano foi estudado por filósofos, artistas, teóricos e arquitetos. Isso faz constatar que a Antropometria é um método multidisciplinar.

A Composição Corporal é a quantificação dos principais componentes estruturais do corpo humano e pode ser estudada de diferentes formas. A forma mais precisa é o método direto (que não pode ser feita em *in vivo*). Como exemplo, pode-se citar a análise por dissecação física e análise bioquímica; o método indireto, menos preciso, desenvolve estudos com técnicas indiretas que possibilitam a medição por outras formas, como, por exemplo, a pesagem hidrostática, imagem dentre outras.

De acordo com Pitanga (2004), existem diversas equações para estimar a densidade corporal e o percentual de gordura, em que cada uma delas pode apresentar resultados diferenciados quando aplicadas a um mesmo indivíduo, ou a um grupo populacional; logo, deve-se escolher a equação considerando o perfil do indivíduo ou grupo populacional em que a equação será aplicada.

Os primeiros a publicarem equações de regressão com o objetivo de estimar a densidade corporal por meio de variáveis antropométricas foram Keys e Brozek (1951). Posteriormente, outras equações foram publicadas usando combinações de dobras cutâneas e circunferências corporais. Após a estimativa da densidade corporal e do percentual de gordura por qualquer das equações matemáticas, pode-se calcular a massa gorda, a massa corporal isenta de gordura e fracionar a composição corporal em quatro componentes.

A primeira tentativa de fracionar o peso corporal foi desenvolvida por Matiegka no início do século, que considerou quatro componentes: gordura, músculo, osso e resíduo (MICHELS, 1996). Como o interesse era somente analisar a eficiência física, o autor propôs a determinação de forma estanque e isolada do peso de gordura, peso de músculo, peso ósseo e peso residual (GUEDES, 1994).

Indivíduos com composição corporal diferente podem ter a mesma altura e peso ideal, conforme as tabelas, porém, um pode ser do tipo atlético com boa massa magra e outro apresentar predominância de massa gorda. Segundo Petroski (1995), os estudos envolvendo composição corporal vão além dos aspectos morfológicos, com preocupações envolvendo diferenças entre grupos e influência entre etnias, regiões e culturas.

A composição corporal constitui um aspecto dinâmico dos componentes estruturais do corpo humano e das suas alterações durante toda a vida do indivíduo. A importância das informações associadas à composição corporal se acentua ao se levar em conta a proporção de cada componente e a relação suprimento-demanda energética.

Comumente os cientistas utilizavam o modelo de quatro compartimentos o tecido adiposo ou massa gordurosa, a massa óssea, a massa muscular, os órgãos e o restante.

Para propiciar uma maior clareza e objetividade, a composição corporal foi fracionada em dois componentes: componente de gordura e componente isento de gordura. Considerando este raciocínio resume-se em:

Peso Corporal = Gordura + Massa Magra (GUEDES, 1994)

Dados analisados da composição corporal vão servir de parâmetro para avaliar e identificar alguns aspectos (HEYWARD, 2004):

- O porcentual de gordura corporal pode ser utilizado como um parâmetro para avaliar se o indivíduo está no nível de saúde (aproximadamente 15% para homens e 23% para mulheres, dependendo do protocolo);
- O nível de obesidade do indivíduo se for o caso;
- O desenvolvimento de doenças ligadas à obesidade: doença arterial coronariana, hipertensão, diabetes tipo II, doença pulmonar obstrutiva, osteoartrite e certos tipos de câncer;

- O aumento de riscos à saúde associados à obesidade não apenas relacionado com a quantidade de gordura total, mas com a gordura distribuída, especialmente na região abdominal (gordura visceral);
- A quantidade de lipídeos essenciais e não essenciais constatada pela pouca ou grande quantidade de gordura, para a manutenção das funções fisiológicas normais;
- O crescimento e desenvolvimento dependendo do status nutricional e nível de atividade do indivíduo;
- Um melhor planejamento mantendo um feedback à prática da atividade física;
- Melhora de treinamento para população em geral e alto rendimento.

Os métodos para avaliação da Composição Corporal estão no Quadro 2.

**QUADRO 2: Métodos de avaliação da composição corporal**

<table>
<tr><td colspan="6">Direto</td></tr>
<tr><td colspan="6">Dissecação de Cadáveres</td></tr>
<tr><td colspan="6">Indiretos</td></tr>
<tr><td colspan="2">Físicos – Químicos</td><td colspan="3">Imagem</td><td>Densitometria</td></tr>
<tr><td colspan="2">-Pletismografia<br>-Absorção de gases<br>-Diluição Isotópica<br>-Espectrometria de raios Gama<br>-Espectrofotometria<br>-Ativação de Nêutrons<br>-Excreção de Creatinina</td><td colspan="3">-Radiologia convencional<br>-Ultrassonografia<br>-Tomografia Computadorizada<br>-Ressonância Magnética</td><td>-Pesagem Hidrostática<br>-Deslocamento de Volume de Água</td></tr>
<tr><td colspan="6">Duplamente Indiretos</td></tr>
<tr><td>"TOBEC"</td><td colspan="2">"BIA"</td><td>"NIR"</td><td colspan="2">Antropometria</td></tr>
<tr><td>- Condutividade</td><td colspan="2">-Impedância Bioelétrica</td><td>- Interactância de Infravermelho</td><td colspan="2">-Índices de Obesidade<br>-Modelo de 4 componentes<br>-Modelo de 2 componentes<br>-Somatograma<br>-Somatotipo<br>-"Phanton"<br>-Equações de Regressão Linear<br>-Equações de Regressão Geral<br>-"O-Scale"<br>-Modelo de 4-5 componentes (Estudo de cadáveres – Bélgica)</td></tr>
</table>

**Fonte: PORTA et al. (2002)**

## Composição Corporal no Idoso

O envelhecimento é um processo biológico natural e inevitável que reflete a história de vida de cada pessoa. A evolução natural do ser humano passa pelo nascimento, desenvolvimento sequenciado até o envelhecimento e, por fim, a morte. Dessa forma, o envelhecimento tem sido um assunto de âmbito filosófico. Para Platão, toda a "filosofia é uma meditação relacionada com a morte"

Muito se estuda sobre o evelhecimento, em que para Matsudo (2000) e Abreu (2007) se inicia em torno dos 65 anos de idade, mas depende de muitos fatores que podem direta ou indiretamente influenciar na velocidade e na intensidade do processo de envelhecimento de cada indivíduo. Dentre os diferentes fatores estão: meio ambiente, estilo e hábito de vida, hábito de fumar, alimentação, prática de atividade física, depressão, stress, entre outros.

Fatores genéticos, incluindo sexo, bem como o crescimento e o envelhecimento, fatores nutricionais e que envolvem os aspectos orgânicos e o nível de condicionamento são determinantes no processo de envelhecimento. Algumas alterações são normais se associadas à idade, e uma delas é a composição corporal. Segundo Abreu (2007), no que se denomina a composição corporal no idoso, a quantidade de água total do corpo diminui e aumenta o conteúdo de gordura (não significando obesidade); os músculos tornam-se mais frágeis e menos trofiados e, por consequência, pode ocorrer a diminuição da densidade óssea, chegando a perdas de autonomia.

Alguns aspectos devem ser considerados em estudos que relatam o trabalho com indivíduos no processo de envelhecimento (DUTHIE e KATZ, 2002), são eles:

**1)** O nível socioeconômico;

**2)** Desequilíbrio alimentar;

**3)** O acúmulo de gordura corporal pode ser mascarado devido à densidade óssea e musculatura esquelética;

**4)** Existe alta relação entre obeso idoso e índice de mortalidade;

**5)** Por questões éticas, os exames sempre são realizados em indivíduos voluntários;

**6)** As tabelas peso/altura são bons preditores para jovens, porém, para idosos, pode haver uma subestimação nos valores.

**7)** Atendimento hospitalar.

Entre os 25 e 65 anos de idade há uma diminuição substancial da massa magra ou massa livre de gordura de 10 a 16% por conta das perdas na massa óssea, no músculo esquelético e na água corporal total que acontecem com o envelhecimento. De acordo com Going et al. (1995 apud MATSUDO, 2000), a excreção de potássio tem sido uma das formas de analisar a perda da massa livre de gordura, pois grande parte dele está presente no tecido muscular. Por esta razão, grande parte da excreção de potássio com a idade indica perda do músculo, especialmente no homem. Parecem existir, segundo os autores, alterações na água corporal total e na água intracelular com o processo de envelhecimento.

De acordo com Heyward (2000), os componentes minerais, água e proteína da massa livre de gordura em mulheres idosas, decrescem 20%, 12% e 5%, respectivamente. No entanto, segundo dados de Going et al. (1995 apud MATSUDO 2000), a perda é de 23%, 14% e 20% nas mulheres e nos homens este decréscimo é de 10%, 12% e 13%, respectivamente, sendo que o maior decréscimo ocorre da faixa dos 70-79 anos aos 80-89 anos de idade, período em que as perdas chegam a 20% (água), 28% (proteína) e 17% (mineral).

Embora a massa magra inclua água, vísceras, osso, tecido conectivo e músculo, é este último que sofre a maior perda com o processo de envelhecimento (aproximadamente 40%). Da mesma forma, análises com potássio corporal relatam perdas em homens e mulheres de 3-6% por década, ou praticamente 3kg de massa livre de gordura por década sendo que essa perda é maior (1,5 vezes) no sexo masculino do que no feminino (FIATARONE-SINGH / SPIRDUSO apud MATSUDO, 2000; MARINS 2006).

As principais causas apontadas como responsáveis por esta perda seletiva da massa muscular são: a diminuição nos níveis do hormônio de crescimento que acontece com o envelhecimento e a diminuição no nível de atividade física do indivíduo. Mas não podemos esquecer que outros fatores nutricionais, hormonais, endócrinos e neurológicos estão também envolvidos na perda da força muscular que acontece com a idade.

A perda gradativa da massa do músculo esquelético e da força que ocorre com o avanço da idade, também conhecida como sarcopenia (DUTHIE e KATZ, 2004), tem sido definida por alguns autores como a perda de massa muscular correspondente a mais de dois desvios padrão abaixo da média da massa esperada para o sexo na idade jovem (MELTON apud MATSUDO, 2000) ou para outros (BAUMGARTNER apud MATSUDO, 1999) com o mesmo critério em termos de desvio padrão, mas utilizando a massa esquelética apendicular (massa em quilogramas dividida pelo quadrado da estatura).

No início dos anos 1990, Dr. Williams Evans foi o primeiro a utilizar o termo sarcopenia para se referir ao quadro clínico caracterizado por uma redução da massa muscular, que é comumente observado no envelhecimento (ARAÚJO, 2003).

Com um objetivo similar, Melton et al. (apud MATSUDO, 2000) estimaram a prevalência de sarcopenia na população maior de 65 anos de idade, avaliando uma amostra da população de Minessota dos 20 anos até mais de 80 anos.

A avaliação se torna importante pela modificação existente na composição corporal no decorrer da vida e por consequência a gravidade das doenças que são acarretadas pela modificação da composição corporal.

Aproximadamente metade da gordura corporal total de jovens adultos é subcutânea e o restante é gordura interna. Com o avanço da idade, ocorre o acúmulo de uma quantidade de gordura interna proporcionalmente maior que a gordura subcutânea. O peso corporal quase dobra quando comparado o mesmo indivíduo com 20 anos e posteriormente com 65 anos, e em consequência uma diminuição da massa muscular, o que gera uma preocupação maior com a saúde e as consequências que o acúmulo indesejado e superior ao permitido possa trazer (PORTO, 2008).

Para o ACSM (2005), um acúmulo de tecido adiposo após a menopausa leva muitas mulheres a um nível elevado de 30 a 35% de gordura.

## Utilização de Medidas Antropométricas para Estimar a Gordura Corporal

A antropometria representa um importante recurso de assessoramento para uma análise completa de um indivíduo, seja ele atleta ou não, pois oferece informações ligadas ao crescimento, desenvolvimento e envelhecimento (HAYWARD 2002).

Dentre as formas de medidas antropométricas existem as medidas de circunferências ou medição periférica, também chamadas de perímetros. Diferentes equações foram desenvolvidas com base nos parâmetros sexo e idade, e todas com bons resultados positivos quanto à aplicabilidade à saúde pública.

A medição de circunferências (ou periféricas) proporciona uma avaliação da gordura corporal livre de algumas limitações geradas pelo método de medição das dobras cutâneas. O cálculo da composição corporal apresenta uma margem de erro de 2,5 a 4% de gordura. Essa margem de erro é relativamente baixa, tornando a equação útil e barata por necessitar apenas de uma fita métrica (MONTEIRO e LOPES, 2009).

As medidas do perímetro são: pescoço; tórax; cintura; abdômen; quadril; coxas: proximal, mesofemural e distal; panturrilha; braço normal e forçado; antebraço e punho.

Segundo Pompeu (2004) os índices de perímetro são:

- Perímetro torácico em % de estatura
- Perímetro de braço em % de comprimento de braço
- Perímetro de coxa em % de comprimento de coxa.

ISAK (2002) utiliza como referência anatômica para efetuar a medição periférica:

- Abdômen: uma polegada acima do umbigo;
- Quadris: o ponto mais saliente, com os calcanhares juntos;
- Coxa direita: parte superior, logo abaixo dos quadris;
- Braço direito: braço estendido para frente, palma da mão virada para cima, tomando a medida num ponto intermediário entre o ombro e o cotovelo;
- Antebraço direito: o ponto de espessura máxima, com o braço estendido para frente e a palma da mão virada para cima;
- Panturrilha direita: o ponto de maior espessura entre o joelho e o tornozelo.

A equação correspondente vai depender do protocolo, sexo e idade a que se destina o estudo.

## Medidas Antropométricas no Idoso

Várias alterações antropométricas são encontradas no idoso, principalmente se tratando da relação peso/altura e nos valores de sua perimetria corporal. Tais alterações e variações antropométricas devem-se principalmente ao fato das diferenças nas técnicas de mensuração da gordura, o desenho experimental das pesquisas (transversais e longitudinais) e os métodos de amostragem (POMPEU, 2004).

Na Tabela 1, fica evidenciado alguns aspectos sobre as modificações no peso e estatura.

**TABELA 1: Modificações na estrutura e peso corporal**

| | Idade (anos) | Estatura (cm) | Peso (kg) |
|---|---|---|---|
| Homens | **25-34** | **176,8 – 175,1** | **80,0 – 74,0** |
| | **45-54** | **175,0 – 173,1** | **79,5 – 76,3** |
| | **55-64** | **173,5 – 170,8** | **77,7 – 74,1** |
| | **65-74** | **170,9** | **74,5** |
| Mulheres | **25-34** | **162,8 – 161,9** | **63,6 – 60,6** |
| | **45-54** | **161,5 – 160,2** | **67,7 – 64,3** |
| | **55-64** | **159,5 – 159** | **67,7 – 64,6** |
| | **65-74** | **158,2** | **66,4** |

**Fonte: HANES (1971-1974 apud DURNIN, P. 18, 1983) In: PIRES NETO; GUIMARÃES, (2002)**

Descrito por Mcardle, Katch e Katch (2008), um estudo com uma amostra de 185 mulheres que foram divididas em três grupos obedecendo às seguintes faixas etárias: grupo 1 de 50 a 59.9 anos, grupo 2 de 60 a 69.9 anos; e grupo 3 maiores de 70 anos, concluiu-se que foi observada uma elevação de aproximadamente 6% do Centro de Gravidade Corporal em relação à estatura, provavelmente devido à diminuição dos membros inferiores e aumento da massa nas partes do tronco do corpo.

Cecil (2007) e Jekel, Katz e Elmore (2005) descrevem que existe um aumento de gordura na região superior do corpo, em relação à inferior, quando determinado pelas circunferências da cintura e do quadril.

Valores padrão de referência em média e desvio padrão foram encontrados de acordo com a idade cronológica de mulheres de São Caetano do Sul (MATSUDO, 2000). Na tabela 2, estão referenciados os padrões de referência desse estudo.

**TABELA 2: Valores padrões de referência, em média (x) e desvio padrão (s), do peso (kg) e da estatura (cm) de acordo com a idade cronológica, de mulheres fisicamente independentes de São Caetano:**

**TABELA 2: Valores padrões de referência, em média (x) e desvio padrão (s), do peso (kg) e da estatura (cm) de acordo com a idade cronológica, de mulheres fisicamente independentes de São Caetano:**

| Idade (anos) | 50 – 59 | 60 – 69 | 70 – 79 |
|---|---|---|---|
| Peso (kg) | 72,1 ± 15,6 | 67,2 ± 10,1 | 66,4 ± 10,9 |
| Estatura (cm) | 156,9 ± 6,2 | 154,9 ± 5,9 | 154,0 ± 6,0 |

Fonte: Matsudo (2000, p. 26).

Para Vianna et al. (2009), uma das formas mais fáceis de determinar o grau de obesidade do indivíduo é o Índice de Massa Corporal (IMC), que também é chamado de índice de Quetelet que determina a relação do peso corporal relacionado com a estatura do indivíduo, que avalia o excesso de pesos ou magresa em relação à estatura, e demonstra uma desporporcionalidade das duas medidas (VIANA et al., 2009). Segundo Jekel, Katz e Elmore (2005), esta avaliação mede estado de sobrepeso e, consequentemente, tendências a obesidade. Um ponto negativo é que se o indivíduo é praticante de atividade física, essa relação com a obesidade pode ser errônea pelo valor da massa muscular, porém é um índice bastante aceitável pela classe médica, pois, para Porto (2009), existe uma desproporcionalidade corporal que levaria a uma tendência ou probabilidade para doenças no avançar da idade.

$$\textbf{IMC} = \frac{\textbf{Peso em quilogramas}}{\textbf{Estatura (em m)}^2}$$

A classificação do IMC para adultos, segundo a Organização Mundial de Saúde (WHO, 1997), é descrita na Tabela 3.

Outra forma de fácil manuseio, prático e rápido, é a relação cintura-quadril (RCQ), criado por Ahmed Kissebah, fortemente associada com a gordura visceral e parece ser um índice aceitável de gordura intra-abdominal (essa gordura é bastante encontrada na população mais idosa), porém pode mudar de acordo com o padrão de menopausa da mulher (HEYWARD, 2002).

**TABELA 3: Classificação do índice de massa corporal:**

| Classificação | IMC |
|---|---|
| Abaixo do Normal | <18,5 |
| Normal | 18,5-24,9 |
| Sobrepeso | ≥25 |
| Pré-Obeso | 25-29,9 |
| Obeso Classe I | 30-34,9 |
| Obeso Classe II | 35-39,9 |
| Obeso Classe III | ≥40 |

**Fonte: OMS (1997)**

O Sistema de Vigilância Alimentar e Nutricional (SISVAN) do Ministério da Saúde (BRASIL, MS, 2008) adota uma classificação específica para sujeitos idosos (Tabela 4).

**TABELA 4: Índice de Massa Corporal para Idosos ≥ 60 anos (IMC):**

| IMC (kg/m2) | Diagnóstico Nutricional |
|---|---|
| ≤ 22 | Baixo Peso |
| > 22 e < 27 | Adequado ou Eutrófico |
| ≥ 27 | Sobrepeso |

**Fonte: SISVAN (BRASIL, MS, 2008)**

Os corpos ditos "maçãs" (gordura acumulada na região abdominal) possuem risco de saúde maior do que as "pêras" (gordura acumulada na região glúteo-femoral). O padrão refere-se às mulheres que tenham um RCQ<0,85 e os homens RCQ<0,95. Medidas acima desses números estão associadas a doenças cardíacas, diabetes, hipertensão e taxa elevada de lipídeos no sangue (VIANNA et al., 2009).

$$\mathbf{RCQ = \frac{circunferência\ da\ cintura\ (cm)}{circunferência\ do\ quadril\ (cm)}}$$

| TABELA 5: Valores sugeridos em indivíduos maiores de 50 anos | | | |
|---|---|---|---|
| | Idade | Risco Alto | Risco Muito Alto |
| Homens | 50-59 | 0,97 – 1,02 | >1,02 |
| | 60-69 | 0,99 – 1,03 | >1,03 |
| Mulheres | 50-59 | 0,82 – 0,88 | >0,88 |
| | 60-69 | 0,84 – 0,90 | >0,90 |

Fonte: HEYWARD, 2002

## Utilização de Equações para Estimar a Gordura Corporal

A seguir estão relacionadas equações para a estimação da gordura corporal:

A avaliação do teor de gordura corporal pelas medições periféricas segundo Katch e McArdle (1984) segue pela equação:

➢ % gordura corporal = medição do abdômen + medição da coxa – medição da panturrilha – 18,4

A seguir, calcula-se a massa de gordura:

**Massa de gordura = % de gordura : 100 x massa corporal**

➢ Finalmente, pode-se obter a LBM:

**LBM = Massa Corporal – massa de gordura**

➢ O protocolo de Dotson e Davis (1991, adaptado por TORRES, 1998) utiliza uma fita métrica e as medidas circunferênciais são: abdômen, quadril e pescoço nas mulheres.

**%GC= + {85,20969 . log (AB – Pç)} – {69,73016 . log (estatura/pol)} + 37,26673 (r = 0,90) (SE = 3,52%)**

- Circunferências utilizadas: pescoço (Pç), abdômen (AB) e quadril (GL) (pol).
- G% ideal em mulheres = 16 – 30%

➢ O protocolo de Penroe, Nelson e Fisher (1985) e Cote e Wilmore (1992) utiliza a perimetria do abdômen e glúteos para as mulheres.

**G% = (0,55 x CG) – (0,24 x Est) + (0,28 x CA) – 8,43**

Onde PC = Peso Corporal (kg); Est = estatura (cm); CA = Circunferência do abdômen (cm); CP = Circunferência do Punho (cm); CG = Circunferência do Glúteo (cm).

➢ Equação para mulheres de Jacson, Pollock e Ward (1980) num estudo realizado em 249 mulheres entre 18 e 55 anos e de 4% a 44% de gordura:

**Dens = 1,21389 - 0,04057 Log10 (Tríceps + Suprailíaca + Coxa) - 0,00016 (Idade em anos)**

➢ O protocolo para pessoas obesas de Weltman et al. (1988) utiliza para mulheres brancas obesas de 20-60 anos a média de duas medidas da circunferência do abdômen, onde P= peso corporal (kg) e A = estatura (cm).

**G% = {0.11077 x (abdômen)} - {0.17666 x (A)} +{0.14354 x (P)} + 51.03301**

## Equações para a terceira idade

Equação de regressão para a terceira idade (GONÇALVES, 2004)

A equação proposta para as mulheres na terceira idade utilizando a perimetria é:

**%G = -0,242 (PESO) - 0,745 (PESCOÇO) + 0,425 (CINTURA) + 0,464 (QUADRIL)**

Onde:

**TABELA 6: Resultados da equação de regressão (GONÇALVES, 2004)**

| Eq | $\overline{X} \pm s$ | R<br>sig | t<br>sig | EC<br>(g/ml) | ET<br>(g/ml) | EPE<br>(g/ml) |
|---|---|---|---|---|---|---|
| E<br>6 | 40,8468 ± | 3,64 | 0,909<br>0,000 | - 0,623<br>0,054 | 0,90325 | 3,31 |

**EC – cintura; ET – Quadril; EPE – Pescoço**

O diagrama de dispersão e o histograma encontrado foram:

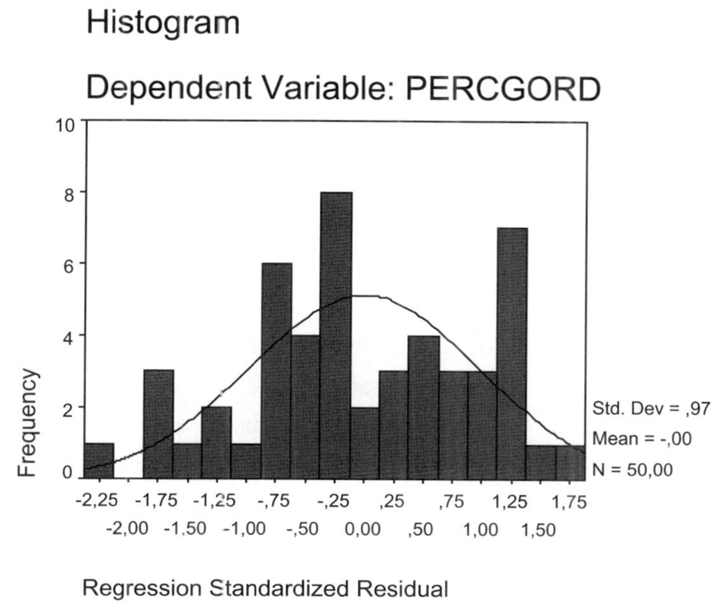


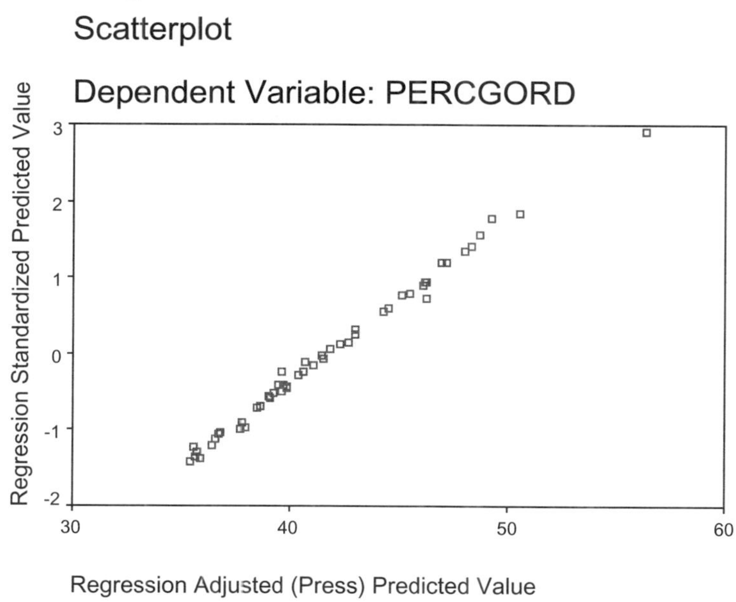


➢ Equação de predição do Porcentual de Gordura para Pessoas Idosas, por meio da Medida de Circunferência de Tran; Weltman (1989, apud FERNANDES FILHO, 2003)

*Mulheres de 15 a 79 anos*

$$\mathbf{DENS = 1{,}168297 - (0{,}002824 \times M\ ab) + [0{,}0000122098 \times (M\ ab)^2] - (0{,}000733128 \times quadril) + (0{,}000510477 \times Est.) - (0{,}000216161 \times idade)}$$

EST = estatura (cm): M ab = média de duas medidas da circunferência abdominal (cm)

Fórmula para o cálculo do G% das mulheres

G%= [(5,01 / DENS) – 4,57] x 100

➤ Equação de Weltman et al. (1987) para homens brancos de 24-68 anos:

**%G = 0,31457(Abdômen C) – 0,10969 (massa corporal) + 10,834**

Sendo:

Abdômen C = a medida de circunferência abdominal medida em dois locais: 1 – anteriormente entre o processo xifoide do esterno e o umbigo e lateralmente entre a extremidade inferior gradil costas e as cristas ilíacas, 2 – no nível do umbigo.

➤ Equação do somatório de três dobras cutâneas (50 a 79 anos) de Matsudo (2000) – estudo feito em São Caetano do Sul em mulheres fisicamente independentes:

**Σ= DC tricipital + DC subescapular + DC suprailíaca**

**TABELA 7: Valores padrões de referência**

| Dobras / Idade (anos) | 50-59 | 60-69 | 70-79 |
|---|---|---|---|
| Tríceps | 26,3±9,5 | 23,5±6,2 | 23,6±6,8 |
| Subescapular | 22,6±9,1 | 18,0±5,6 | 18,0±6,5 |
| Suprailíaca | 21,7±9,7 | 18,3±6,5 | 18,1±7,8 |

**Fonte: Matsudo (2000)**

➤ Equação generalizada de Jackson e Pollock (1978) com base em 308 homens norte-americanos entre 18 e 61 anos de idade com uma quantidade de gordura relativa entre 1% e 33%.

**Dens = 1,18860 – 0,03049 Log$^{10}$**
**(Abdominal + Peitoral + Coxa) – 0,00027 (Idade em anos)**

Pollock e Wilmore (1993) organizaram uma tabela em que podemos fazer um parâmetro de normalidade do porcentual de gordura (Tabela 8).

| TABELA 8: Porcentual de gordura (G%) para mulheres | | | | | |
|---|---|---|---|---|---|
| Nível/Idade (anos) | 18-25 | 26-35 | 36-45 | 46-55 | 56-65 |
| Excelente | 13 a 16 | 14 a 16 | 16 a 19 | 17 a 21 | 18 a 22 |
| Bom | 17 a 19 | 18 a 20 | 20 a 23 | 23 a 25 | 24 a 26 |
| Acima da Média | 20 a 22 | 21 a 23 | 24 a 26 | 26 a 28 | 27 a 29 |
| Média | 23 a 25 | 24 a 25 | 27 a 29 | 29 a 31 | 30 a 32 |
| Abaixo da Média | 26 a 28 | 27 a 29 | 30 a 32 | 32 a 34 | 33 a 35 |
| Média Ruim | 29 a 31 | 31 a 33 | 33 a 36 | 35 a 38 | 36 a 38 |
| Muito Ruim | 33 a 43 | 36 a 49 | 38 a 48 | 39 a 50 | 39 a 49 |

Fonte: Pollock e Wilmore (1993)

Como é percebido, o porcentual de gordura vai se elevando com a idade, o que nos leva a crer na necessidade cada vez maior de cuidar da saúde, consequentemente da alimentação e da prática de atividade física, pois se não seguirmos essas especificações à medida que cronologicamente aumentamos, uma quantidade menor de gordura corporal fica armazenada no depósito cutâneo e uma maior quantidade envolve os órgãos internos, os ossos esqueléticos perdem minerais e tornam-se progressivamente porosos. De acordo com Tritschler (2003), isso explica por que a idade deve ser considerada nos cálculos de porcentagem de gordura corporal, podendo chegar a obesidade progressiva, que seria a tendência de adultos mais velhos acumularem gradualmente maiores quantidades de gordura corporal.

Na Tabela 9 são designados novos padrões de aptidão de porcentagem de gordura para homens e mulheres ativos.

| TABELA 9: Níveis recomendados de %G | | | |
|---|---|---|---|
| | Inferior | Central | Superior |
| **Homens** | | | |
| Adultos jovens | 5 | 10 | 15 |
| Meia-Idade | 7 | 11 | 18 |
| Idosos | 9 | 12 | 18 |
| **Mulheres** | | | |
| Adultos jovens | 16 | 23 | 28 |
| Meia-Idade | 20 | 27 | 33 |
| Idosos | 20 | 27 | 33 |

Fonte: Adaptado pelos autores do texto de: Lohman, T.G., Houtkkooper, L. e Going, S.B.: Body fat measurement goes high-tech: not all are created equal. ACSM's Health & Fitness Journal 1(1), p.33, 1997. In: Tritschler (2003)

## Utilização e Técnica do DEXA para Estimar a Gordura Corporal

O DEXA, ou a absortometria radiológica de dupla energia, é uma tecnologia relativamente nova que vem sendo atualmente reconhecida como método de referência na análise da composição corporal.

A absortometria de dupla energia emite fótons muito mais rápidos e intensos (44 e 100 KeV) que a de fóton único, com a vantagem de expor o indivíduo a menor radiação (1 – 4 mRems). Assim, além de oferecer informações quanto ao conteúdo de mineral ósseo, seus resultados permitem estabelecer estimativas quanto ao componente de gordura e de massa isenta de gordura dos tecidos não ósseos (GUEDES e GUEDES, 1998).

O DEXA permite a avaliação do conteúdo mineral ósseo, conteúdo de gordura e de músculo, não apenas localizados ao redor dos ossos, mas em regiões do corpo onde não encontramos osso.

A varredura completa do corpo leva de 3 a 12 minutos, e os dados compilados pelo computador revelam o conteúdo de mineral dos ossos e da massa magra, a massa de gordura total e o porcentual de massa de gordura de todo o esqueleto e do interior do corpo (Figura 1). Pode-se também selecionar outras regiões do corpo para análises mais profundas (KATCH e McARDLE, 1996).

A massa tecidual magra e a massa corporal gorda foram determinadas por meio de equações matemáticas fornecidas pelo próprio aparelho. O DEXA fornece a informação sobre os três componentes da composição corporal, a massa gorda (MG), a massa magra (MM) e o conteúdo mineral ósseo (CMO), sendo que os dois últimos componentes podem ser combinados para representar a massa livre de gordura (MLG), e o peso total é a soma destas três variáveis.

**Figura 1: Exemplo de avaliação por DEXA**

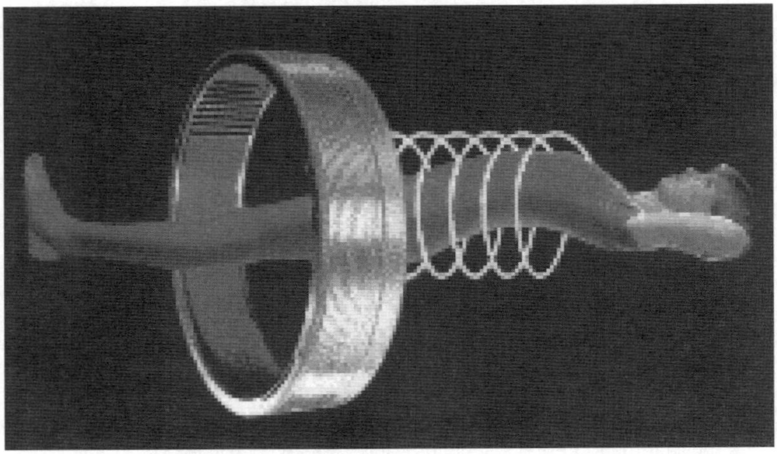

O DEXA tem sido utilizado para validar outros métodos de avaliação da composição corporal. Nesse sentido, Moreno, Gondy e Gonzales (2001) utilizaram o DEXA em 149 pessoas como protocolo padrão para comparar as medições de gordura corporal mediante impedância bioelétrica, pregas cutâneas e equações de medidas antropométricas. Da mesma forma, Moreno, Gondy e Gonzales (2001), o DEXA foi usado na obtenção da gordura relativa e da massa corporal magra como referência para determinar a aplicabilidade e a precisão da avaliação da composição corporal de 44 mulheres brasileiras com o analisador de bioimpedância dos membros superiores e com outras equações.

## Utilização da Bioimpedância para Estimar a Gordura Corporal

A bioimpedância é um método simples, portátil, barato, não invasivo, não depende de técnicos especializados e geram resultados precisos e reprodutíveis (CORNISH et al., 1994).

A bioimpedância utiliza um aparelho que consegue medir a gordura do corpo por meio de uma corrente elétrica de baixa intensidade, que é imperceptível. Quanto maior a quantidade de água contida em um órgão, mais facilmente a corrente irá passar, sendo imperceptível ao ser humano.

Este método baseia-se no princípio de que uma resistência a uma corrente elétrica está inversamente relacionada à distribuição da água corporal total e dos eletrólitos (POLLOCK e WILMORE, 1993).

Segundo McArdle, Katch e Katch (2007), o princípio da impedância corporal se baseia no conceito de que o fluxo elétrico é facilitado por meio do tecido hidratado e isento de gordura, assim como da água extracelular, em comparação com o tecido adiposo, em virtude do maior conteúdo em eletrólitos (e, consequentemente, da menor resistência elétrica) do componente isento de gordura.

A corrente elétrica percorre com maior facilidade a massa magra do que a massa gorda, pois a massa magra conduz a eletricidade mais facilmente por possuir um elevado conteúdo de água e eletrólitos (potássio, sódio, cálcio), enquanto a massa gorda oferece maior resistência (biorresistência) por apresentar um baixo nível de hidratação.

O método da bioimpedância é um método sensível às variações do estado hídrico do avaliado, podendo interferir nos resultados, necessitando de alguns procedimentos para um resultado fidedigno.

Segundo Guedes e Guedes (1998, p. 87), os procedimentos são:

1) Não fazer uso de medicamentos diuréticos nos últimos 7 dias;

**2)** Manter-se em jejum pelo menos 4 horas;

**3)** Não ter ingerido bebidas alcoólicas nas últimas 48 horas;

**4)** Ter-se abstido da prática de atividades físicas intensas nas últimas 24 horas;

**5)** Urinar pelo menos 30 minutos antes da medida; e

**6)** Manter-se pelo menos 5-10 minutos de repouso absoluto em posição de decúbito dorsal antes de efetuar a medida.

Além desses cuidados, o nível de desidratação e a temperatura ambiente podem apresentar alguma influência na qualidade das informações.

Segundo Wilmore e Costill (2001), as estimativas da gordura corporal relativa baseadas na bioimpedância elétrica estão intimamente relacionadas às mensurações da gordura corporal obtidas com a pesagem hidrostática (r= 0,90 a 0,94).

Apesar de ser um método eficiente, encontramos algumas falhas quando mensurada a gordura corporal relativa das populações atléticas magras, tendendo a superestimar o resultado.

Na Tabela 10, encontramos as equações para predição da massa isenta de gordura mediante informações apresentadas pela técnica da impedância elétrica.

**TABELA 10: Equações para predição da massa isenta de gordura mediante informações apresentadas pela técnica da impedância elétrica**

| Idade (anos) | Equação de Regressão | Referência |
|---|---|---|
| | **Mulheres** | |
| 20 – 40 | MIG = 0,475 (Estatura²/Resistência) + 0,295 (Peso) + 5,49 | Lohman |
| 17 – 62 | MIG = 0,0011 (Estatura)² - 0,021 (Resistência) + 0,232 (Peso) – 0,068 (Idade) + 14,595 | Segal et al. |
| | **Homens** | |
| 20 – 40 | MIG = 0,485 (Estatura²/Resistência) + 0,338 (Peso) + 5,49 | Lohman |
| 17 – 62 | MIG = 0,0013 (Estatura)² - 0,044 (Resistência) + 0,305 (Peso) – 0,168 (Idade) + 22,668 | Segal et al. |

MIG = Massa isenta de gordura em kg; estatura em cm; peso corporal em kg; resistência em ohms; idades em anos completos.
Fonte: Guedes; Guedes (1998, p.88)

## Utilização da Interactância de Raios Infravermelhos para Estimar a Gordura Corporal

A interactância de raios infravermelhos, também conhecida como Futrex, é uma avaliação direta do percentual de gordura, sem inconvenientes pré-testes protocolados, não invasivo, barato e acessível sendo o local par a avaliação a parte central do bíceps do braço dominante.

Durante a operação, o bastão transmite o raio Near – Infrared no bíceps em específicos comprimentos de ondas. A absorção da luz é medida por meio Futrex para determinar a porcentagem de massa gorda do corpo. Os resultados são mostrados no dispositivo e podem ser impressos.

Segundo Wilmore e Costill (2001), o método se baseia nos princípios da absorção e da reflexão luminosa utilizando a espectroscopia com luz próxima da infravermelha. A sonda emite radiação eletromagnética através de um feixe central de fibras ópticas. As fibras ópticas na periferia da mesma sonda absorvem a energia refletida de volta pelos tecidos, e essa energia é então passa através de um espectrofotômetro para a mensuração.

O Futrex pode avaliar qualquer pessoa acima de cinco anos de idade, com precisão equivalente a pesagem hidrostática.

### Utilização da Densitometria para Estimar a Gordura Corporal

Os valores da densidade corporal são determinados mediante a relação existente entre o peso corporal e o seu volume.

$$\text{Densidade Corporal (kg/l)} = \frac{\text{Peso Corporal}}{\text{Volume Corporal}}$$

A técnica de densitometria segundo Guedes e Guedes (1998, p. 78) baseia-se no pressuposto de que a densidade de todo o corpo é estabelecida pelas densidades de vários componentes corporais e pela proporção com que cada um desses componentes contribui para o estabelecimento da massa corporal total.

A pesagem hidrostática e a pletismografia têm sido as duas opções mais empregadas na verificação do volume corporal.

### A Pesagem Hidrostática

A Pesagem Hidrostática é geralmente considerada uma técnica padrão para a determinação da composição corporal (CC), quando comparada com outras técnicas não invasivas. Contudo, a sua aplicação requer muito tempo, é dispendiosa e requer procedimentos complexos.

Segundo Mukherjee e Roche (1984), a Pesagem Hidrostática é a técnica não invasiva mais válida e comumente usada que envolve a pesagem na água, a pesagem no ar e o mensuramento do volume residual.

Segundo Guedes e Guedes (1998, p. 79), a pesagem hidrostática está alicerçada no princípio de que um corpo totalmente submerso em água sofre ação de uma força contrária de sustentação, evidenciado por perda de peso igual ao peso da água deslocada. Desse modo, por essa técnica, o avaliado é submerso em um tanque com água, e o volume corporal é computado com base na diferença entre o peso corporal medido no ambiente (Preal) e totalmente submerso n'agua (Págua).

A fórmula convencional para a pesagem hidrostática pode ser determinada pela relação:

$$\textbf{Densidade Croporal (g/ml)} = \frac{P^{real}}{P^{real} - P^{água}} - \frac{(VR + 100ml)}{D^{água}}$$

$P^{real}$ = Peso com o corpo no meio ambiente determinado em gramas;
$P^{água}$ = Peso com o corpo totalmente submerso n'água determinado em gramas;
$D^{água}$ = Densidade da água na temperatura vigente; e
VR = Volume residual determinado em ml.

A pesagem hidrostática pode ser realizada com o indivíduo em pé ou em decúbito ventral em um reservatório que tenha polo menos 90 a 120 cm de profundidade, porém recomenda-se um tanque de pelo menos 120x120x120 cm.

Segundo Pollock e Wilmore (1993, p. 321), é necessário explicar o procedimento para o avaliado e proceder da seguinte forma:

Hiperventilar de cinco a seis vezes e expirar a maior parte do ar enquanto estiver em pé.

Continuar expelindo o ar dos pulmões e mergulhar lentamente a cabeça até que o vértex desapareça da superfície. Se a cabeça não estiver totalmente submersa, o técnico deve bater nela de leve até que o vértex tenha desaparecido da superfície.

Colocar as mãos sobre a porção superior das coxas e relaxar, após todo ar ter sido expirado por meio de uma expiração forçada.

Levantar a cabeça para fora d'água após a medida ter sido determinada. Pode-se bater na lateral do tanque para avisar ao indivíduo que a medida já foi completada e que ele pode sair da água.

Repetir o procedimento de 6 a 10 vezes.

A pesagem hidrostática é um método indireto e também é considerado um Gold Stand.

**Pletismografia**

Este método utiliza o deslocamento do ar, em vez da perda de peso na água, para medir o volume corporal. É um método de mais fácil aceitação para os indivíduos que não conseguem submergir.

É um método indireto, não invasivo, porém de alto custo, requerendo uma aparelhagem mais complexa e sofisticada.

O modelo mais utilizado é o BOD POD – Body Composition System, constituído de fibra de vidro, com janela de acrílico com porta de dispositivos eletromagnéticos para o fechamento e o indivíduo senta num assento em seu interior com um volume de aproximadamente 450 litros.

Seus procedimentos baseiam-se na aplicação da lei de deslocamento de ar de Boyle: em recipiente fechado de temperatura constante, volume (V) e pressão (P) variam em proporção inversa, enquanto o volume aumenta, a pressão diminui e vice-versa. (GUEDES e GUEDES, 1998, p.80).

Utilizando a proposta de Siri, o Quadro 3 mostra a expressão matemática utilizada para o % de gordura.

**QUADRO 3: Expressões matemáticas para conversão dos valores de densidade corporal em quantidades porcentuais de gordura em relação ao peso corporal**

| Siri (1961) | Brozek et al. (1963) |
|---|---|
| $\text{Gord }\% = \left(\dfrac{4{,}95}{\text{Dens}} - 4{,}50\right) 100$ | $\text{Gord }\% = \left(\dfrac{4{,}57}{\text{Dens}} - 4{,}142\right) 100$ |

Gord %: Quantidade porcentual de gordura em relação ao peso corporal.
Dens: Densidade Corporal expressa em g/ml.
Fonte: Guedes e Guedes (1998, p.83)

## REFERÊNCIAS BIBLIOGRÁFICAS


ABREU, F. **Fisioterapia geriátrica.** Rio de Janeiro: Editora Shape, 2007.

AMERICAN COLLEGE OF SPORTS MEDICINE (ACSM). **Diretrizes para prescrição de exercício em idosos,** 2005.

BRASIL. Ministério da Saúde. Protocolos do Sistema de Vigilância Alimentar e Nutricional (SISVAN) na assistência à saúde/Ministério da Saúde, Secretaria de Atenção à Saúde. Departamento de Atenção Básica: Brasília, Ministério da Saúde, 2008. Disponível em: <http://bvsms.saude.gov.br/bvs/publicacoes/protocolo_sistema_vigilancia_alimnetar.pdf >. Acesso em: 24 de agosto de 2010.

DEXA: Disponível em <http//:GuiaVirtualHPS-Brasil.com.br> Acesso em: 10 a 24 set. 2001

DEXA: Disponível em<http//:www.exctgene.com.br/osteoporose> Acesso em: 31 out. 2002.

DEXA: Disponível em <http//:www.ultrasonografia.com.br/ossea> Acesso em: 31 out. 2002.

DUTHIE, E. H.; KATZ, P. R. **Geriatria prática.** 3 ed. Rio de Janeiro: Revinter, 2002.

ESTATUTO DO IDOSO. Disponível em <http//:www.portalbrasil.gov.br> Acesso em: 01 de dezembro de 2004.

FERNANDES FILHO, J. **A prática da avaliação física.** 2 ed. Rio de Janeiro: Shape, 2003.

GUEDES, D.P.; GUEDES, J.E. Controle do peso corporal: composição corporal, atividade física e nutrição. Londrina: Midiograf, 1998.

GUEDES, D.P. **Composição corporal**: princípios, técnicas e aplicações. 2ª Ed. Londrina: APEF, 1994.

HANNA.K.M.; ANTUNES, RUTH F.; SANTOS, RITA A.; BOSCOLO, ORLANDO F.A. BUENO; DE MELLO, M. T. Análise de taxa metabólica basal e composição corporal de idosos do sexo masculino antes e seis meses após exercícios de resistência. **Rev Bras Med Esporte** _ Vol. 11, Nº 1 - Jan/Fev, 2005.

HANES 1971 - 1974 apud DURNIN 1983 In: Pires Neto e Guimarães F. **Características antropométricas e da composição corporal e suas relações com as doenças degenerativas.** Disponível em: <http//www.upe.br/corporis2/artigo3.html> Acesso em out. 2003.

HEYWARD, V.H. **Avaliação física e prescrição de exercício.** São Paulo: ARTMED, 2002.

HISTÓRICO E METODOLOGIA DE BIOIMPEDÂNCIA. Disponível em: <http://www.compcorp.com.br/historia.htm>. Acesso em: 12 dez. 2002.

JEKEL, J. M.; KATZ, D.L.; ELMORE, J. G. **Epidemiologia, bioestatística e medicina preventiva**. 2 ed.. Rio de Janeiro: ARTMED, 2005.

MARINS, J. C.; GIANNICHI, R.S. **Avaliação & prescrição de atividade física** - guia prático. Rio de Janeiro: Shape, 1996.

MATSUDO, S.M.; MATSUDO, V.K.R.; BARROS N.T.L. Impacto do envelhecimento nas variáveis antropométricas, neuromotoras e metabólicas da aptidão física. **Revista Brasileira de Ciência e Movimento**, v. 8, n. 4, p. 21-32, 2000.

________ . **Avaliação do idoso**: física & funcional. Londrina: Midiograf, 2000.

Mc ARDLE, W.C.; KATCH, F.I.; KATCH, V.L. **Fisiologia do exercício**: energia, nutrição e desempenho humano. Trad. Giuseppe Taranto. 3 ed. Rio de Janeiro: Guanabara Koogan, 2007.

MICHELS, G. Aspectos históricos da cineantropometria - do Mundo Antigo ao Renascimento. **Rev. Bras de Cineantropometria e Desempenho Humano**, v. 2. n. 1., p. 106-110, 2000.

MONTEIRO, L. C.; LOPES P. L. **Avaliação para atividades físicas**. 2 ed. Rio de Janeiro: Editora Fontoura, 2009.

NIEMAN, D. C. **Exercício e saúde, como se prevenir de doenças usando o exercício como seu medicamento.** Tradução Marcos Ikeda. São Paulo: Manole, 1999.

POLLOCK, M.L.; WILMORE, J.H. **Exercícios na saúde e na doença.** 2 ed. Rio de Janeiro: Medsi, 1993.

POMPEU, F. M. S. **Manual de cineantropometria.** Rio de Janeiro: Sprint, 2004.

PORTA et al. Disponível em: <http://www.fitmail.com.br>. Acesso em: 14 dez 2002.

PORTO, C. **VADEMECUM de clinica médica.** Rio de Janeiro: Guanabara Koogan, 2009.

RECH, C. R. et al. **Validação da equação de Tran e Weltman para predição da gordura corporal em mulheres idosas**. Encontro Brasileiro de Fisiologia do Exercício, Rio de Janeiro, 2004.

RECH, C. R. **Desenvolvimento e validação de equações para predição da gordura corporal em mulheres entre 50 e 75 anos de idade**. Monografia de Especialização, Santa Maria, RS, 2003.

REZENDE, F.; ROSADO, S. L.; FRANCESCHINNI, G. R; RIBEIRO, R.; MARINS, J.C.B. Revisão crítica dos métodos disponíveis para avaliar a composição corporal em grandes estudos populacionais e clínicos. **Archivos Latinoamericanos de Nutricion, Organo Oficial de la Sociedad Latinoamericana de Nutrición**, v. 57, n. 4, 2007.

SALEM, M. **Desenvolvimento e validação de equações específicas para a estimativa da densidade corporal de mulheres militares a partir de variáveis antropométricas**. 2003. Dissertação (Mestrado em Ciência da Motricidade Humana). Universidade Castelo Branco, Rio de Janeiro, 2003.

SEERLJ et al., 1953; KOHRT et al, 1992. In: PIRES-NETO C., GUIMARÃES F.J., **Alterações nas características antropométricas induzidas pelo envelhecimento**. Disponível em: <http://www.upe.br/corporis1/artigo1.html> . Acesso em: 01 nov. 2002.

SOUZA, O.; PIRES NETO, C.; GUIMARÃES, F. Comparação e validação cruzada de equações antropométricas e de impedância bioelétrica para estimar a massa corporal magra de alunos do NPQR. **Rev Paul Educ Física**, São Paulo, v. 12, n. 2, p. 193-201, 1998.

# *Avaliação da Força Muscular*

Rodrigo Gomes de Souza Vale
Carlos Soares Pernambuco
Pablo Jorge Marcos Pardo

## Introdução

A força muscular é a força máxima que pode ser gerada por um músculo ou por um grupo muscular (ANTON et al., 2004). Também pode ser definida como a qualidade que permite a um músculo ou grupo muscular opôr-se a uma resistência.

Pode ser subdividida em força estática, dinâmica e explosiva (DANTAS, 2003):

**Força estática** – ocorre quando a força muscular se iguala à resistência não havendo movimento.

**Força dinâmica** – tipo de qualidade na qual a força muscular se diferencia da resistência produzindo movimento.

**Força explosiva** – é a conjugação de força com a velocidade; pode-se apresentar com predominância na força ou na velocidade.

A manutenção da força muscular ou o seu aprimoramento possibilita a qualquer indivíduo executar as tarefas cotidianas com menos estresse fisiológico (VALE et al., 2005).

A aptidão muscular pode tornar possível a realização das atividades da vida diária com menos esforço e prolongar a independência funcional por permitir viver os últimos anos de uma maneira autossuficiente e dignificada. Portanto, os efeitos do treinamento da força proporcionam impactos significativos na vida do idoso. Os benefícios adquiridos na função musculoesquelética podem sustentar a manutenção da autonomia funcional (ACSM, 2006).

Brandon et al. (2004) apontam que nunca é tarde para aumentar a força e a massa muscular por meio do treinamento com pesos. As pessoas idosas que o realizam melhoram bastante a autonomia funcional e a qualidade de vida.

Dependendo do estado de saúde e de funcionalidade do idoso, após uma avaliação física e funcional, pode-se planejar o treinamento resistido de força conforme os objetivos e as prioridades propostas. Estes poderão ser diagnosticados na avaliação inicial e priorizados levando-se em consideração as possíveis alterações fisiológicas ocorridas no envelhecimento.

A perda da força muscular com o avanço da idade é uma das modificações mais frequentes (WOOD et al., 2001). Devido a esta ocorrência, ressaltam-se os fatores que determinam o ganho desta qualidade física a seguir.

*Fatores Determinantes do Ganho de Força Muscular*

**Fator Neurogênico**

O sistema nervoso central é de fundamental importância nos exercícios e desenvolvimento da força muscular (CARVALHO et al. 2004). Esta depende da coordenação intramuscular e intermuscular, relacionadas no quadro a seguir.

**QUADRO 1: Tipos de coordenação muscular**

| Coordenação intramuscular | Coordenação intermuscular |
|---|---|
| Recrutamento do n° de unidades motoras | Diminuição da inibição dos órgãos tendinosos de Golgi |
| Nível de frequência de ativação | Excitabilidade dos motoneurônios a |
| Sincronização da utilização das unidades motoras | Excitabilidade da placa motora terminal |

Analisando-se o Quadro 1, verifica-se que a coordenação muscular (intra/inter) pode ser adquirida nas primeiras sessões de treinamento. Isso facilita a execução do gesto motor específico e contribui no aumento da força muscular.

**Fator Miogênico**

Este fator depende do aumento da força e da massa muscular (hipertrofia). Está relacionado com a influência dos fatores neurais, principalmente, no incremento da força muscular máxima no estágio inicial, pois, nesse período, o desenvolvimento da coordenação motora e o aprendizado da execução do exercício favorecem o ganho de força (BARROSO et al., 2005).

O outro momento importante é o fator hipertrófico. Esse é o principal elemento para o desenvolvimento da força, devido ao fator de estímulo do treinamento residir no tecido muscular, proporcionando aumento das fibras musculares (SEYNNES et al., 2005).

Os fatores neurais contribuem largamente para o ganho de força somente nos estágios iniciais do treinamento (1 a 3-5 semanas) (BAECHLE; EARLE, 1992).

O desenvolvimento da força depende do tipo de estímulo dado com o treinamento, pois este se relaciona com o tipo de fibra muscular, que pode ser analisado no quadro a seguir.

**QUADRO 2: Fibras musculares**

| Unidade Motora | Características | Fibra Muscular | Motoneurônio | Clas. Histológica |
|---|---|---|---|---|
| A | Branca<br>Contração muito rápida<br>Muita força<br>Alta fadigabilidade | Glicolítica rápida | Fásico | II b |
| B | Vermelha<br>Contração rápida<br>Força moderada<br>Resistente à fadiga | Glicolítica lenta | Fásico | II a |
| C | Vermelha<br>Contração lenta<br>Baixa tensão<br>Resistente à fadiga | Oxidativa | Tônico | I |

**Fonte: adaptado de Dantas (2003)**

Analisando-se o Quadro 2, observa-se que o estímulo dado pelo exercício pode intensificar mais um determinado tipo de fibra muscular conforme o objetivo planejado. Então, pode-se direcionar para a qualidade física de força ou de resistência.

Esta direção está relacionada com a quantidade de repetição utilizada nas séries e o porcentual de carga trabalhado (% de 1RM). Esta proporcionalidade é apresentada na figura a seguir.

**Figura 1: Correlação entre o número de repetições e o percentual de peso máximo (MATVEIEV,1991 apud NOVAES; VIANNA, 2003)**

**Relação do número de repetições com o % de 1RM**

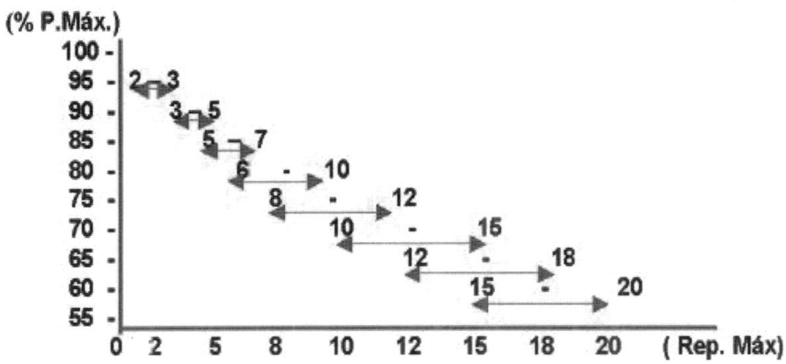


Observando-se a Figura 1, nota-se que quanto menor for o número de repetições, maior será a carga aplicada para a realização do exercício. A recomendação para o treinamento de força no idoso está entre 60 a 85% de 1RM (KRAEMER et al., 1997; PORTER et al., 2002; SCHOT et al., 2003; STADLER et al., 1996; VALE, 2004; VALE et al., 2005; WILLOUGHBY, 2003).

Com este porcentual de carga recomendado é possível que se consiga obter alterações fisiológicas nas fibras musculares. Isto gera uma síndrome de adaptação geral (SAG) (DANTAS, 2003). Para que isso ocorra, é necessário que a intensidade do estímulo dado, por meio do exercício, proporcione uma resposta adequada. Esta relação de estímulo-resposta pode ser visualizada no quadro a seguir.

**QUADRO 3: Síndrome de Adaptação Geral: Estímulos x Respostas de Adaptação**

| Intensidade do Estímulo | Respostas |
|---|---|
| Débil | Não acarretam consequências |
| Médio | Apenas excitam |
| Forte | Provocam adaptações |
| Muito forte | Provocam danos |

**Fonte: adaptado de Hussay (1956 apud DANTAS, 2003)**

Observando-se o Quadro 3, nota-se que os estímulos provocarão alterações fisiológicas se forem adequadamente aplicados. Contudo, recomenda-se cautela e progressão gradual na aplicação das cargas de treinamento por se tratar de indivíduos idosos. Estes não possuem mais o mesmo vigor físico e a energia de um adulto jovem.

Para se achar os porcentuais de carga de treinamento são necessários testes que determinem a carga máxima de 1RM. Assim, a prescrição de treinamento terá uma probabilidade menor de conter erros significativos.

## Testes Recomendados

Ploutz-Snyder e Giamis (2001) apontam a necessidade de orientação e familiarização para a realização dos testes. Antes da realização dos testes de força (ex.: teste de 1RM), é recomendado que os idosos realizem 4 sessões de treinamento, no mínimo, para aprendizagem dos exercícios. Dessa forma, haverá menor probabilidade de erros na prescrição das cargas de trabalho para o treinamento. Isso implica chance maior de se alcançar os objetivos num período de tempo menor.

Os testes mais recomendados para a prescrição das cargas de trabalho para o idoso, devido ao baixo custo e a fácil realização e controle, estão a seguir.

**Teste de uma repetição máxima (1RM)** -
Baechle; Groves (1992).

É a quantidade máxima de peso levantado em um esforço simples, em que o indivíduo completa todo o movimento que não poderá ser repetido uma segunda vez. Para o indivíduo idoso, esse teste deve ser aplicado na sua forma crescente. Pode ser utilizado em qualquer exercício (Figuras 2, 3, 4, 5, 6 e 7). Deve-se realizar no máximo três exercícios por dia, pois o desgaste generalizado pode subestimar o resultado do teste. O indivíduo deve realizar um aquecimento prévio para ser submetido ao esforço máximo. Recomenda-se de três a cinco tentativas para determinar a carga máxima.

Figura 2: leg press (fases inicial e final)

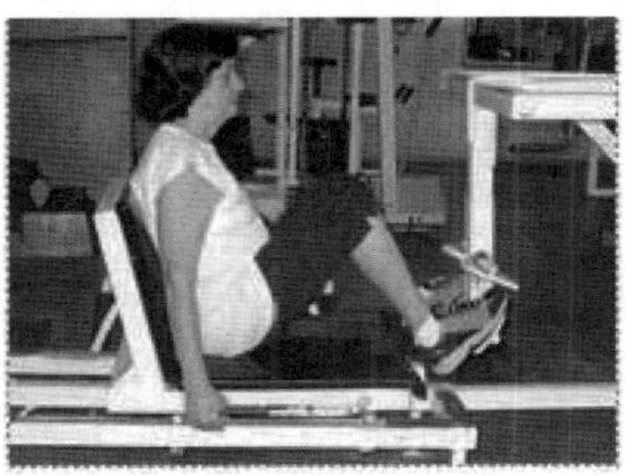

Figura 3: leg press (fase intermediária)

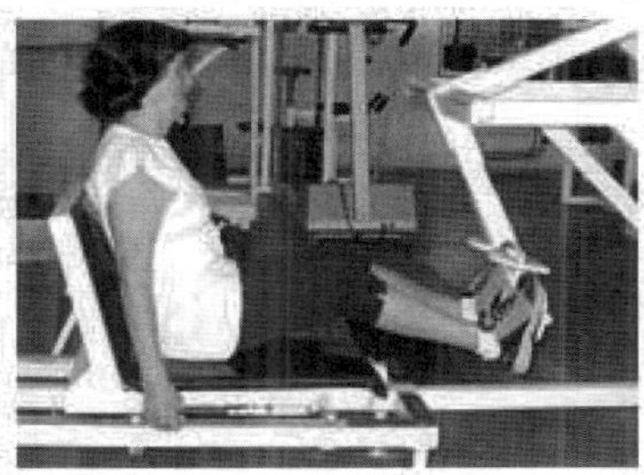

Figura 4: supino reto (fases inicial e final)

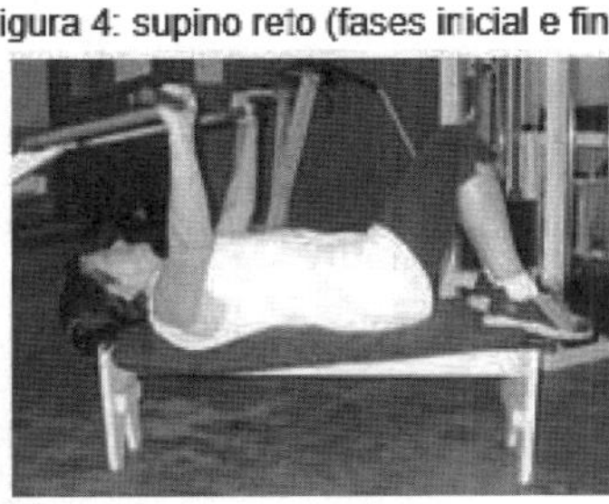

Figura 5: supino reto (fase intermediária)

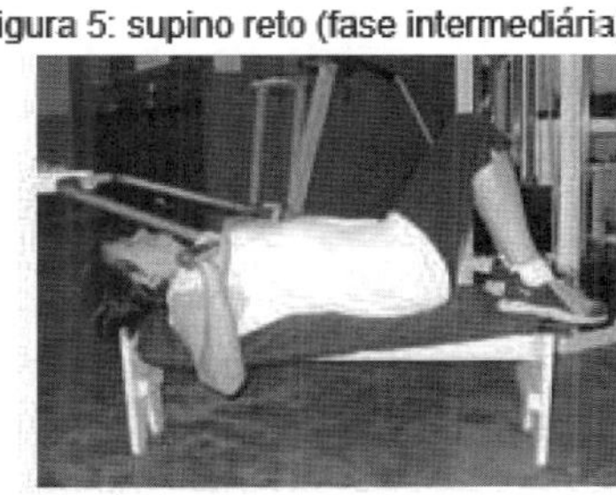

Figura 6: puxada por trás (fases inicial e final)

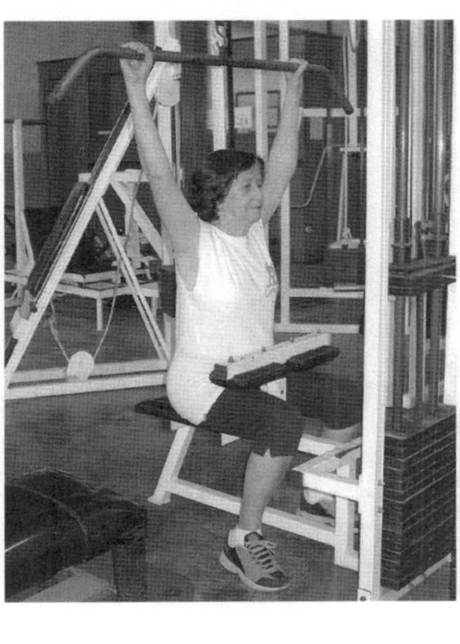

Figura 7: puxada por trás (fase intermediária)

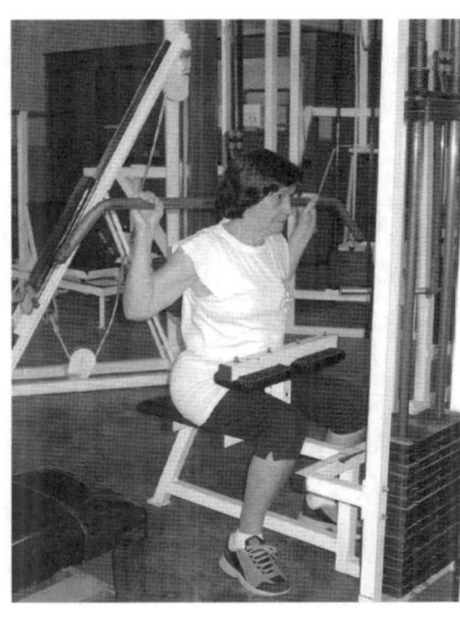

**TESTE DE PREDIÇÃO DE 1 RM** – BAECHLE; GROVES (1992).

Propõe uma tabela de predição para o valor de 1RM relacionada ao número máximo de repetições completadas no teste (Tabela 1). Baseado no número de repetições realizadas com o peso escolhido, multiplica-se pelo fator de correção para se obter a força máxima dinâmica (1RM). Pode ser aplicado em diversos exercícios (Figuras 8 e 9).

**Tabela 1: Predição de 1RM**

| Repetições completadas | Fator de repetição |
|---|---|
| 1 | 1,00 |
| 2 | 1,07 |
| 3 | 1,10 |
| 4 | 1,13 |
| 5 | 1,16 |
| 6 | 1,20 |
| 7 | 1,23 |
| 8 | 1,27 |
| 9 | 1,32 |
| 10 | 1,36 |

**Fonte: Baechle; Groves (1992)**

Se um indivíduo consegue completar três repetições com 30kg no exercício de extensão de pernas (Figuras 8 e 9), a carga desta tentativa deve ser multiplicada pelo fator de repetição correspondente ao número de repetições realizadas (Tabela 1). O valor encontrado estimará a carga máxima equivalente ao teste de 1RM. Assim tem-se:

CM = CE x FR, onde:
CM = carga máxima
CE = carga executada
FR = fator de correção
Então, substituindo: CM = 30 x 1,10
CM = 33 kg

Figura 8: extensão de pernas (fases inicial e final)

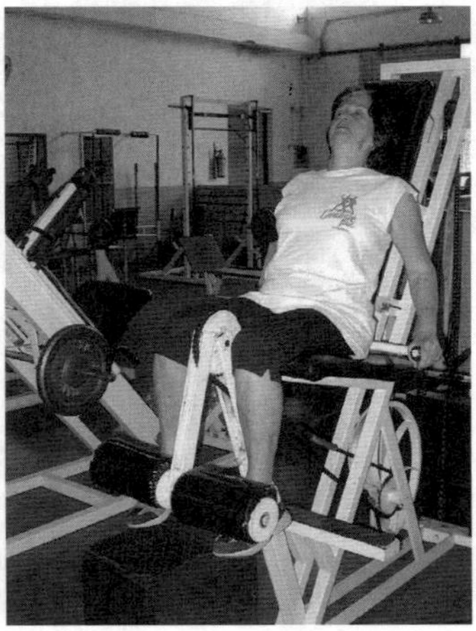

Figura 9: extensão de pernas (fase intermediária)

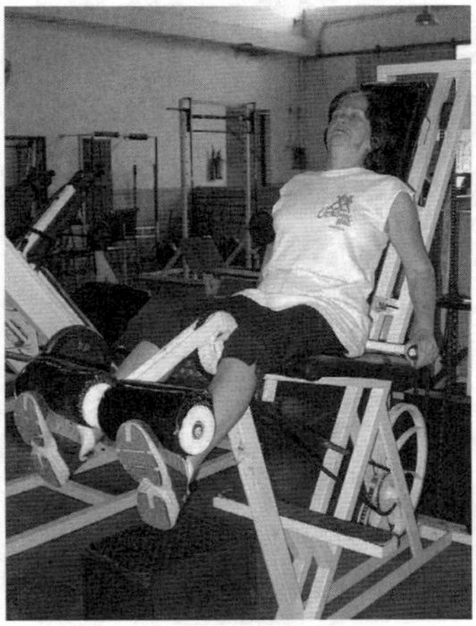

*Teste de peso por repetição*

Determina o maior peso que o indivíduo consegue levantar em função do número de repetições previamente determinadas com os objetivos estabelecidos (NOVAES; VIANNA, 2003). Este teste pode ser realizado em qualquer exercício (exemplos: Figuras 10, 11, 12 e 13).

Figura 10: leg press 45°

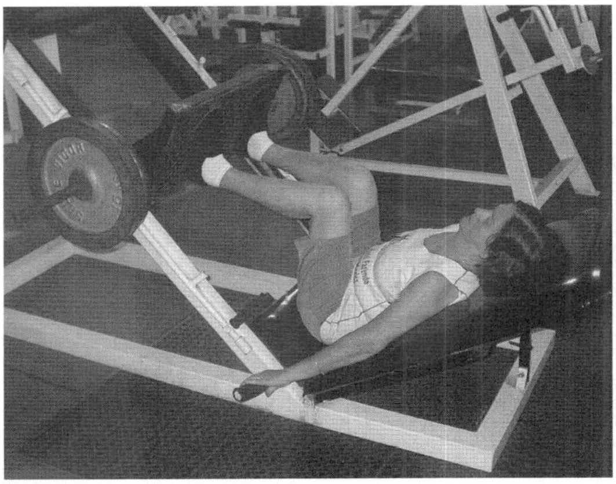

Figura 11: hack 45°

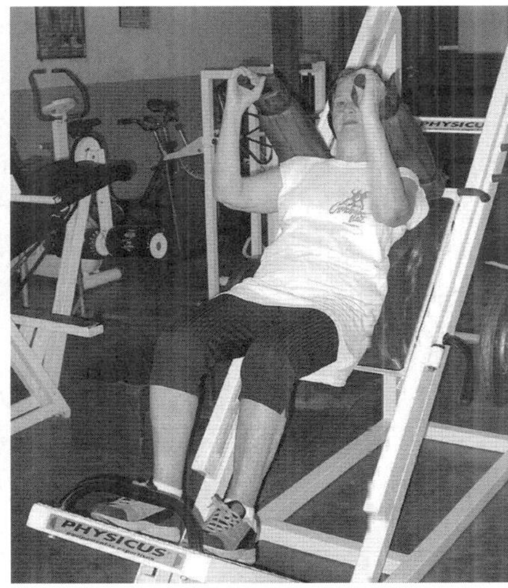


Figura 12: rosca bíceps simultânea

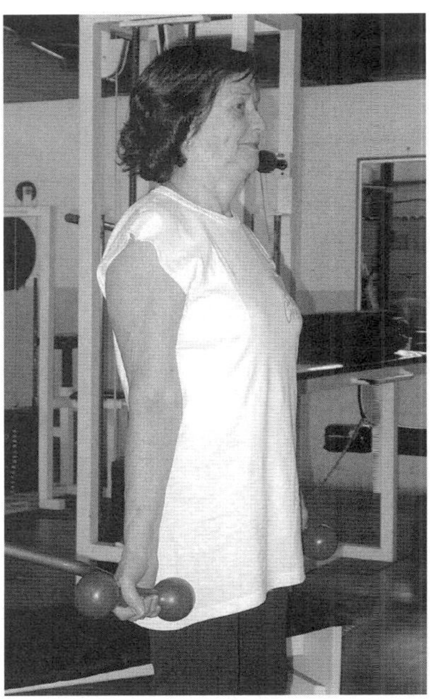

Figura 13: rosca tríceps no pulley

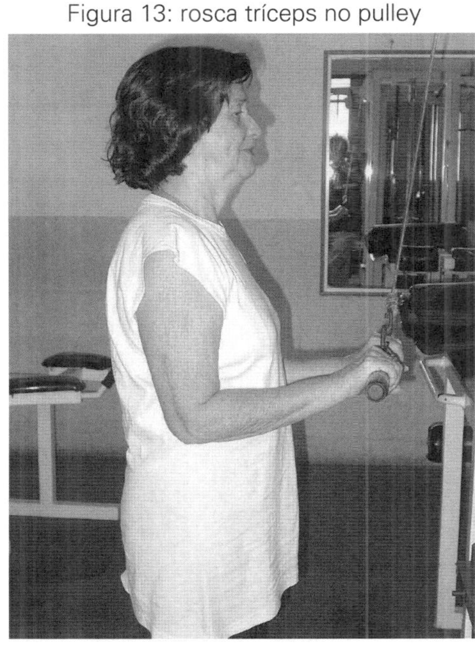

## Flexão de Cotovelo - Rikli; Jones (1999a)

Este teste determina indiretamente a força de membros superiores por meio do movimento de flexão de cotovelo do braço dominante. O indivíduo deve estar sentado numa cadeira sem braços, com encosto reto e com os pés totalmente apoiados no chão. O avaliado segura o peso com a mão fechada e voltada para o interior e com o braço estendido ao lado do corpo. Inicia o movimento de flexão do cotovelo ao mesmo tempo em que vira a palma da mão para frente até o ângulo máximo permitido pelo movimento. Ao retornar à posição inicial, a palma da mão deve ficar voltada para o interior (Figuras 14 e 15). É marcado um tempo de 30 segundos, em que é contado o maior número de repetições realizadas em duas tentativas. O peso indicado é de 2,27 e 3,63kg para mulheres e homens, respectivamente. Quando não se têm tais pesos, aconselha-se utilizar 2 e 4kg em substituição do remendado originalmente.

Os resultados podem ser comparados com os valores de referência propostos pelos autores a seguir.

**TABELA 2: Padrão de referência do teste de flexão de cotovelo por sexo e idade**

| Idade | 60-64 | 65-69 | 70-74 | 75-79 | 80-84 | 85-89 | 90-94 |
|---|---|---|---|---|---|---|---|
| Mulher | 16,1±4,6 | 15,2±4,3 | 14,5±4,4 | 14,0±4,4 | 13,0±4,1 | 12,2±3,8 | 10,9±3,8 |
| Homem | 19,0±4,7 | 18,4±5,3 | 17,4±5,0 | 16,2±4,6 | 16,0±4,3 | 13,6±4,3 | 12,0±3,5 |

**Valores em média e desvio padrão.**

**Fonte: Rikli; Jones (1999).**

**Figura 14: rosca bíceps com o braço dominante (fases inicial e final)**

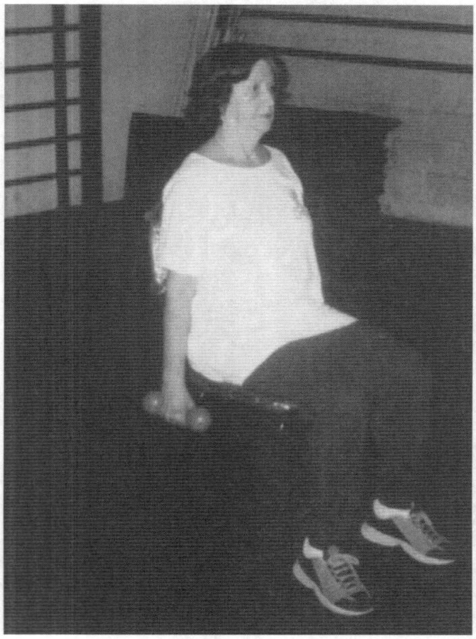

**Figura 15: rosca bíceps com o braço dominante (fase intermediária)**

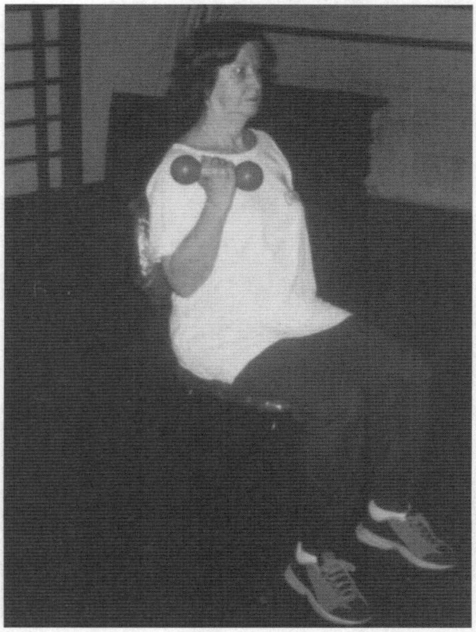

## Força de Preensão Manual

A força dos membros superiores é medida indiretamente através de um dinamômetro, que é ajustado para cada tipo de mão e numa escala de 0 a 100 kg (Figura 16). O indivíduo deve ficar na posição ortostática com o braço estendido ao longo do corpo e com o lado dominante realizar a preensão com a mão em duas tentativas (JOHNSON; NELSON, 1979 *apud* MARINS; GIANNICHI, 2003).

Figura 16: Força de preensão manual (dinamômetro)

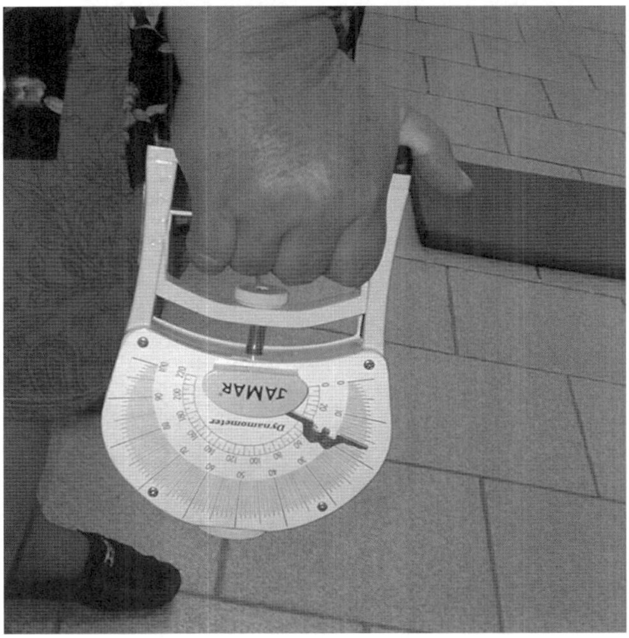


## Salto Vertical

Este teste mede a potência dos membros inferiores no plano vertical. Sendo assim, pode medir a força de membros inferiores de forma indireta. O indivíduo deve ficar na posição em pé, de lado para uma parede graduada em centímetros, e com o braço estendido acima da cabeça, o mais alto possível, mantendo os pés no solo e joelhos estendidos. Deve-se fazer uma marca com as pontas dos dedos no ponto mais alto utilizando-se pó de giz. Logo após realiza-se um salto ao mesmo tempo em que se deve fazer outra marca com as pontas dos dedos na parede graduada (Figuras 17, 18 e 19). Mede-se a diferença entre as marcas. São feitas três tentativas, em que é computada a melhor entre elas (JOHNSON; NELSON, 1979 *apud* MARINS; GIANNICHI, 2003).

Figura 17: Marcação com os dedos no ponto mais alto na parede graduada em centímetros

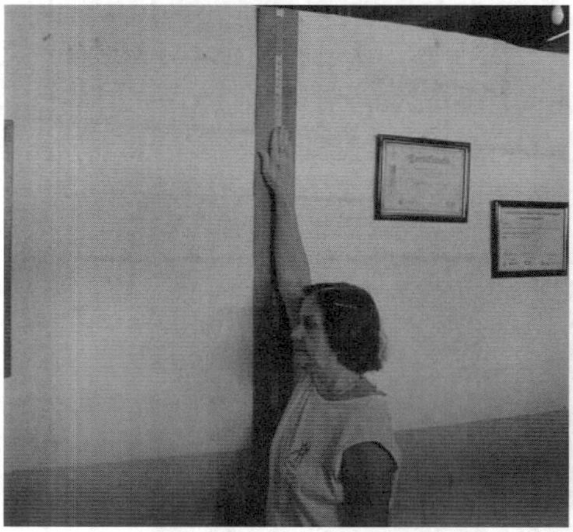

Figura 18: Fase de preparação do salto

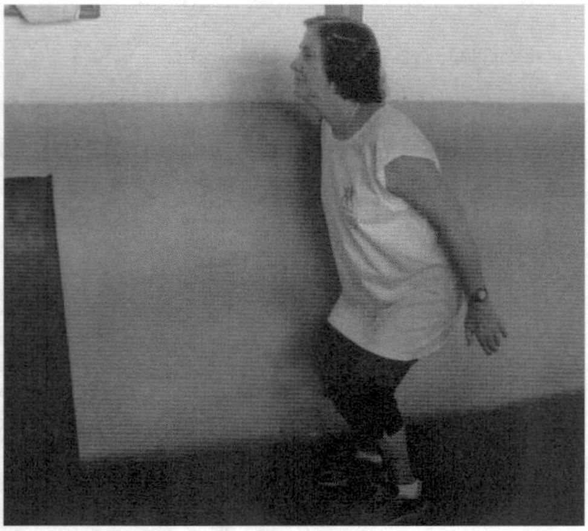

Figura 19: Realização do salto vertical, com nova marca na parede graduada

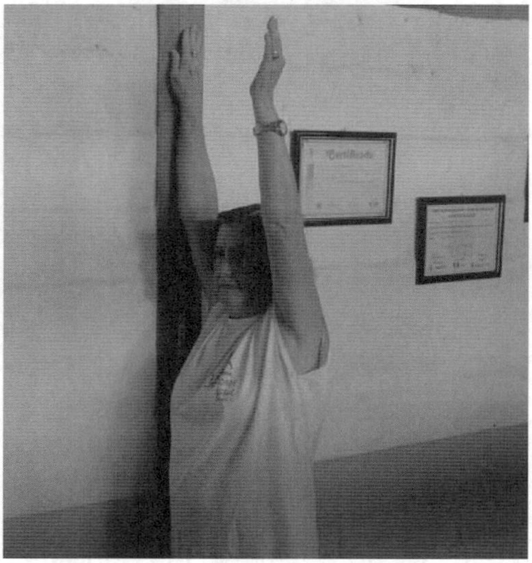

## Teste de levantar da cadeira em 30 segundos - Rikli; Jones (1999b)

É recomendado para medir indiretamente a força de membros inferiores devido à alta correlação com o teste de 1RM no leg press (homens r=0,78; mulheres r=0,71). O indivíduo deve estar sentado com os braços cruzados contra o peito em uma cadeira de encosto reto com aproximadamente 43cm de altura (Figuras 20 e 21). Esta deve ficar apoiada na parede por uma questão de segurança. Ao sinal, o avaliado deve levantar-se e sentar-se totalmente o maior número de vezes possíveis no período de 30 segundos. Duas tentativas deverão ser feitas. Os valores das repetições poderão ser comparados com os valores de referência propostos pelos autores a seguir na Tabela 3.

TABELA 3: Padrões do teste de levantar da cadeira em 30 seg. por sexo e idade

| Idade | 60-64 | 65-69 | 70-74 | 75-79 | 80-84 | 85-89 | 90-94 |
|---|---|---|---|---|---|---|---|
| Mulher | 14,5±4,0 | 13,5±3,5 | 12,9±3,6 | 12,5±3,8 | 11,3±4,2 | 10,3±4,0 | 8,0±5,1 |
| Homem | 16,4±4,3 | 15,2±4,5 | 14,5±4,2 | 14,0±4,3 | 12,4±3,9 | 11,1±4,6 | 9,7±3,8 |

Valores em média e desvio padrão.

Fonte: Rikli; Jones (1999).

Figura 20: teste de levantar da cadeira em 30 segundos (fases inicial e final)

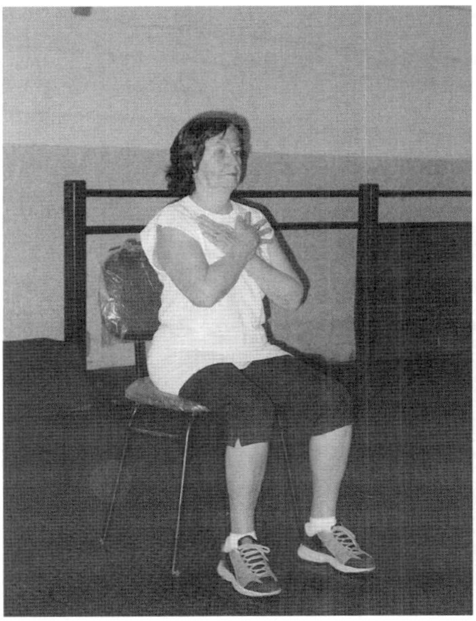

Figura 21: teste de levantar da cadeira em 30 segundos (fase intermediária)

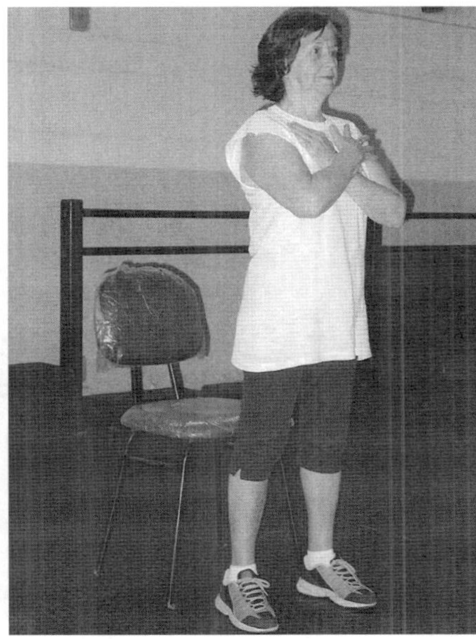

## *Ajuste de cargas*

É indicado o reajuste de cargas seguindo a regra de 2 x 2 (BACHLE; GROVES, 1992). Consiste no aumento de aproximadamente 10% da carga de trabalho toda vez que o indivíduo conseguir realizar, por duas sessões consecutivas, o limite superior das repetições programadas (Tabela 4).

TABELA 4: Aplicação da regra 2 x 2 no exercício leg press (limites 8 e 10 rep.)

| Sessão | 1ª série (rep) | 2ª série (rep) | Carga (kg) | 10% aumento |
|---|---|---|---|---|
| 1ª | 9 | 8 | 100 | - |
| 2ª | 10 | 9 | 100 | - |
| 3ª | 10 | 10 | 100 | - |
| 4ª | 10 | 10 | 100 | - |
| 5ª | 8 | 8 | 110 | 10kg |

Analisando-se a Tabela 4, verifica-se que inicialmente ocorre o aumento da repetição com a mesma carga a partir do limite inferior, aqui estabelecido em oito repetições. Após atingir o limite superior (10 repetições) em duas sessões consecutivas, aumenta-se a carga em aproximadamente 10%. Dessa forma evita-se o risco de lesões devido às adaptações fisiológicas proporcionadas por esta metodologia de ajuste de cargas.

O ajuste de cargas também pode ser feito através da escala de esforço percebido para exercício resistido (OMINI-RES) (ROBERTSON et al., 2003), conforme Figura 22. No entanto, é recomendado realizar um treinamento prévio para a utilização dessa escala para evitar erros de interpretação.

**Figura 22: Escala de esforço subjetivo OMINI-RES**

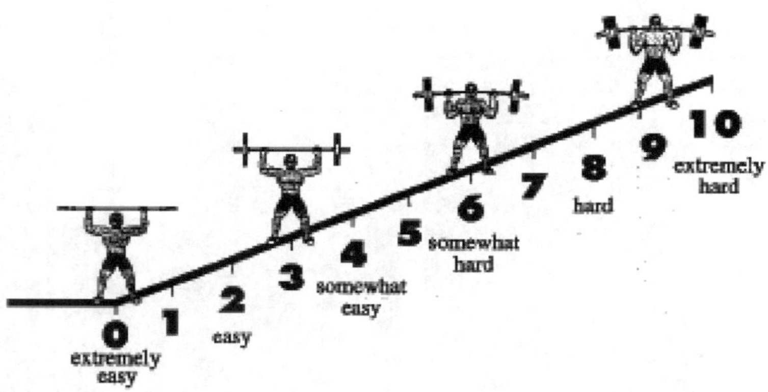


**Fonte: Robertson et al. (2003).**

## Tipos de Programas de Treinamento

Os tipos de programas de treinamento mais adequados ao idoso dependem da avaliação física e funcional, porém os métodos alternados por segmento e por grupo muscular são os mais recomendáveis. Estes propiciam descansos maiores do mesmo grupo muscular trabalhado, evitando assim a fadiga precoce (KRAEMER et al., 1997; VALE et al., 2005; WILLOUGHBY, 2003). São formas tradicionais de treinamento de musculação, sendo mais indicados aos idosos iniciantes e/ou na complementação de outras atividades, uma vez que facilitam a melhora do condicionamento físico geral, o aumento do gasto calórico, da força e da massa muscular. As vantagens e as indicações entre esses métodos são praticamente as mesmas. A diferença está no aumento do esforço de trabalho muscular de um mesmo segmento corporal no método alternado por grupo muscular. Portanto, este tipo de programa de exercícios exige maior condicionamento físico e tempo de prática do idoso.

## Orientações para Aplicação de Testes de Força para Idosos

Para a aplicação dos testes para indivíduos idosos, os aplicadores devem se preocupar tanto com os aspectos fisiológicos quanto com os fatores psicossociais, e devido a este posicionamento é importante ressaltar que alguns pontos, relacionados a seguir, são essenciais para a sua aplicação:

- Hora do treino e temperatura ambiente – Se for pela manhã e em dias mais frios, deve-se enfatizar o aquecimento;
- Local – Procurar local arejado e com piso antiderrapante;
- Segurança – Proporcionar segurança na realização dos testes, dando suporte e apoio nos instrumentos e no avaliado;
- Vestimentas – Utilizar roupas leves e que permitam ampla mobilidade de movimentos, e também usar calçado apropriado para atividade física (tênis);
- Reposição hídrica – Deve-se beber líquidos durante e após as realizações dos testes, principalmente nos dias mais quentes e/ou nos dias de testes mais intensos;
- Método – Deve-se realizar períodos de familiarização com os exercícios antes da realização dos testes;
- Sessões – Realizar exercícios de alongamento (níveis submáximos) para relaxamento da musculatura após os testes;
- Relações sociais – É importante motivar o idoso a praticar exercícios de forma prazerosa, enfatizando um harmonioso entrosamento com todo o grupo, com seus familiares e com os profissionais envolvidos.

Se esses pequenos detalhes forem lembrados no processo de elaboração e de execução do treinamento de força para os idosos, os riscos serão minimizados e, consequentemente, as probabilidades de se atingirem os objetivos se tornam mais próximas.

## Considerações Finais

O treinamento de força pode trazer muitos benefícios para a população idosa. Basta ter bom senso para prescrever e acompanhar os exercícios durante o período de execução do programa.

O Quadro 4 apresenta alguns benefícios alcançados com o treinamento de força.

QUADRO 4: Benefícios do Treinamento de Força

| Benefícios fisiológicos | Benefícios funcionais | Benefícios psicossociais |
|---|---|---|
| Manutenção da musculatura | Melhora da postura | Melhora da função cognitiva |
| Ganho do tecido muscular | Melhora da mobilidade | Redução dos níveis de depressão |
| Manutenção do metabolismo | Melhora da flexibilidade | Melhora da autoimagem |
| Redução da gordura corporal | Melhora da força muscular | Melhora da autoestima |
| Aumento da densidade mineral óssea | Melhora da coordenação motora | Melhora do humor |
| Melhoria do metabolismo de glicose | Melhora da execução das tarefas diárias | Melhora do bem-estar |
| Melhoria do metabolismo de lipídeos sanguíneos | Melhora da agilidade | Melhora das relações sociais |
| Redução da pressão arterial | Melhora da velocidade e tempo de reação | Aumento da satisfação com a vida |
| **SOMATÓRIO DOS BENEFÍCIOS** | | |
| Melhora da autonomia funcional, da saúde e da qualidade de vida | | |

Observando-se o Quadro 4, nota-se que o idoso deve ser visto na sua forma integral. Os benefícios gerados com o exercício são positivos. O intuito é minimizar os efeitos deletérios do envelhecimento, mas o treinamento não vai evitar as consequências do avançar da idade.

Portanto, os objetivos de uma pessoa idosa quando procura um treinamento de força têm de ser percebidos pelos profissionais de saúde envolvidos. Dessa forma, o idoso pode ter a possibilidade de viver de forma dignificada nos últimos anos de vida, ou seja, viver mais e melhor.

## REFERÊNCIAS BIBLIOGRÁFICAS

AMERICAN COLLEGE OF SPORTS MEDICINE. **ACSM`s guidelines for exercise testing and prescription** 7 ed. USA: Lippincott Williams & Wilkins, 2006.

ANTON, M. M.; SPIRDUSO, W. W.; TANAKA, H. Age-related declines in anaerobic muscular performance: weightlifting and powerlifting. **Med Sci Sports Exer**, v. 36, n. 1, p.143-147, 2004.

BAECHLE, T. R.; GROVES, B. R. **Weight training:** steps to success. Champaign: Human Kinetics, 1992.

BARROSO, R.; TRICOLI, V.; UGRINOWITSCH, C. Adaptações neurais e morfológicas ao treinamento de força com ações excêntricas. **Revista Brasileira de Ciência e Movimento**, v. 13, n. 2, p. 111-122, 2005.

BRANDON, L. J.; BOYETTE, L. W.; LLOYD, A.; GAASCH, D. A. Resistive training and long-term functional in older adults. **Journal of Aging and Physical Activity**, v. 12, n. 1, p.10-28, 2004.

CARVALHO, J.; OLIVEIRA, J.; MAGALHÃES, J.; ASCENSÃO, A.; MOTA, J.; SOARES, J. M. C. Força muscular em idosos I – Será o treino generalizado suficientemente intenso para promover o aumento da força muscular em idosos de ambos os sexos? **Revista Portuguesa de Ciências do Desporto**, v. 4, p. 51-57, 2004.

DANTAS, E. H. M. **A prática da preparação física**. 5 ed. Rio de Janeiro: Shape, 2003.

KRAEMER, J. B.; STONE, M. H.; O`BRYANT, H. S.; CONLEY, M. S.; JOHNSON, R. L.; NIEMAN, D. C.; HONEYCUTT, D. R.; HOKE, T. P. Effects of single vs. multiple sets of weight training: impact of volume, intensity, and variation. **Journal Strength and Conditioning Research**, v. 11, n. 3, p. 143-147, 1997.

MARINS, J. C. B.; GIANNICHI, R. S. **Avaliação e prescrição de atividade física**: guia prático. 3 ed. Rio de Janeiro: Shape Editora, 2003.

NOVAES, Jefferson da Silva; VIANNA, Jefferson Macedo. **Personal training e condicionamento físico em academia**. Rio. de Janeiro: Shape, 2003.

PLOUTZ-SNYDER, L. L.; GIAMIS, E. L. Orientation and familiarization to 1RM strength testing in old and young women. **Journal of Strength and Conditioning Research,** v. 15, n. 4, p. 519-523, 2001.

PORTER, M. M.; NELSON, M. E.; FIATARONE SINGH, M. A.; LAYNE, J. E.; MORGANTI, C. M.; TRICE, I.; ECONOMOS, C. D.; ROUBENOFF, R.; EVANS, W.J. Effects of long-term resistance training and detraining on strength and physical activity in older women. **Journal of Aging and Physical Activity,** v. 10, p. 260-270, 2002.

RIKLI; R. E.; JONES, C. J. Development and validation of a functional fitness test for community-residing older adults. **Journal of Aging and Physical Activity,** v. 7, p. 129-161, 1999a.

______. Functional fitness normative scores for community-residing older adults, ages 60-94. **Journal of Aging and Physical Activity,** v. 7, p. 162-181, 1999b.

ROBERTSON, R. J.; F. L., GOSS; J., RUTKOWSKI; B., LENZ; C., DIXON; J., TIMMER; K., FRAZEE; J., DUBE; and J., ANDREACCI. Concurrent validation of the OMNI perceived exertion scale for resistance exercise. **Med Sci Sports Exerc,** v. 35, n 2, p. 333–341, 2003.

SCHOT, P. K.; KNUTZEN, K. M.; POOLE, S. M.; MROTEK, L. A. Sit--to-stand performance of older adults following strength training. **Research Quarterly for Exercise and Sport,** v. 74, n. 1, p. 1-8, 2003.

SEYNNES, O.; HUE, O. A.; GARRANDES, F.; COLSON, S. S.; BERNARD, P. L.; LEGROS, P.; SINGH, M. A. F. Force steadiness in the lower extremities as an independent predictor of functional performance in older women. **Journal of Aging and Physical Activity**, v. 13, p. 395-408, 2005.

STADLER, L. V.; STUBBS, N. B.; VUKOVICH, M. D. A comparison of a 2-day and 3-day per week resistance training program on strength gains in older adults (Abstract). **Med Sci Sports Exer**, supplement, v. 29, n. 5, p.S254, 1996.

VALE, R. G. S.; NOVAES, J. S.; DANTAS, E. H. M. Efeitos do treinamento de força e de flexibilidade sobre a autonomia de mulheres senescentes. **Revista Brasileira de Ciência e Movimento**, v. 13, n. 2, p. 27-32, 2005.

WILLOUGHBY, Darryn S. Resistance training in older adult. **American College of Sports Medicine Fit Society,** summer, p. 8-9, 2003.

WOOD, R. H.; REYES, R.; WELSCH, M. A.; FAVALORO SABATIER, J.; SABATIER, M.; LEE, C. M.; JOHNSON, L. G.; HOOPER, P. F. Concurrent cardiovascular and resistance training in health older adults. **Med Sci Sports Exer** (Hagerstown, Md.), v. 33, n. 10, p. 1751-1758, 2001.

# *Avaliação da Resistência Muscular*

Jani Cleria Bezerra de Aragão
Carlos Soares Pernambuco
Rodrigo Gomes de Souza Vale

## Introdução

Resistência muscular é a qualidade física que dota um músculo de capacidade de executar uma numerosa quantidade de contrações sem que haja diminuição na amplitude do movimento, na frequência, na velocidade e na força de execução, resistindo ao surgimento da fadiga muscular localizada (DANTAS, 2003).

Segundo Pollock e Wilmore (1993, p. 201), resistência muscular localizada (RML) ou endurance muscular localizada refere-se "a habilidade de um músculo ou de um grupo de músculos em manter contrações de uma determinada intensidade durante determinado espaço de tempo".

A resistência muscular, segundo Brandon et al. (2000a), é tipicamente definida como a falência de um músculo ou grupamento muscular em manter ou repetir um movimento com vigor. A resistência muscular representa a melhor medida da capacidade funcional para um músculo ou grupamento muscular. Para os referidos autores, a melhora na resistência muscular é importante porque algumas reduções nas atividades funcionais dos adultos idosos parecem estar relacionadas à incapacidade do indivíduo em manter esforços repetitivos, necessários para continuar atividades da vida diária. Isso parece ser, parcialmente, devido ao adulto idoso ter relativa fraqueza nos membros inferiores e necessitar desempenhar quase uma força máxima para sustentar uma atividade. A perda de uma pequena parcela de força por causa da fadiga resultará numa resistência muscular, significativamente, reduzida.

Para Adams et al. (2000), o incremento da resistência muscular localizada em idosos pode levar à melhora na habilidade para desempenhar tarefas submáximas e atividades recreacionais, bem como o aumento de todos os aspectos de aptidão muscular pode levar ao incremento da independência e da habilidade em desempenhar atividades da vida diária.

A RML é um importante parâmetro da função neuromuscular que pode fornecer uma medida mais prática da função muscular relacionada às atividades da vida diária, especialmente em indivíduos idosos (BEMBEN, 1996; 1998).

Em estudo desenvolvido testando a resistência muscular entre populações de 17 a 70 anos, Bäckman et al. (1995) não encontraram diminuições significativas para os testes propostos nas diferentes idades. Afirmaram, ainda, que, em seu trabalho, o envelhecimento não apresentou nenhuma tendência consistente à diminuição da resistência muscular.

Brown e Holloszy (1991) estudaram os efeitos de um programa de exercícios de baixa intensidade sobre a força, a flexibilidade, o equilíbrio, a marcha e a resistência muscular em gerontes de 60 a 71 anos de idade e relataram que pode tal programa pode melhorar as variáveis testadas e que o programa pode ser desenvolvido até mesmo em casa sem necessitar de equipamentos.

Em estudo desenvolvido com mulheres, em período pós-menopáusico, Bemben et al. (2000) concluíram que os protocolos de treinamento de baixa intensidade (40% de 1RM) e altas repetições (16 rep.) foram capazes de melhorar a força muscular, sendo essa informação especialmente benéfica na prescrição de exercícios para mulheres com osteopenia e osteoporose, para quem o exercício de alta intensidade pode ser contraindicado.

O treinamento de exercícios vigorosos de resistência muscular em indivíduos idosos, que aumentem o estímulo, progressivamente, incita a proliferação de capilares do músculo, um aumento na capacidade oxidativa enzimática e um significativo aumento no $\dot{V}O_{2max}$ (ROGERS & EVANS, (...).

De acordo com Bemben (1998), tanto em estudos com animais como com seres humanos, as mudanças no músculo, relacionadas com a idade e que têm influência sobre a resistência muscular, ainda não estão muito evidentes, necessitando de estudos sistemáticos. Entretanto, o autor, baseado em outros estudos, afirma que a resistência muscular localizada é mantida inalterada nos gerontes, podendo sofrer evolução mediante atividades que permitam tal desenvolvimento. Ainda de acordo com o autor, as fibras musculares oxidativas (Tipo I) não sofrem alterações quanto à quantidade, bem como não há diferença significativa da capacidade oxidativa do músculo esquelético do geronte quando comparado ao jovem.

Spirduso (1995) afirma que além da resistência muscular ser mantida no decorrer do envelhecimento, a capacidade oxidativa da fibra muscular Tipo I ainda pode ser melhorada.

## 2. Avaliando a Resistência Muscular Localizada

Para determinar o nível de RML foram selecionados três dos testes de uma bateria que avalia as Habilidades Relacionadas à Saúde (HRS) para adultos (SUNI et al., 1993; 1996; 1998a; 1998b; 1999), e que, para fins de melhor entendimento, recebeu a denominação de Testes de Avaliação da Resistência Muscular Localizada (TARMLO) (ARAGÃO, 2002):

***a)*** *Agachamento com joelhos alternados* – para avaliar a resistência funcional do extensor da perna. O indivíduo toma uma posição de um pequeno passo adiante, primeiro com a perna direita; agacha até que seu joelho esquerdo encoste, ligeiramente, no chão; levanta-se imediatamente e dá um passo para trás para a posição inicial. O agachamento é repetido, então, com a perna esquerda. Será contado o maior número de ciclos de agachamentos repetidos em 1 minuto. Este teste possui uma confiabilidade de teste-reteste de r = 0,86 e uma validade de r = 0,54.

FIGURA 1: Agachamento com joelhos alternados

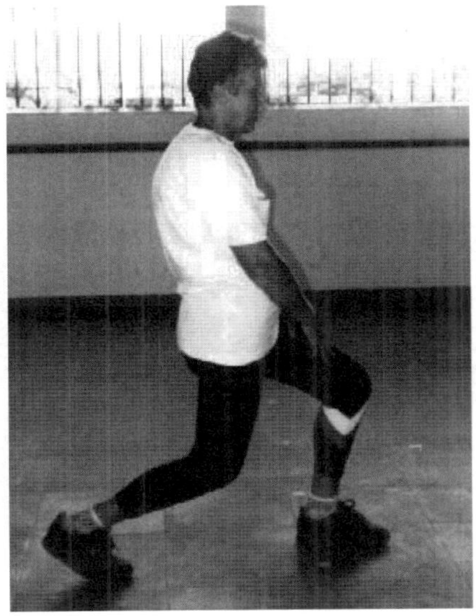

*b) Extensão estática do tronco* – para avaliar a capacidade de resistência dos músculos extensores do tronco. O indivíduo deita-se em decúbito ventral, com a extremidade inferior do corpo (do nível da crista ilíaca anterior) em um pequeno banco (20cm de altura) e com as mãos na nuca. O banco é colocado sobre um tatame e outro tatame é colocado sobre o banco. O avaliador neutraliza o indivíduo sentando em seus tornozelos e pede a ele que eleve o corpo horizontalmente e permaneça na posição pelo tempo máximo de 4 minutos. Será contado o tempo de resistência em segundos. Este teste possui uma confiabilidade de teste-reteste de r = 0,76.

FIGURA 2: Extensão estática do tronco

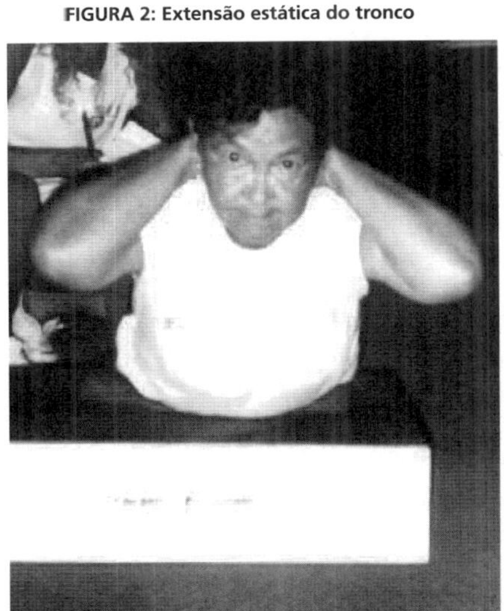

*c) Extensão dos braços modificada* – para avaliar a resistência muscular dinâmica dos músculos da extremidade superior e a habilidade para estabilizar o tronco. O ciclo de extensão inicia quando o indivíduo bate com uma das mãos sobre a outra. Os cotovelos em extensão, em seguida com um toque de uma das mãos sobre a mão de apoio. Os joelhos ficam apoiados no chão. O ciclo termina com o posicionamento da mão em descanso. Será contado o número de extensões efetuadas em 40 segundos. Este teste possui uma confiabilidade de teste-reteste de r = 0,96 e uma validade de r = 0,82.

**FIGURA 3: Extensão modificada dos braços**

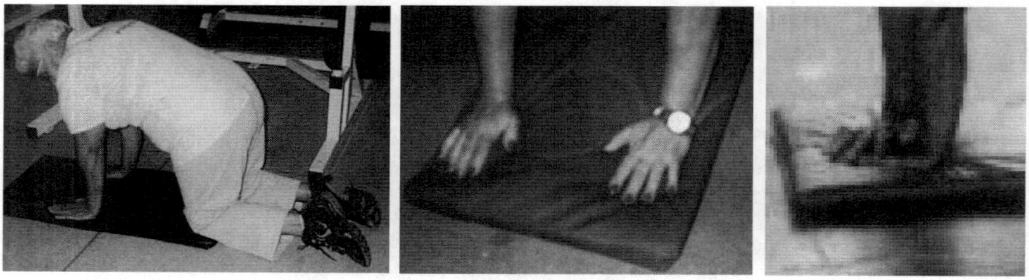

A Tabela 1 oferece valores normativos para esta bateria de testes.

**TABELA 1: Valores para a bateria de testes de RML**

| Class | AGC* | EXTB** | EXTT*** |
|---|---|---|---|
| Insuficiente | < 24 | < 26 | < 0,43 |
| Regular | 24 ≤ 29 | 26 ≤ 31 | 0,43 ≤ 1,26 |
| Boa | 29 ≤ 39 | 31 ≤ 44 | 1,26 ≤ 2,07 |
| Muito boa | 39 < | 44 < | 2,07 < 4,00 |

* número de repetição em 1 minuto;

** número de repetições em 40 segundos;

*** maior tempo até 4 minutos.

Fonte: Aragão (2002).

## Teste de Supino Reto

O teste de supino reto padronizado pela YMCA é utilizado para avaliar a endurance dos membros superiores.

***Propósito:*** Avaliar a endurance absoluta dos membros superiores.

***Objetivo:*** Realizar o maior número de repetições até a exaustão.

***Equipamentos:*** Halteres (16 kg e 36 kg); metrônomo marcado a 60 batimentos por minuto (bpm)

***Instruções:*** O peso é 16 kg para mulheres e 36 kg para homens. As repetições consecutivas são realizadas com uma cadência de 60 bpm, com cada batimento indicando um movimento para cima ou para baixo.
***Marcação:*** O teste continua até a exaustão ou até que a pessoa não consiga mais manter a cadência requerida. A Tabela 2 fornece valores normativos para este teste.

**TABELA 2: Valores para o teste de supino reto**

| | 55-65 | | +66 | |
|---|---|---|---|---|
| | Masculino | Feminino | Masculino | Feminino |
| Excelente | 22-32 | 22-34 | 18-30 | 18-26 |
| Bom | 14-20 | 16-21 | 10-14 | 12-14 |
| Acima da Média | 10-14 | 12-15 | 8-10 | 9-11 |
| Médio | 8-10 | 8-11 | 6-8 | 5-8 |
| Abaixo da Média | 4-7 | 4-7 | 4-5 | 2-4 |
| Fraco | 2-4 | 1-3 | 2-3 | 0-2 |
| Muito Fraco | 0 | 0 | 0 | 0 |

Fonte: Morrow Jr.; Jackson; Disch; Mood (2003).

## Flexão de Cotovelos

O Canadian Standardized Test of Fitness utiliza o teste das flexões de cotovelo até a exaustão para medir a endurance dos membros superiores.
***Propósito:*** Avaliar a endurance absoluta dos membros superiores.
***Objetivo:*** Realizar o maior número de repetições até a exaustão.
***Equipamentos:*** Colchonete.
***Instruções:*** Indivíduos do gênero feminino realizam o teste com os joelhos flexionados e tocando o solo; os do gênero masculino realizam o teste com os dedos dos pés tocando o solo.
***Marcação:*** O número de repetições corretas é comparado com valores fornecidos na Tabela 3.

**TABELA 3: Valores para o teste Flexão de Cotovelo**

| | 60-69 | |
|---|---|---|
| | Masculino | Feminino |
| Excelente | ≥18 | ≥17 |
| Bom | 11-17 | 12-16 |
| Médio | 8-10 | 5-11 |
| Regular | 5-7 | 1-4 |
| Fraco | ≤4 | ≤1 |

Fonte: Pollock e Wilmore (1993).

### Teste de Abdominal de 1 Minuto

O teste universalmente utilizado de endurance abdominal é o teste do abdominal de 1 minuto. O protocolo de teste da YMCA é descrito abaixo:

***Propósito:*** Avaliar a endurance abdominal.

***Objetivo:*** Realizar o maior número de repetições até 1 minuto.

***Equipamentos:*** Cronômetro, colchonete.

***Instruções:*** O indivíduo realiza o teste com os joelhos flexionados, pés planos a cerca de 45,7 cm da região glútea, e as mãos tocando a nuca. Um parceiro segura os pés do indivíduo à medida que o exercício é realizado. O indivíduo toca o cotovelo no joelho contrário em cada subida e realiza quantas repetições forem possíveis.

***Marcação:*** O número de repetições corretas é comparado com valores fornecidos na Tabela 4.

**TABELA 4: Valores para o teste de Abdominal 1 minuto**

| | 60-69 | |
|---|---|---|
| | Masculino | Feminino |
| Excelente | ≥23 | ≥16 |
| Bom | 11-22 | 12-15 |
| Médio | 12-16 | 4-11 |
| Regular | 7-11 | 2-3 |
| Fraco | ≤6 | ≤1 |

Fonte: Pollock e Wilmore (1993).

### Teste de Abdominal Curto ou Abdominal Parcial

***Propósito:*** Avaliar a *endurance* abdominal.

***Objetivo:*** Realizar o maior número de repetições até 1 minuto.

***Equipamentos:*** Cronômetro, colchonete, metrônomo.

***Instruções:*** O indivíduo assume a posição supina sobre o colchonete com os joelhos em $90^0$. Os braços ficam ao longo do corpo, com os dedos tocando uma fita adesiva colada na ponta do colchonete. Um segundo pedaço de fita adesiva é colocado a 8 cm (para indivíduos acima de 45 anos) ou de 12 cm (para indivíduos com idade inferior a 45 anos) além da primeira. Um metrônomo é regulado para 40 bpm e o indivíduo realiza os movimentos abdominais lentos e controlados, levantando e afastando as escápulas do colchonete (com o tronco formando um ângulo de 300 com o colchonete) em sincronia com o metrônomo (20 abdominais/min). A região lombossacra deve ficar plana antes do início do teste.

***Marcação:*** O número de repetições corretas é comparado com valores fornecidos na Tabela 5.

TABELA 5: Valores para o teste de Abdominal Curto

| | 60-69 | |
|---|---|---|
| | Masculino | Feminino |
| Excelente | 33-53 | 30-50 |
| Acima da Média | 20-32 | 20-29 |
| Médio | 16-19 | 14-19 |
| Abaixo da Média | 6-15 | 9-13 |
| Fraco | 0-5 | 0-8 |

Fonte: ACSM (2003).

## REFERÊNCIAS

ADAMS, K.; SWANK, A. M.; BARNARD, K. L.; BERNING, J. M.; SEVENE-ADAMS, P. G. Safety of maximal power, strength, and endurance testing in older African American Women. **Journal Strength and Conditioning Research**, v. 14, n. 3, p. 254-260, 2000.

AMERICAN COLLEGE OF SPORTS MEDICINE, ACSM. **Diretrizes do ACSM para os testes de esforço e sua prescrição.** 6 ed. Rio de Janeiro: Guanabara Koogan, 2003.

ARAGÃO, J. C. B. **Efeitos da resistência muscular localizada visando a autonomia funcional e a qualidade de vida do idoso.** 2002, 318f. Dissertação (Mestrado em Ciência da Motricidade Humana). Universidade Castelo Branco, Rio de Janeiro.

ARAGÃO, J. C. B.; DANTAS, E. H. M.; DANTAS, B. H. A. RML e autonomia: efeitos da resistência muscular localizada visando a autonomia funcional e a qualidade de vida do idoso. **Fit Perf** J, v. 1, n. 3, p. 29-38, 2002.

______.; ______.; PASTORE, J. C. Resistência muscular localizada versus resistência progressiva para a manutenção da autonomia. In: III Santa Mônica Fitness, 2000, Rio de Janeiro. Painel Científico - III Santa Mônica Fitness. v.3. p.7, 2000.

______.; ______.;______. Efeitos de um programa de resistência muscular localizada e de resistência progressiva sobre a autonomia e independência funcionais do idoso. In: III Seminário Internacional sobre Atividades Físicas para a Terceira Idade, 2000. Rio de Janeiro: Universidade do Estado do Rio de Janeiro. v. III, p.81 – 87, 2000.

______.; ______.;______. Evolução na autonomia funcional do idoso após um programa de resistência muscular localizada e resistência progressiva. In: 16° Congresso Internacional: Educação Física, Desporto e Recreação. Foz do Iguaçu. p.95 – 100, 2001a.

ARAGÃO, J. C. B.; DANTAS, E. H. M.; GERALDES, A. A. R. Efeitos do treinamento contra resistência sobre a força muscular e o desempenho de habilidades funcionais selecionadas em mulheres idosas. In: Revista Brasileira de Medicina do Esporte. São Paulo: Redprint Editora Ltda. v.7. p.105 – 106, 2001c.

______.; ______.; AMORIM, F. S.; NOGUEIRA, M.; PIRES, V. N.; VAREJÃO, R. V.; COSTA, A. S.; BARRETO, C. M.; OLIVEIRA, H. S.; ALVES, R. B. Avaliação da autonomia funcional e da resistência muscular localizada de um grupo de idosos que participarão de um treinamento de RML – IV Santa Mônica Fitness. 2001 – RJ. p. 16, 2001f.

______.; ______.; ______.; ______.; ______.; ______.; ______.; ______.; ______.; ALVES, R. B. Análise da autonomia e da resistência muscular localizada em um grupo de idosos. In: Seminário Internacional sobre Atividades Físicas para a Terceira Idade/Congresso Científico Internacional de Educação Física Esporte e Lazer. João Pessoa: Gráfica/UNIPÊ. p.20-21, 2001g.

ARAGÃO, J. C. B.; DANTAS, E. H. M.; AMORIM, F. S.; Valéria N.; VAREJÃO, R. V.; COSTA, A. S.; BARRETO, C. M.; OLIVEIRA, H. S.; ALVES, R. B. Perfil do percentual de gordura e da resistência muscular localizada de um grupo de idosas. In: Seminário Internacional sobre Atividades Físicas para a Terceira Idade/Congresso Científico Internacional de Educação Física Esporte e Lazer. João Pessoa: Gráfica/ UNIPÊ. p.24-25, 2001h.

BÄCKMAN, E.; JOHANSSON, V.; HÄGER, B.; SJÖBLOM, P.; HENRIKSSON, G. Isometric muscle strength and muscular endurance in nirmal persons aged between 17 and 70 years. **Schandinavian Journal Rehabilitation Medicine**, v. 27, p. 109-117, 1995.

BEMBEN, M. G.; MASSEY, B. H.; BEMBEN, D. A.; MISNER, J. E.; BOILEAU, R. A. Isometric intermittent endurance of four muscle groups in men aged 20-74 yr. **Med Sci Sports Exer,** v. 28, n. 1, p. 145-154, 1996.

______. Age – related alterations in muscular endurance. **Sports Medicine,** v. 25 n.4, p.259-269, 1998.

BEMBEN, D. A.; FETTERS, N. L.; BEMBEN, M. G.; NABAVI, N.; KOH, E. T. Musculoskeletal responses to high-and low-intensity resistance training in early postmenopausal women. **Med Sci Sports Exer,** v. 32, n. 11, p. 1949-1957, 2000.

BRANDON, J.; GAASCH, D.; BOYETTE, L.; LLOYD, A. Strength trainig for older adults: benefits, guidelines, and adherence. **ACSM'S Health & Fitness Journal,** v. 4, n. 6, p. 12-16, 2000a.

BROWN, M.; HOLLOSZY, J. O. Effects of a low intensity exercise program on selected physical performance characteristics of 60- to 71- year olds. **Aging,** v. 3, n. 2, p. 129-139, 1991.

DANTAS, E. H. M. **A prática da preparação física.** 4 ed. Rio de Janeiro: Shape, 2003.

MORRROW Jr, J. R.; JACKSON, A. W.; DISCH, J. G.; MOOD, D. P. **Medida e avaliação do desempenho humano.** 2 ed. Porto Alegre: Artmed. 2003

POLLOCK, M. L.; WILMORE, J. H. **Exercícios na saúde e na doença: avaliação e prescrição para prevenção e reabilitação**. 2ed. Rio de Janeiro: Medsi. (Trabalho original publicado em 1984). 1993.

ROGERS, M. A.; EVANS, W. J. Changes in skeletal muscle with aging: effects of exercise training. In: **Exercise and Aging Skeletal Muscle.** p. 65-102, ( ).

SPIRDUSO, W. W.; CRONIN, D. L. Exercise dose-response effects on quality of life and independent living in older adults. **Med Sci Sports Exer**, v. 33, n. 6, Suppl., p. S598-S608, 2001.

# *Avaliação Cardiorrespiratória*

Fátima de Sant`Anna Amorim
Rodolfo de Alkmim Moreira Nunes
Carlos Soares Pernambuco
Rodrigo Gomes de Souza Vale

Na atualidade, é sabiamente conhecida a importância da atividade física regular para a melhora e manutenção da saúde e autonomia funcional em indivíduos idosos. Muito comum é perceber que esses indivíduos têm abarcado essa causa e muitas vezes o fazem com imenso prazer. Estes são conhecedores das estimativas feitas pelos estudiosos do envelhecimento que apontam uma previsão de cinco dos 17 aos 18 anos remanescentes, em média, entre as pessoas que atingirem 65 anos de idade, serão não saudáveis (NIEMAN, 1999).

Frente à realidade de um aumento da expectativa de vida nos anos que estão por vir (Instituto Brasileiro de Geografia e Estatística, 2000) e dos declínios funcionais decorrentes desse aumento da idade, há que se perceber a necessidade da adoção de um estilo de vida mais saudável. Neste, a atividade física regular ocupa um espaço de manutenção e prevenção dos possíveis problemas advindos com o avançar dos anos.

Uma das formas que o ser humano tem de se exercitar é fazer a opção pelas atividades físicas aeróbicas. Na prática, o condicionamento cardiorrespiratório é observado pelo nível de treinamento obtido pela qualidade física resistência aeróbica. A resistência aeróbica é importante para a realização das atividades da vida diária dos indivíduos, incluindo os idosos.

A aptidão cardiorrespiratória está relacionada à capacidade do indivíduo de realizar exercício dinâmico de intensidade moderada a alta, usando grande massa muscular durante períodos relativamente longos, sendo dependente dos sistemas cardiovascular, respiratório, muscular e suas relações fisiológico-metabólicas. A eficiência do sistema cardiorrespiratório pode ser avaliada medindo-se a capacidade aeróbia máxima (VO2máx) em um só parâmetro, que permite uma avaliação global deste sistema ao invés de se examinar cada um de seus componentes (GUYTON e HALL, 2006).

O consumo de oxigênio representa a quantidade de oxigênio utilizado pelo organismo no intervalo de um minuto. A presença de oxigênio ($O_2$) é indispensável na produção de energia orgânica, portanto, quanto maior for à capacidade de consumo de oxigênio ($VO_2$), maior será a energia para enfrentar os processos vitais. Segundo Ayres (2008) a captação de oxigênio aumenta de forma linear durante o exercício progressivo até que o $VO_2$ máx seja atingido.

O débito cardíaco que é o produto da frequência cardíaca e do volume sistólico vai nos informar quanto de sangue estará transportando oxigênio a partir do coração por minuto, sendo essencial na verificação do $VO_2$ máx. Durante o pico de esforço no exercício intervalado, o débito cardíaco pode aumentar cerca de quatro vezes em relação aos níveis de repouso no indivíduo idoso sedentário e até oito vezes no idoso ativo de esporte aeróbico. A frequência cardíaca no sedentário tende a ser um pouco maior que no ativo, porém o volume sistólico muito maior no ativo do que no sedentário saudável da mesma faixa etária faz o volume de ejeção ser superior e conseqüentemente o débito cardíaco (NUNES, 2010).

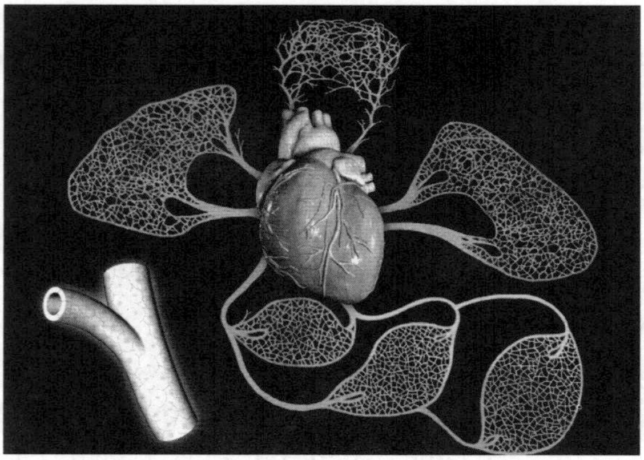

**$VO_2$ máx**
Quantidade de $O_2$ que um indivíduo consegue captar do ar alveolar, transportar aos tecidos pelo sistema cardiovascular e utilizar a nível celular na unidade de tempo.

Com o envelhecimento, diminui a quantidade de sangue que o coração bombeia em seu estado de repouso, aumenta a rigidez das paredes dos vasos devido à infiltração de colágeno, há tendência à hipertensão arterial, há diminuição do consumo de oxigênio e aumento da massa cardíaca de 1 a 1,5g/ano, dos 30-90 anos.

A eficiência do sistema cardiorrespiratório pode ser avaliada se medida a capacidade aeróbica máxima ($VO_2$ máx) em um só parâmetro, permitindo deste modo à avaliação global do sistema (AMORIM e DANTAS, 2003).

O Consumo Máximo de Oxigênio é considerado tradicionalmente como gold standart para a mensuração das respostas que integram o sistema cardiovascular, o pulmonar e o muscular para a atividade física.

Guyton e Hall (2006) descrevem que o $VO_2$ máx pode ser mensurado em litros de oxigênio por minuto ([$l.min^{-1}$]) na sua terminologia absoluta. Também pode ser expresso na forma relativa em mililitros de oxigênio por quilograma de massa corporal a cada minuto ([$ml/Kg^{-1}/min^{-1}$]). O $VO_2$ máx, quando expresso em sua forma relativa, é indicado quando o protocolo utilizado na avaliação exige do indivíduo a manutenção da massa corporal, pode-se verificar este fato em protocolos de laboratórios que utilizam tapete rolante ou banco e testes de campo.

Pollock (1993) confirma o descrito e relata que o $VO_2$ máx, ou seus equivalentes, em múltiplos das unidades metabólicas em condições acima do repouso (METs), vem sendo utilizados como parâmetro básico para a classificação da capacidade aeróbica. O consumo máximo de oxigênio em repouso é aproximadamente equivalente a 3,5 ml.Kg-¹.min -¹, assim 1 MET equivale a 3,5; 2 METs equivalem a 7 e assim por diante.

Os instrumentos utilizados na avaliação cardiorrespiratória são denominados ergômetros. Podemos dividi-los em laboratoriais e de campo. Entre estes pode-se citar, bicicleta ergométrica (mecânica ou eletromagnética), tapete rolante, banco e outros específicos por esporte como o swiming flume para nadadores. Ainda existem as pistas de atletismo e quadras de esporte que por vezes são aplicados os testes (NEDER e NERY, 2003).

Deve-se ficar atento a todas as minúcias com relação aos ergômetros propostos, pois, segundo Machado et al. (2003), a utilização da pedaleira no cicloergômetro, assim como o corrimão no tapete rolante, podem superestimar os valores do $VO_2$ máx nos testes.

Existem vários protocolos, e estes apresentam pontos positivos e negativos, porém a escolha do teste deverá ter como orientação os seguintes fatores: objetivos, população a ser testada e disponibilidade de material. Nos indivíduos idosos e pacientes de doenças crônico-degenerativas devemos priorizar os instrumentos de medidas que facilitem a monitorização (MARINS e GIANNICHI, 2008).

Os testes para avaliação aeróbica podem ser:

**a) diretos**: Onde o $VO_2$ do indivíduo é analisado através de métodos químicos e físicos, com um custo operacional elevado e em termos de aplicação para grandes populações se torna menos viável, porém é a medida de maior precisão;

**b) indiretos**: Baseados na relação linear que existe entre a frequência cardíaca e o $VO_2$, medido quando as requisições e produções tenham chegado ao *steady-state*. Utiliza-se *normogramas*, equações e análises de regressão, desenvolvidos com base em medidas diretas e com objetivo de predizer o $VO^2$ do sujeito partindo de um teste submáximo.

Alguns testes de resistência aeróbica serão descritos na sequência. São eles:

**a)** Teste no cicloergômetro do ACSM (ACSM, 2003)

Estágios múltiplos; incrementos de carga a cada estágio de 2 minutos; resultado expresso em ml (kg. min )-1; carga inicial zero; velocidade de 60 rpm; fórmulas diferentes em função do tipo de bicicleta.

Bicicleta mecânica

**$VO_2$ máx = (kpm x 2) + 300 / MC**

Bicicleta eletromagnética

**$VO_2$ máx = (12 x W) + 300 / MC**

Onde:

W = carga em watts

kpm = carga em kpm

MC = peso corporal em kg

**b)** Teste máximo de Storer (STORER e DAVIS, 1990)

Consiste no avaliado pedalar a uma velocidade de 60 rpm (21,6 Km/h) até a exaustão voluntária. A carga inicial será zero e cada minuto deverá ser aumentada em 15 W, o resultado é expresso em ml.Kg-1.min-1.

Mulheres: **[(9,39 x carga) + (7,7 x peso) – (5,88 x idade) + 136,7] / peso**

Homens: [(10,51 x carga) + (6,35 x peso) – (10,49 x idade) + 519,3] / peso

Onde:

W = carga em watts do último minuto

Mc = massa corporal

Id = Idade em anos

**c)** Teste de Rampa de Nunes (NUNES et al., 2009)

O protocolo incremental contínuo em cicloergômetro deve ser utilizado para os indivíduos do sexo feminino. Estes devem manter a cadência de 60 rpm, realizando 2 minutos para aquecimento, sendo que no primeiro minuto os indivíduos pedalam sem carga para adaptação ao ergômetro e no segundo minuto com incremento de 0,5 kg.m de carga. A partir deste ponto inicia-se o teste propriamente dito com 0,8 kg.m de carga e incrementos de 0,2 kg.m/min até atingir a exaustão voluntária. Portanto, a carga inicial no primeiro minuto é de 48 W (60 rpm x 0,8 kg.m) com incrementos de 12 W/min continuamente até o esforço máximo.

Baseado nas variáveis independentes foi possível construir um modelo de regressão linear múltipla para predição do VO2máx em mlO2/kg/min-1 com r = 0,995 e EPE = 0,68 mlO2/Kg/min-1 na equação abaixo:

**VO2máx = 40.302 – 0.497 (MC) – 0.001 (FCL2) + 0.239 (WL2)**

Onde:

MC: massa corporal;

WL2: carga de trabalho no limiar 2;

FCL2: frequência cardíaca no limiar 2.

**d)** Teste de caminhada de 3 km

O testado deverá caminhar por 3 km marcando-se o tempo necessário para percorrer este percurso. Este teste é indicado para idosos, pacientes cardíacos e indivíduos com baixa aptidão física. Determina-se o $VO_2$máx aplicando-se a seguinte fórmula:

**VO2máx = 0,35 x V2(km/h) + 7,4 = ml. (kg.min)-1**

Onde:

V = Velocidade média em km/h

**e)** Teste de caminhada de 1.600m do Canadian Aerobic Fitness Test

Este teste apresenta como vantagem a curta distância se comparado com o teste de caminhada de 3 km. Sendo, portanto, mais indicado para os idosos que estão sem fazer atividades físicas por um período mais prolongado, em que o teste de 3 km pode representar um esforço maior. Determina-se o tempo gasto para o idoso caminhar os 1.600m. Após o término do teste verifica-se a frequência cardíaca de esforço nos primeiros 15 segundos após o final do teste. Multiplica-se por 4 para obter-se a frequência cardíaca do primeiro minuto após o término do teste. Em seguida, calcula-se o $VO_2$máx através da seguinte fórmula (POLLOCK e WILMORE, 1993):

**$VO^2$máx. = 6,952 + (0,0091 x P) – (0,0257 x I) + (0,5955 x S) –**
(0,2240 x T) – (0,0115 x FC) = l.min-1

Onde:

P = libra (peso em libra = peso corporal em quilos x 2,205)

I = idade (ano mais próximo)

S = sexo: (1 > masculino) e (0 > feminino)

T = tempo gasto na caminhada

FC = frequência cardíaca após a última volta

**f)** Teste de Andar 4,8 km

Assim como o teste de caminhada de 3 km e o de 1.600 m, o teste de andar 4,8 km é um teste de fácil aplicação e de baixo custo. Pode ser um teste bom para idosos que já estão acostumados a andar, mas vale ressaltar que, como a distância total a ser cumprida é bem maior que os outros testes, talvez esse teste apresente uma certa dificuldade para aqueles idosos que estão sedentários ou que estejam sem caminhar há algum tempo.

O indivíduo deverá caminhar com seu tempo cronometrado a distância de 4.800 m. Depois de feita a caminhada, procurar na tabela que se segue o seu grupo etário, o sexo, o tempo total gasto para caminhar e então achar a categoria da capacidade aeróbica.

**Tabela 1: Classificação da capacidade aeróbica**

| **Nível de capacidade aeróbica**<br>**TESTE DE ANDAR 4,8 km** | | | |
|---|---|---|---|
| Idade em anos | | | |
| Categoria de capacidade aeróbica | 40 a 49 anos | 50 a 59 anos | 60 ou mais anos |
| I – Muito fraca (homens) (mulheres) | >52:00<br>>54:00 | >55:00<br>>57:00 | >60:00<br>>63:00 |
| II – Fraca (homens) (mulheres) | 47:01 - 52:00<br>49:01 - 54:00 | 50:01 - 55:00<br>52:01 - 57:00 | 54:01 - 60:00<br>57:01 - 63:00 |
| III – Média (homens) (mulheres) | 42:01 – 47:00<br>44:01 – 49:00 | 45:01 – 50:00<br>47:01 – 52:00 | 48:01 – 54:00<br>51:01 – 57:00 |
| IV – Boa (homens) (mulheres) | 36:30 – 42:00<br>39:00 – 44:00 | 39:00 – 45:00<br>42:00 – 47:00 | 41:00 – 82:00<br>45:00 – 51:00 |
| V – Excelente (homens) (mulheres) | <36:30<br><39:00 | <39:00<br><42:00 | <41:00<br><45:00 |

**g)** Teste de Andar e Correr em 12 minutos

Este teste pode ser aplicado em indivíduos com baixo condicionamento físico e em atletas, sendo sua aplicabilidade variando na faixa etária de 10 a 70 anos.

A pessoa deverá andar ou correr sem interrupção por 12 minutos, onde deverá registrar a distância total percorrida. Segundo Marins e Giannichi (2003), a forma ideal de execução do teste, em termos de velocidade de deslocamento, será aquela que o avaliado consiga manter a velocidade constante durante todo o percurso. Se houver interrupção do teste, o avaliado permanecerá caminhando, deslocando-se no sentido transversal. Após o término do teste, deve-se identificar o valor apurado na tabela a seguir de acordo com a idade e sexo do avaliado.

**Tabela 2: Classificação da capacidade aeróbica (COOPER)**

| Nível de capacidade aeróbica<br>TESTE DE ANDAR E CORRER 12 MINUTOS<br>COOPER<br>Idade em anos | | | |
|---|---|---|---|
| Categoria de capacidade aeróbica | 40 a 49 anos | 50 a 59 anos | 60 ou mais anos |
| I - Muito fraca<br>(homens)<br>(mulheres) | <1830<br><1420 | <1660<br><1350 | <1400<br><1260 |
| II - Fraca<br>(homens)<br>(mulheres) | 1830-1990<br>1420-1580 | 1660-1870<br>1350-1500 | 1400-1640<br>1260-1390 |
| III - Média<br>(homens)<br>(mulheres) | 2000-2240<br>1590-1790 | 1880-2090<br>1510-1690 | 1650-1930<br>1400-1590 |
| IV - Boa<br>(homens)<br>(mulheres) | 2250-2660<br>1800-2000 | 2100-2320<br>1700-1900 | 1940-2120<br>1600-1750 |
| V - Excelente<br>(homens)<br>(mulheres) | 2470-2660<br>2010-2160 | 2330-2540<br>1910-2090 | 2130-2490<br>1760-1900 |
| VI – Superior<br>(homens)<br>(mulheres) | >2660<br>>2160 | >2540<br>>2090 | >2490<br>>1900 |

Este teste tem grande versatilidade por possibilitar a utilização de seu resultado em unidade metabólica familiar, que corresponde ao $VO_2$máx, em ml (kg.min) -1, aplicando-se a fórmula:

**$VO_2$máx. ml (kg.min) -1 = D-504/45**

Onde:

D = distância percorrida em metros

**h)** Teste de caminhada de 6 minutos

Este teste é uma adaptação do teste de Rikli e Jones (1998) do teste de 9 minutos dos mesmos autores feita por Matsudo (2000).

O avaliado deverá caminhar (não deverá correr) a maior distância possível no tempo de 6 minutos em um percurso de 45,72 metros marcada em segmentos de metros. Vide a Figura 3 a seguir. A área de caminhada pode ser feita em local aberto ou fechado, porém bem iluminado e com uma superfície não derrapante. Caso haja necessidade, os avaliados podem parar para descansar e retornar ao teste. O avaliador deve avisar quando faltarem 3, 2 e 1 minuto. O resultado deve ser anotado com o número total de metros caminhados, com aproximação para a última marca de cinco metros.

**Figura 3: Percurso a caminhar no teste de 6 minutos em uma distância de 45,72 m dividida em 10 segmentos de 4,57m.**

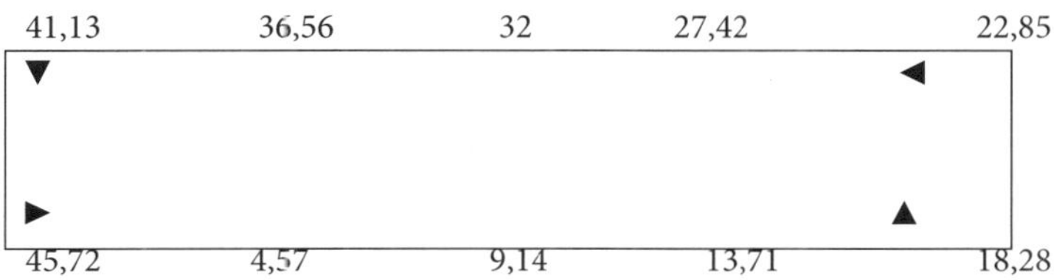


**Tabela 3: Valores padrões de referência em metros para a população americana em média e desvio padrão do teste de 6 minutos de acordo com o sexo e a idade cronológica.**

| Idade | | 60-64 | 65-69 | 70-74 | 75-79 | 80-84 | 85-89 | 90-94 |
|---|---|---|---|---|---|---|---|---|
| Mulher | Média | 548,7 | 516,9 | 498,7 | 463,2 | 420,4 | 387,7 | 324,9 |
| | Desvio | 76,4 | 91,9 | 89,2 | 103,7 | 106,5 | 117,4 | 114,7 |
| Homem | Média | 613,3 | 574,2 | 556,9 | 505,1 | 476,8 | 434,1 | 366,7 |
| | Desvio | 83,7 | 93,7 | 92,8 | 114,7 | 109,2 | 129,2 | 134,7 |

**i)** Teste de Rockport – teste da milha.

Segundo Nunes (2010), o teste da milha tem como objetivo determinar o $VO_2$ máximo em sujeitos de baixo condicionamento osteomio-articular, assim como os idosos, priorizando a caminhada de baixo impacto. A metodologia do teste consiste em percorrer caminhando segundo o ritmo de cada indivíduo a distância de uma milha (1609,3 metros), controlando a frequência cardíaca ao terminar o percurso, assim como o tempo gasto. A determinação do $VO_2$ máximo se calcula com base na equação:

$$\mathbf{VO_2\ máx = 132{,}6 - (0{,}17 \times MC) - (0{,}39 \times Idade) + (6{,}31 \times S) - (3{,}27 \times T) - (0{,}156 \times FC)}$$

Onde:

MC: Massa corporal;

S: Sexo (0: mulheres, 1: homens);

T: Tempo em minutos;

FC: Frequência cardíaca.

Material e instalações: Cronômetro. Pista de atletismo ou terreno plano sem muitas curvas bem demarcado.

A literatura atual de educação física ou medicina do esporte relacionada à área de saúde apresenta ainda outros protocolos de avaliação cardiorrespiratória, porém os testes aqui apresentados são apenas algumas referências como ponto de partida para o profissional que visa iniciar um trabalho com medidas exatas em indivíduos idosos.

## REFERÊNCIAS

AIRES, M.M. et al. Fisiologia. 3a. ed. Rio de Janeiro: Guanabara Koogan, 2008.

AMERICAN COLLEGE OF SPORTS MEDICINE, **ACSM. Diretrizes do ACSM para os testes de esforço e sua prescrição.** 6 ed. Rio de Janeiro: Guanabara Koogan, 2003.

AMORIM, F. S.; DANTAS, E. H. M. **Exercício, maturidade e qualidade de vida.** Org. DANTAS, Estélio H. M. e OLIVEIRA, Ricardo J. 2 ed. Rio de Janeiro: Shape, 2003.

______. **Efeitos do treinamento da capacidade aeróbica sobre a qualidade de vida e autonomia em idosos.** 2001, 234f. Dissertação (Mestrado em Ciência da Motricidade Humana).

Universidade Castelo Branco. Rio de Janeiro, 2004.

ASTRAND, P. P.; RODAHL, K. **Text book of work physiology.** 3 ed. New York: Mc Graw Hill, 1986.

DUARTE, M. F. S. **Medidas da potência aeróbica**. Testes em ciências do esporte. Org. MATSUDO, Victor K. 6 ed. São Caetano do Sul. São Paulo: Midiograf, 1984.

GUYTON, A. C.; HALL, J. E. **Tratado de Fisiologia Médica.** 11 ed. Editora Elsevier, 2006.

MACHADO, A.F.; NUNES, R.A.M. et al. A eficiência da pedaleira durante o teste de cicloergômetro sub-máximo de Astrand. FIEP Bulletin, special edition, article, 2003, vol. 73: 293-296.

MARINS, J. C. B.; GIANNICHI, R. S. **Avaliação e prescrição de atividade física: guia prático.** 3 ed. Rio de Janeiro: Shape, 2008.

NEDER, J.A.; NERY, L.E. Fisiologia **Clínica do Exercício**: Teoria e prática. 1 ed. São Paulo: Artes Médicas, 2003.

NIEMAN, D. **Exercício e saúde**. São Paulo: Manole, 1999.

NUNES, R.A.M.; VALE, R.G.S. et al. Prediction of VO2max during cycle ergometry based on submaximal ventilatory indicators. **J Strength Cond Res,** v. 23, n. 6, p. 1745-1751, 2009.

______. Reabilitação Cardíaca. 1 ed. São Paulo: Ícone, 2010.

PICKERING, G.; FELLMANN, N.; MORIO, B.; RITZ, P., AMONCHOT, A.; VERMOREL, M.; COUDERT, J. Effects of endurance training on the cardiovascular system and water compartments in elderly subjects. **The American physiological society**, p.1300-1306, 1997.

POLLOCK, M. J.; WILMORE, J. H. **Exercícios na saúde e na doença: avaliação e prescrição para a reabilitação.** 2 ed. Rio de Janeiro: Medsi, 1993.

STORER,T.W.; DAVIS, J.A. Accurate prediction of VO2máx in cycle ergometry. **Med Sci Sports Exerc**, v. 22, p. 704-712, 1990.

# *Avaliação da Flexibilidade*

Ronaldo Vivone Varejão da Silva
Valéria Nascimento
Elisangela Silva Piza
Wagner Zeferino de Freitas
Carlos Soares Pernambuco
Rodrigo Gomes de Souza Vale

## Introdução

Um movimento com amplitude adequada auxilia o ser humano tanto a encontrar seu equilíbrio funcional nas atividades da vida diária quanto a participar integralmente em inúmeros programas de atividade física, seja de esporte, lazer ou instância comunitária. Ressalva-se que a ausência de flexibilidade razoável conduz o sujeito a um maior risco de lesões e a problemas funcionais, sobretudo em se tratando de sedentários, indivíduos em idade madura ou anciã. A flexibilidade é um componente primordial do condicionamento físico, imprescindível ao ser humano.

Conforme a definição do ACSM (2003), o "fitness" físico (condicionamento) é a habilidade de desempenhar trabalho muscular satisfatoriamente, incluindo: a resistência muscular localizada, a força, a resistência aeróbica, a flexibilidade e a composição corporal, como os componentes básicos para um condicionamento físico, relacionado à saúde.

Este capítulo, especificamente, se ocupa do aspecto da avaliação da flexibilidade.

A flexibilidade visa melhor desempenho e menor probabilidade de lesão músculoesquelética, entretanto, determinar o nível ideal da flexibilidade e da intensidade do treinamento ainda é um assunto controvertido.

Para Dantas (1998), a flexibilidade abrange a amplitude dos movimentos simples ou de múltiplas articulações. Podendo ser responsável por algumas tarefas específicas na execução voluntária dos movimentos, que varia pelo conjunto de articulações e da amplitude angular sem que ocorra lesão. A flexibilidade pode vir a auxiliar no equilíbrio funcional e a sua ausência pode provocar lesões principalmente em indivíduos sedentários, ou com idade avançada.

Nahas (2001) complementa que a flexibilidade é específica para cada articulação e depende da estrutura anatômica e da elasticidade dos músculos, tendões e ligamentos musculares. O que modifica são as elasticidades musculares dos tendões que permite uma maior amplitude nos movimentos que envolvem aquela articulação.

Com o avanço da idade, a flexibilidade apresenta uma diminuição de 20 a 30% entre a faixa etária de 30 aos 70 anos. A prática da atividade física é um dos fatores que podem contribuir na manutenção da flexibilidade, com o avanço da idade American College of Sports Medicine (ACSM, 1998).

Em alguns estudos comprovam que a atividade física pode contribuir na flexibilidade como menciona Oliveira (2001), o estudo de Petroski (1997) que avaliou as alterações causadas por um programa de atividade física moderada com a duração de um ano e chegou à conclusão que este treinamento surtiu efeito na flexibilidade e no equilíbrio do grupo avaliado.

Alexander; Boreskie; Searle (2000), em seus estudos, avaliaram a melhoria da flexibilidade em um grupo de idosas praticantes de um programa de hidroginástica, onde apresentaram melhoria na autoestima e na qualidade de vida.

O estudo de Badley; Wood (1982), mencionado por Benedetti (1999) avaliou a diminuição da flexibilidade em um grupo de idosos, utilizando o flexômetro de Leighton, chegou à conclusão que entre as articulações avaliadas a abdução do ombro foi um dos movimentos que apresentou diminuição e sendo um dos principais movimentos requisitados durante as atividades da vida diária.

Os estudos que envolvem processos de avaliação podem ser realizados antes, durante e/ou após um programa instrucional visando análise, aperfeiçoamento ou julgamento dos resultados obtidos com a finalidade de verificar se os objetivos e os propósitos foram alcançados.

Para o profissional da área de saúde é importante a decisão da forma mais precisa de avaliar ou diagnosticar as condições físicas e/ou manifestações motoras do homem.

A avaliação da flexibilidade é condicionada, segundo Dantas (1999), por alguns óbices:

- Grande número de fatores endógenos e exógenos intervenientes;
- Possibilidade de se medir a flexibilidade estática, mas necessidade de se utilizar à flexibilidade dinâmica;
- Carência de procedimentos de medida padronizados, exequíveis e validados.

López (2003) completa que entre as restrições, pode ser complicado medir a amplitude de somente um movimento articular sem envolver outras articulações circunvizinhas, sendo difícil estabelecer até que ponto uma interfere na outra.

No que diz respeito às qualidades físicas (treináveis ou não), a preparação física (cardiovascular e/ou neuromuscular) e a treinabilidade (física, técnica e psicológica), os testes utilizados para avaliação podem ser realizados de duas formas: testes de laboratório e testes de campo. Os testes de laboratório utilizados são: flexiometria, goniometria e eletrogoniometria. Os testes de campo são: flexiteste (ARAÚJO, 1987), teste de sentar e alcançar de Wells (DANTAS, 2003).

A referida qualidade física pode ser medida e avaliada em um grupo de articulações ou isoladamente, pela sua especificidade, podendo ser mensurada em testes lineares, angulares e adimensionais.

Marins; Giannichi (2003) definem os testes supracitados da seguinte forma:

**Testes angulares:** aqueles que possuem resultados expressos em ângulos (formados entre dois segmentos que se opõem na articulação).

**Testes lineares:** [...] os que se caracterizam por expressar o seu resultados em uma escala de distância. [...].

**Testes adimensionais:** [...] constituem-se na interpretação dos movimentos articulares, comparando-os com uma folha de gabarito.

### Avaliação da Flexibilidade por Testes Lineares

**Testes Lineares:** elaborado por Johnson; Nelson (1979) tendo o objetivo de avaliar a flexibilidade do quadril, dorso e músculos posteriores dos membros inferiores. Este teste é denominado **Sentar e Alcançar** – (Sit and Reach Test), onde é o mais difundido devido ao fato de prescindirem de instrumentos específicos para serem realizados. Que podem ser aplicados em:

**Idade**: dos seis anos até a idade universitária.

**Sexo**: satisfatório para ambos os sexos.

E sua **Fidedignidade** apresenta um "r" de 0,94 que foi encontrado quando a melhor das três tentativas executadas foram correlacionadas em diferentes testagens.

Sua **Objetividade** obteve um "r" de 0,99 que foi encontrado quando os resultados de um testador experimentado foi correlacionado com os resultados obtidos por um testador sem experiência.

**Equipamento** utilizado é o flexômetro.

**Validade**: validade evidente foi aceita para este teste.

**Figura 4.1 – Ilustração do teste Sentar e Alcançar.**

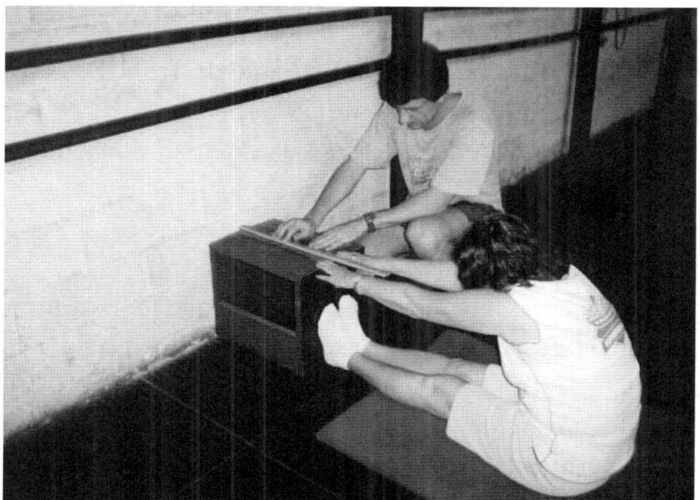

**Aplicação do teste:** assumir a posição assentada, pés apoiados no flexômetro; o testador deve segurar os joelhos do testando, evitando que este se flexione; flexionar o quadril vagarosamente à frente, empurrando o instrumento de medida à frente o máximo que puder, utilizando a ponta dos dedos das mãos.

**Resultado**: é computada a melhor das três tentativas executadas pelo testando.

Outro teste linear adaptado por Matsudo (2000) apresentado à mesma finalidade do mencionado anteriormente teve sua denominação de teste de sentar e alcançar no chão. Este avalia a flexibilidade da parte inferior do corpo principalmente dos ísquio-tibiais. Sua aplicação e material será descrita a seguir:

**Material**: um banco de madeira de 48 centímetros com uma fita métrica de 55 centímetros fixada, iniciando em 0 na parte mais próxima ao avaliado.

**Procedimentos**: para a realização do teste, o indivíduo se senta no chão com as pernas estendidas e os pés encostados no banco de madeira, afastados, seguindo a linha do quadril e os braços estendidos um sobre o outro. Ao comando de "Atenção Já!", o avaliado é orientado a flexionar o tronco e ir lentamente para frente, deslizando as suas mãos ao longo da fita métrica ate atingir o ponto mais distal, sem flexionar os joelhos.

**Precauções**: o avaliador colocado perto da fita métrica controla que os joelhos não sejam flexionados; que seja feita uma expiração enquanto é realizada a flexão e que o avaliado consiga sustentar esta posição por pelo menos 2 segundos.

**Resultados**: são feitas três tentativas, considerando para cálculos o melhor valor obtido. O valor é anotado em centímetros considerando o ponto mais distal atingido com o dedo.

Matsudo menciona que o teste de sentar e alcançar na cadeira, proposto por Rikli e Jones (1999), pode minimizar o problema de sentar no chão que muitos idosos têm. Neste caso, no lugar do chão, o sujeito é avaliado sentado em uma cadeira, empregando o mesmo procedimento de sentar e alcançar no chão.

**Teste para verificar a flexibilidade da Extensão de Tronco e Pescoço** - Trunk-and-Neck Extension Test (Johnson; Nelson, 1979).

Tem o objetivo de medir a capacidade de extensão do tronco e do pescoço. Podendo ser aplicado em:

**Idade**: dos seis anos até a idade universitária.

**Sexo**: satisfatório para ambos os sexos.

**Fidedignidade**: apresentando um "r" de 0,90 que foi encontrado quando o melhor dos resultados, de três tentativas executadas, foi correlacionado em diferentes testagens.

**Objetividade**: um "r" de 0,99 foi encontrado quando os resultados obtidos por um testador experimentado foram correlacionados com os dos testadores inexperientes.

**Validade**: validade evidente foi aceita para este teste.

**Equipamento**: flexômetro.

**Procedimentos**: medir o comprimento do tronco e pescoço. Para esta medida, o testando deve estar na posição assentada no chão e pernas em afastamento lateral. A medida é tomada da base do queixo até o chão. O testando deve estar com as costas retas. Antes de efetuar esta medida, o testador deve se certificar, através do flexômetro, se a ponta do nariz e o chão formam um ângulo reto. O flexômetro deve ser colocado entre as pernas do testando; depois de efetuada esta medida, o testando se coloca na posição em decúbito ventral, com as mãos às costas, tocando-se na altura do quadril. O testador deve estar atento verificando se o quadril do testando não perde o contato com o solo no momento da testagem; o teste consiste na elevação do tronco o mais alto possível em relação ao solo. A medida é efetuada através do flexômetro, medindo-se à distância entre o solo e a base do nariz.

**Resultado**: o melhor resultado das três tentativas executadas é subtraído da medida do comprimento do tronco e pescoço obtendo-se, desta forma, o resultado final do teste. Sendo assim, quanto mais próxima estiver a medida de elevação do tronco da medida do comprimento do tronco e pescoço, melhor será o resultado, ou seja, o resultado igual a 0 seria o ideal.

Figura 4.2 – Ilustração do teste Extensão de Tronco e Pescoço.

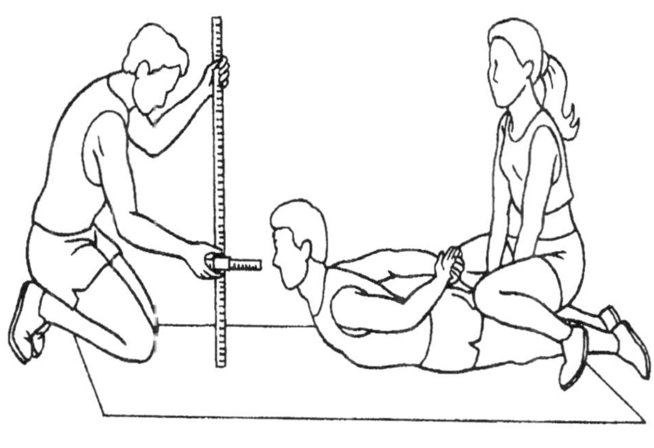

**Medida da Flexibilidade do Ombro** aplicando o teste de Matsudo (2000), que será descrito a seguir com os seus materiais e procedimentos:

**Material**: uma régua ou fita métrica de aproximadamente 50 centímetros.

**Procedimentos**: o avaliado é colocado em pé e coloca a mão da sua preferência atrás do ombro do mesmo lado, com a palma da mão encostada nas costas e os dedos estendidos até atingir o ponto mais baixo das costas quanto for possível (mantendo o cotovelo totalmente levantado até a altura da cabeça). O avaliado coloca a outra mão atrás das costas, com a palma para fora, tentando alcançar quanto for possível os dedos estendidos de ambas as mãos.

**Precauções**: sem mover as mãos do avaliado, o avaliador deve verificar se os dedos médios de cada mão estão em direção um ao outro. Não é permitido que o avaliado enlace os dedos e puxe as mãos. Deve ser feita uma demonstração pelo avaliador e logo após o avaliado escolhe a mão de sua preferência, que deve ser aquela que consiga o melhor resultado. São feitas duas tentativas para praticar e duas tentativas finais, sendo considerado para cálculo o melhor valor das duas, colocando o sinal de positivo ou negativo.

**Resultados**: é medida a distancia que os dedos se sobrepõem ou a distância entre as pontas dos dedos do meio com uma precisão de 0,5 centímetros. É dado um valor negativo (-) para representar a distância existente entre os dedos e um valor positivo (+) para representar a superposição dos dedos.

**Figura 4.2.1 Flexibilidade do Ombro**

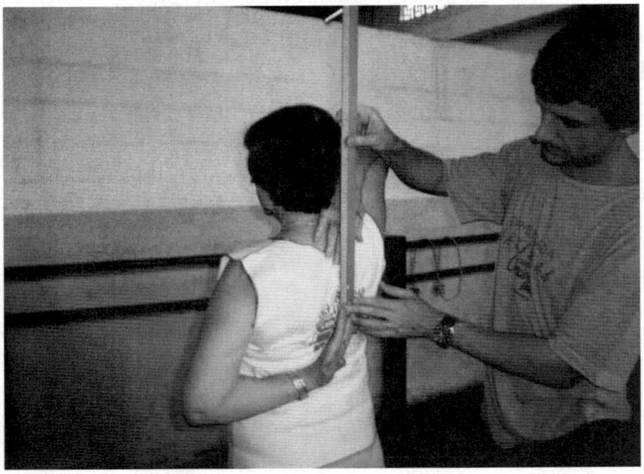

Teste para avaliar a flexibilidade Rotação de Ombro de Johnson; Nelson (1986) mencionado por Tritschler (2003). Podendo ser aplicado em:

**Idade**: idade universitária.

**Sexo**: satisfatório para ambos os sexos.

**Fidedignidade**: apresenta um "r" de 0,97 que foi encontrado quando a melhor das três tentativas foi correlacionada em diferentes testagens.

**Objetividade**: "r" de 0,99.

**Validade**: validade evidente foi aceita para este teste.

**Equipamento**: corda de aproximadamente 150 centímetros de comprimento.

**Procedimentos**: O testado segura a corda com a mão esquerda em uma ponta e com a direita alguns centímetros distantes. A pessoa estende ambas as mãos na frente do peito com os polegares unidos e lenta e suavemente gira a corda por cima da cabeça. Conforme começa a resistência do ombro, o examinado deve permitir que a corda seja abaixada até tocar as costas. Mantendo os braços travados, o examinado retoma o caminho da rotação dos ombros, retornando os braços para a posição inicial; meça a corda entre os polegares; repita mais duas vezes; meça a largura dos ombros, de deltoide a deltoide, medida por trás do indivíduo testado; registre com arredondamento para o meio centímetro mais próximo.

**Resultado**: é a diferença entre o comprimento da corda na melhor tentativa e a largura dos ombros.

Figura 4.3 Rotação do Ombro

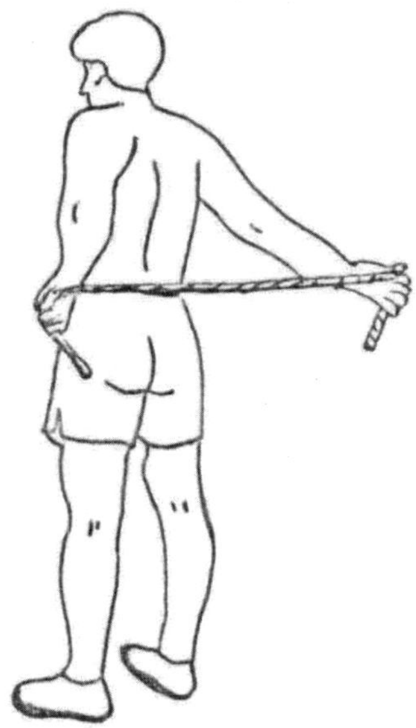

A medida da flexibilidade do Afastamento Lateral dos Membros Inferiores - Side Split Test (JOHNSON; NELSON, 1979). Tem como objetivo medir a amplitude do afastamento lateral dos membros inferiores. Podendo ser aplicado em:

**Idade**: dos 10 anos até a idade universitária.

**Sexo**: satisfatório para ambos os sexos.

**Fidedignidade**: apresenta um "r" de 0,92 que foi encontrado quando a melhor das três tentativas foram correlacionadas em diferentes testagens.

Objetividade: apresenta um "r" de 0,99 que foi encontrado quando os resultados de um testador experimentado foram correlacionados com os resultados obtidos por um avaliador sem experiência.

**Validade**: validade evidente foi aceita para este teste.

**Equipamento**: flexômetro.

**Direções**: partindo da posição em pé, afastar os membros inferiores lateralmente, aproximando o quadril o máximo possível do solo. Esta movimentação deve ser executada vagarosamente; tanto a cabeça como o tronco do testando devem permanecer na posição ereta; quando o testando atingir o ponto mais baixo do quadril em relação ao solo, o testador deverá colocar o flexômetro para que seja realizada a leitura; o flexômetro é colocado entre os membros inferiores do testando, formando um ângulo reto com o solo.

**Resultado**: é computado o melhor resultado das três tentativas executadas.

**Pontos adicionais**: os membros inferiores devem permanecer estendidos durante a movimentação; para manter o equilíbrio é permitido ao testando encostar a região dorsal na parede; o quadril do testando deve permanecer na posição vertical durante a leitura no flexômetro pelo avaliador.

**Figura 4.3.1 – Ilustração do teste Afastamento Lateral dos Membros Inferiores.**

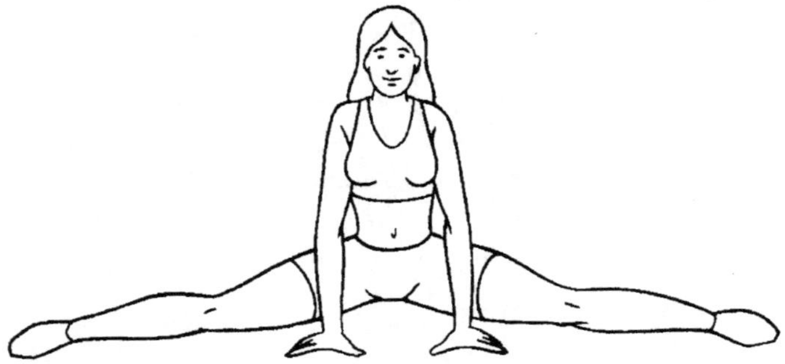

Obs: Cada um dos testes mencionados afere apenas um arco de movimento, não se consideram instrumentos hábeis para se indicar o grau de flexibilidade de uma pessoa. O estudo de Cornbleet; Woolsey (1996), mencionado por López (2003), ressalta serem suas medidas influenciadas por fatores antropométricos, capazes de introduzirem imprecisões no resultado, tornando os estudos comparativos entre sujeitos e grupos de sujeitos, não muito confiáveis, exceto nos casos de grande homogeneidade antropométrica entre os testados.

## Avaliação da Flexibilidade por Testes Adimensionais

Os Testes Adimensionais são bastante difundidos, em nosso país, por sua praticidade, dentre os quais se destaca o Flexiteste, de Araújo; Pavel (1987). Marins; Giannichi (2003, p.131-132) explanam da seguinte forma a execução deste protocolo.

O Flexiteste constitui um método de avaliação passiva máxima de 20 movimentos articulares corporais (36, se considerados bilateralmente). O método estuda o movimento nas articulações do tornozelo, quadril, tronco, punho, cotovelo e ombro. Oito movimentos são feitos em membros inferiores, três no tronco, sendo os noves restantes nos membros superiores.

Cada um dos movimentos é medido em uma escala crescente de números inteiros que varia de 0 a 4, perfazendo um total de cinco valores possíveis. A medida é feita através de comparação entre os mapas de avaliação e a amplitude do movimento articular obtido pelo avaliador no testando. Para a realização da medida, compara-se a amplitude passiva máxima obtida com as figuras dos mapas de avaliação do Flexiteste que está a seguir.

## Mapa de Avaliação do Flexiteste

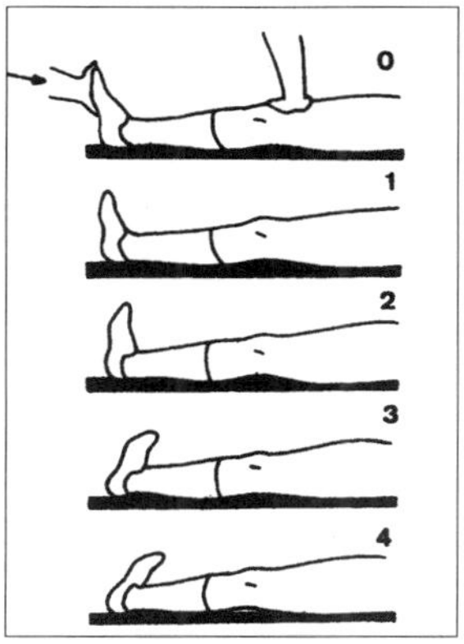


**Movimento 1**

Flexão Dorsal do Tornozelo

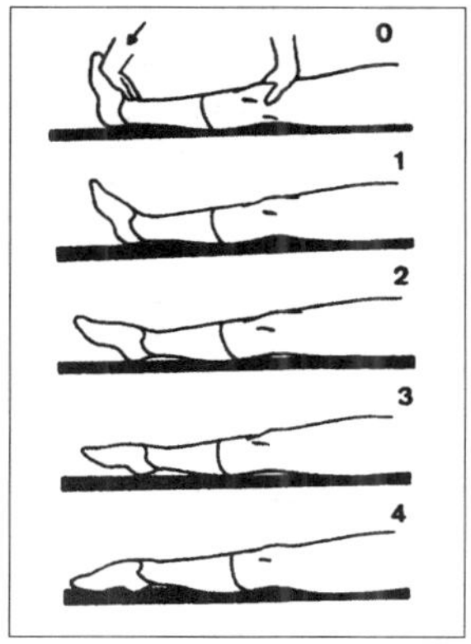


**Movimento 2**

Flexão Plantar do Tornozelo

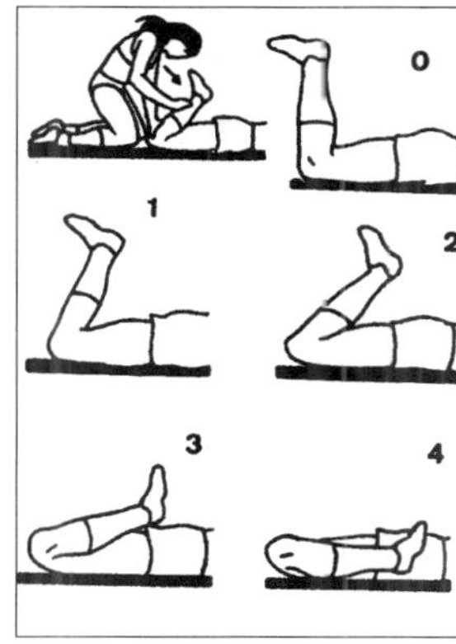


**Movimento 3**

Flexão do Joelho

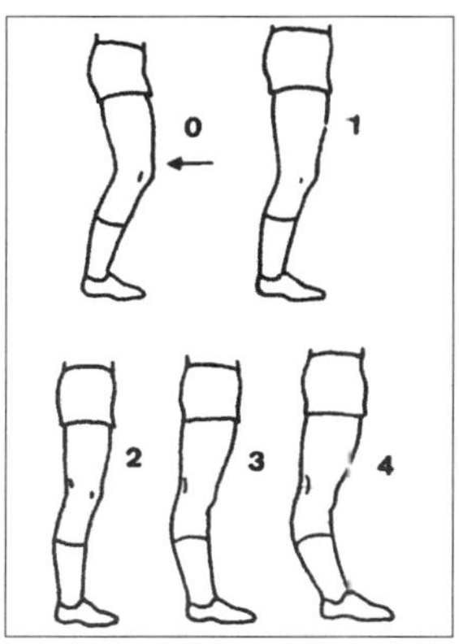


**Movimento 4**

Extensão do Joelho

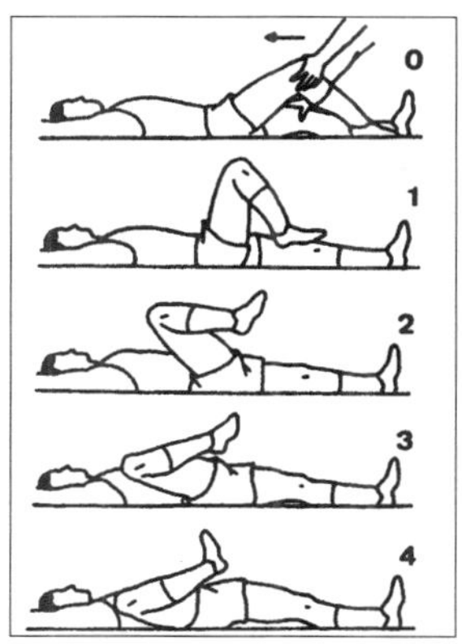


**Movimento 5**

Flexão do Quadril

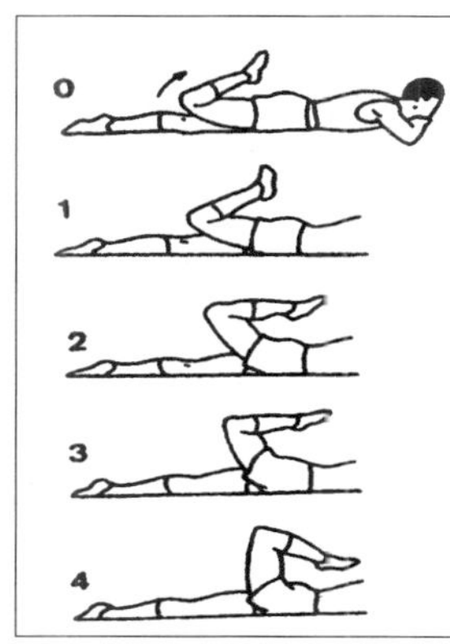


**Movimento 6**

Extensão do Quadril

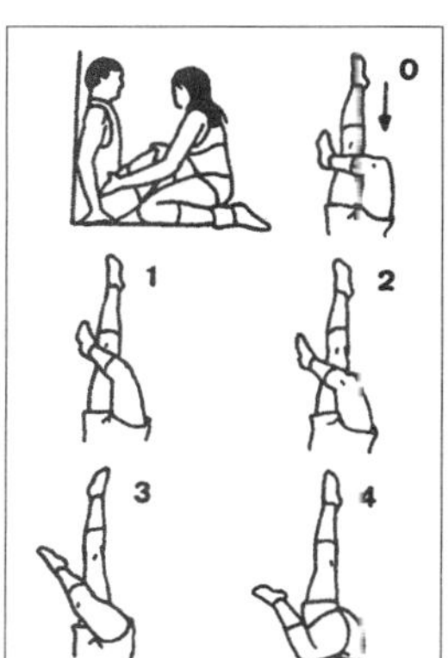


**Movimento 7**

Adução do Quadril

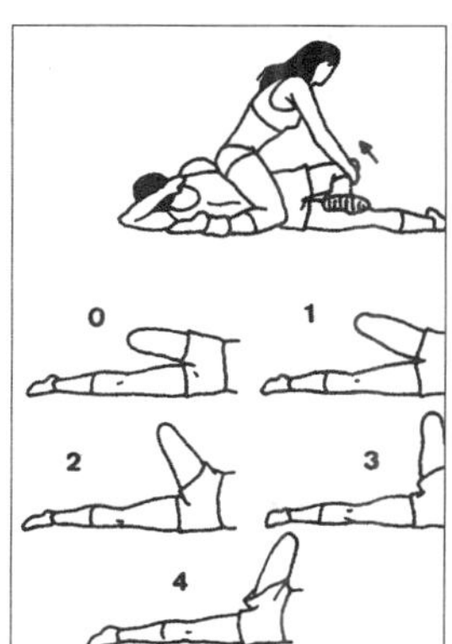


**Movimento 8**

Abdução do Quadril

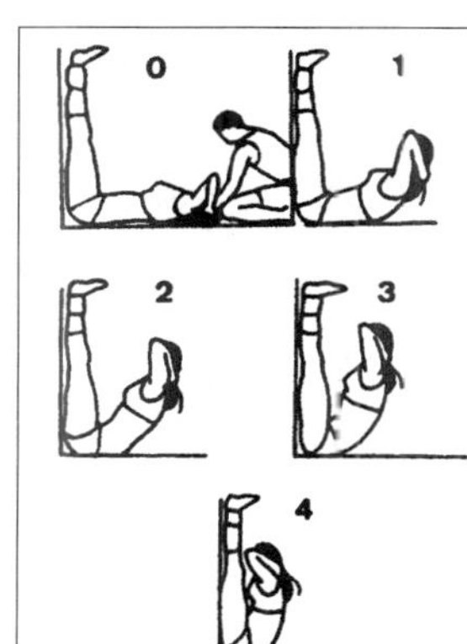


**Movimento 9**

Flexão do Tronco

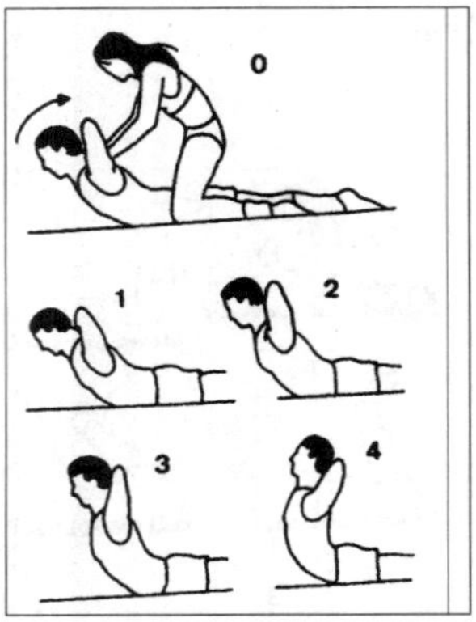


**Movimento 10**

Extensão do Tronco

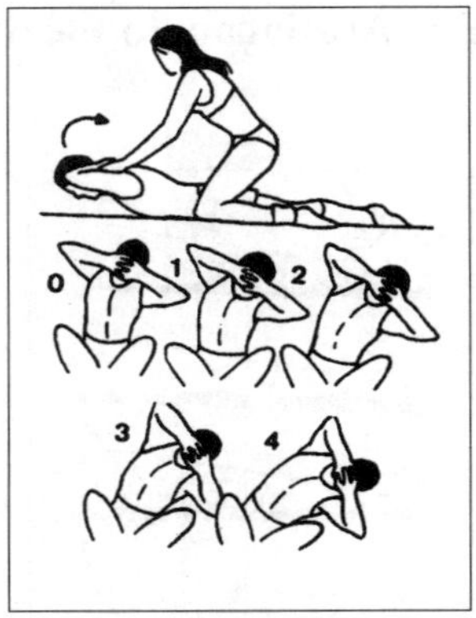


**Movimento 11**

Flexão Lateral do Tronco

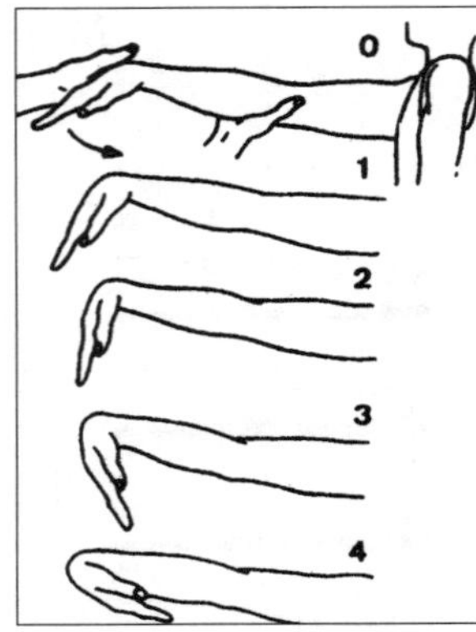


**Movimento 12**

Flexão do Punho

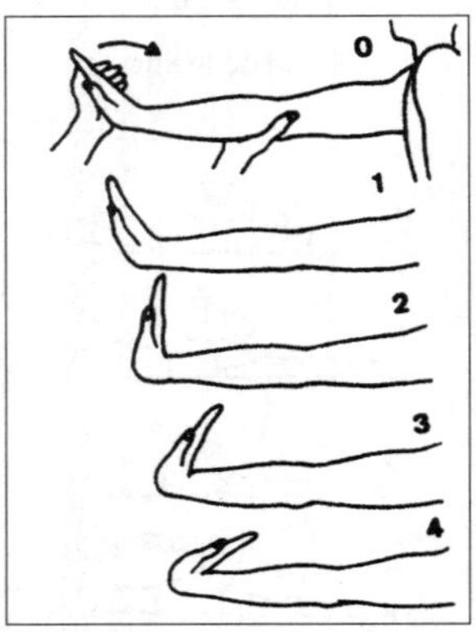


**Movimento 13**

Extensão do Punho

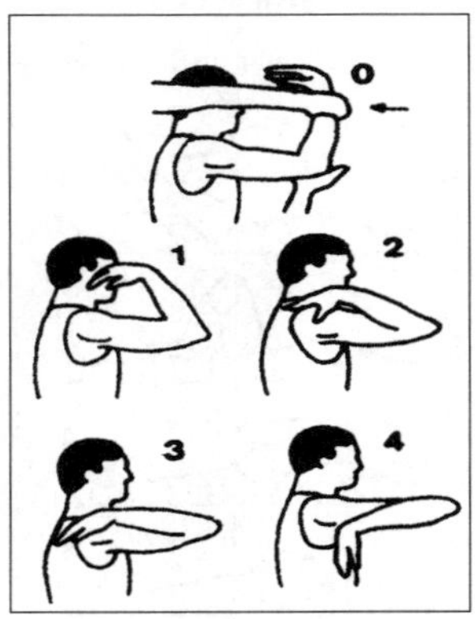


**Movimento 14**

Flexão do Cotovelo

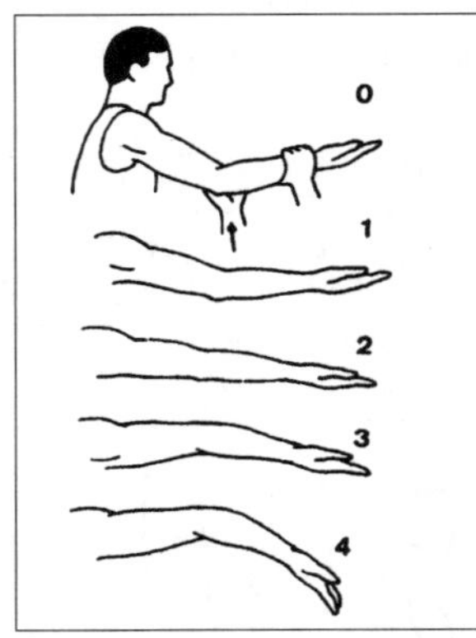


**Movimento 15**

Extensão do Cotovelo

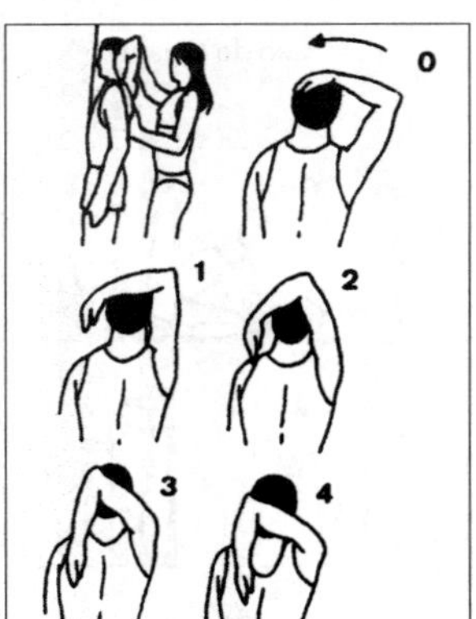


**Movimento 16**

Adução Posterior a partir da Abdução de 180º do Ombro

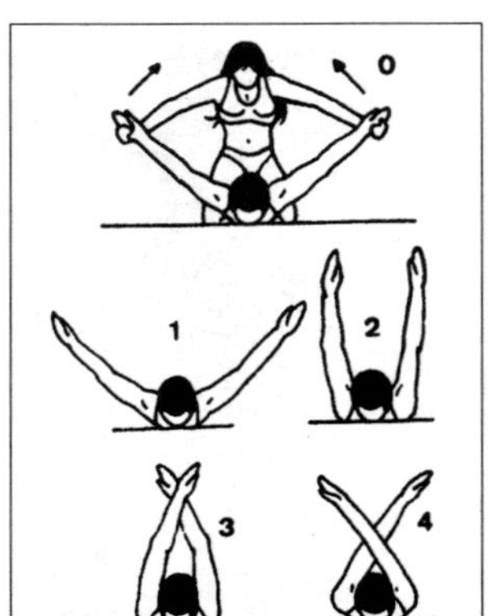


**Movimento 17**

Extensão + Adução Posterior do Ombro

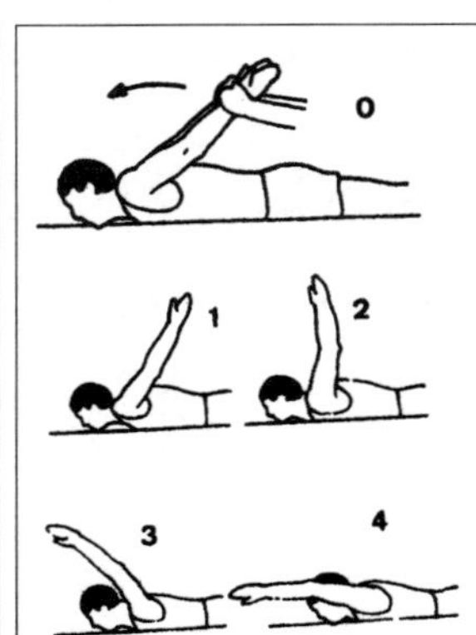


**Movimento 18**

Extensão Posterior do Ombro

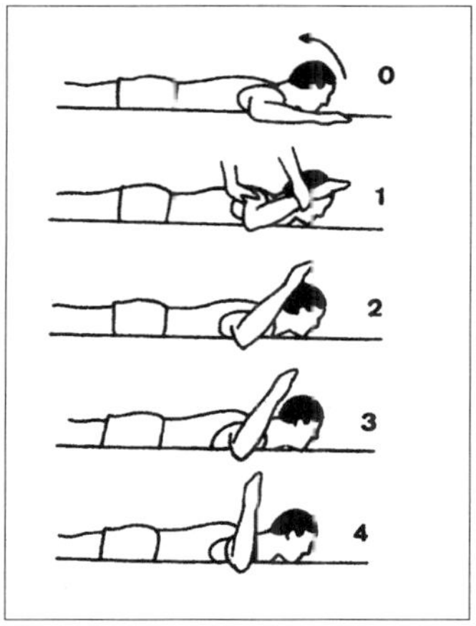


**Movimento 19**

Rotação Lateral do Ombro

Abduzido a 90° e cotovelo Fletido a 90°

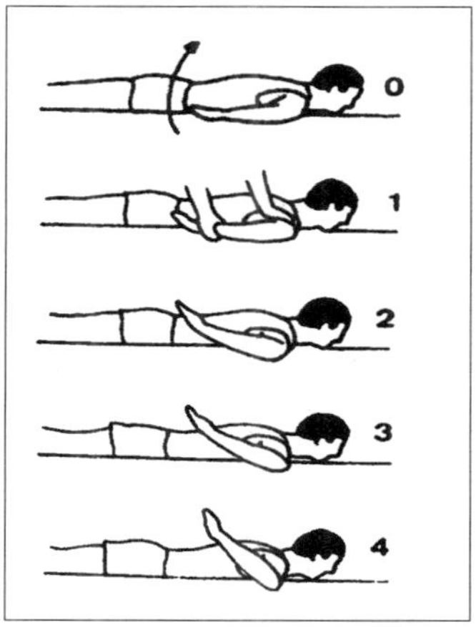


**Movimento 20**

Rotação medial do Ombro

Abduzido a 90° e Cotovelo Fletido a 90°

A atribuição dos valores numéricos se dá sempre que a amplitude alcançada é igual à existente no mapa de avaliação. Exemplificando, o valor 1 para a abdução do quadril (ou qualquer outro dos vinte movimentos) é obtido quando o movimento iniciado na posição 0 (zero) atinge a amplitude equivalente à da figura de valor 1, e assim sucessivamente, até o valor 4. Amplitudes menores do que as do valor 1 são medidas como 0 (zero), e aqueles movimentos cuja amplitude exceda o valor 4, são medidas como 4. Deve-se enfatizar que posição intermediária entre dois valores quaisquer é medida pelo menor resultado. Assim, um movimento cuja amplitude se situa entre os valores 2 e 3, é medido como 2. Portanto, a medida não é feita pelo valor que mais se aproxima da amplitude obtida. Pela natureza da escala de medidas, deve-se esperar uma tendência central de resultados de valor 2 para populações de indivíduos sadios e não atletas.

Os resultados obtidos nos vinte movimentos isolados, ao serem somados, resultarão no índice global da flexibilidade, denominado flexíndice, cuja escala de classificação está contida na tabela a seguir.

## Classificação do Flexíndice

| Classificação | Somatório dos vinte movimentos |
|---|---|
| Deficiente | < 20 |
| Fraco | 21 a 30 |
| Médio (-) | 31 a 40 |
| Médio (+) | 41 a 50 |
| Bom | 51 a 60 |
| Excelente | > 60 |

Fonte: Araújo (1987).

Para a realização do Flexiteste é conveniente que o avaliador tenha pelo menos o mesmo peso corporal do testando, de forma a facilitar a execução de movimentos, notadamente na execução dos movimentos de tronco.

Quando o avaliador é experiente e ele próprio registra suas observações, o tempo médio para a execução dos movimentos é de aproximadamente 5 a 6 minutos.

Recomenda-se que os movimentos sejam feitos de forma lenta, a partir da posição demonstrada na figura base (usualmente a figura de valor 0), indo até o ponto de surgimento de dor ou de grande restrição mecânica ao movimento. Finalmente, deve-se enfatizar que não se deve fazer nenhum aquecimento para a realização do teste.

Porém, apesar de sua extrema praticidade, o fato de expressar o grau de flexibilidade por intermédio de uma categoria ou variável discreta (variando de 0 a 4), e não através de variável contínua, prejudica sua utilização em estudos que requeiram maior grau de precisão Safrit; Wood (1989). Para alguns atletas, como os de ginástica olímpica, que são dotados de uma flexibilidade extrema, este tipo de teste carece do grau de discriminação necessária, o que contraindica seu emprego. Outro aspecto digno denota é o fato de que a variação interavaliador (objetividade), nos testes de estimação visual, torna-se significativamente menor que nas medidas angulares (YOUDAS; BOGARD; SUMAN, 1993; WATKINS et al., 1991).

Outro teste que pode ser utilizado na avaliação da flexibilidade é o NormalFlex (PIZA e FREITAS, 2006, VAREJÃO et al., 2014). Este é um teste adimensional para mensuração da flexibilidade, que visa minimizar as dificuldades encontradas por profissionais da área da saúde quando se vê frente a grandes grupos de indivíduos e dispõem de pequenos períodos de tempo para realização dos testes.

Dentre suas características, pode-se ainda destacar a dispensa de equipamentos, de procedimentos metodológicos rigorosos, e até mesmo de avaliadores, pois o indivíduo testado realizará os movimentos sem ajuda do avaliador.

Os movimentos que compõe o NORMALFLEX estão relacionados às atividades de destreza cotidiana, refletindo primariamente a autonomia e a independência do indivíduo na realização de movimento que o possibilitam pentear os cabelos, vestir um casaco, lavar as costas, colocar um calçado, entre outros.

Existe um nível ótimo de flexibilidade para cada desporto e para cada pessoa, em função das exigências que a prática exercerá sobre o aparelho locomotor e a estrutura dos seus componentes (DANTAS, 2005). No entanto, é importante salientar que quanto mais velha a pessoa, menor sua flexibilidade, sendo a flexibilidade natural maior que a observada posteriormente, portanto, recomenda-se a realização destes testes ao longo de toda a vida do indivíduo para que as alterações da mobilidade sejam detectadas e assim possam, através de um treinamento direcionado, serem restabelecidas as amplitudes de movimentos adequados.

**Instruções gerais:**

- Tomar as medidas sempre à mesma hora do dia;
- O testado não deverá haver realizado atividade física na hora anterior ao teste;
- O avaliado deverá permanecer o mais relaxado possível;
- Os movimentos propostos por estes testes devem ser realizados de forma lenta e gradual.

**Padronização das Medidas**

**1.** Em pé, com os cotovelos flexionados e as mãos colocadas atrás da cabeça, deve-se tentar cruzar os dedos das mãos, em seguida descruze-os e procure segurar seus punhos. Por último tente segurar os cotovelos.

| INSUFICIENTE | REGULAR | BOM | MUITO BOM |
|---|---|---|---|
| Não cruzar os dedos | Cruzar os dedos das mãos | Segurar os punhos | Segurar os cotovelos |

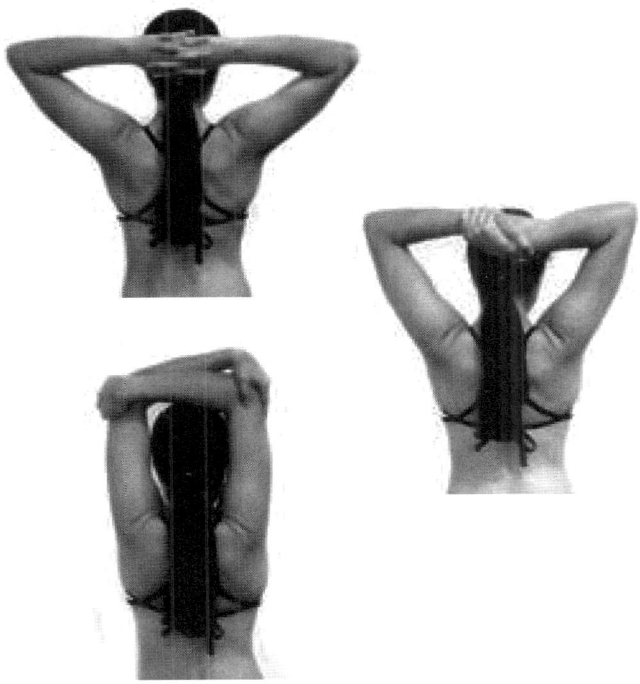

**2.** Em pé, novamente com os cotovelos flexionados, mas agora com as mãos colocadas nas costas, na altura da cintura. Repita os procedimentos propostos no teste anterior: procure cruzar os dedos das mãos, em seguida descruze-os e tente segurar seus punhos. Seu último objetivo deverá ser o de segurar os cotovelos.

| INSUFICIENTE | REGULAR | BOM | MUITO BOM |
|---|---|---|---|
| Não cruzar os dedos | Cruzar os dedos das mãos | Segurar os punhos | Segurar os cotovelos |

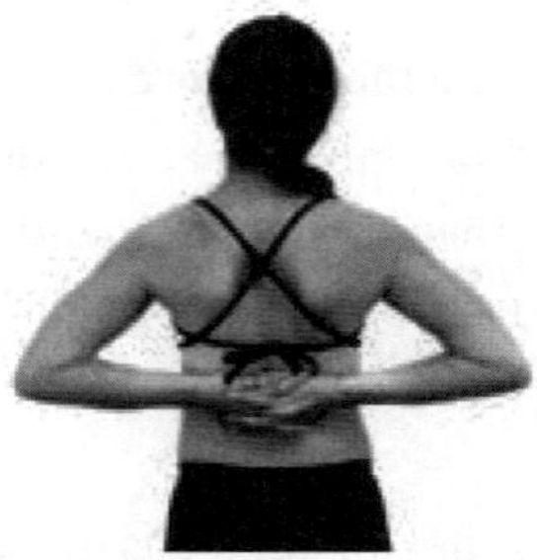

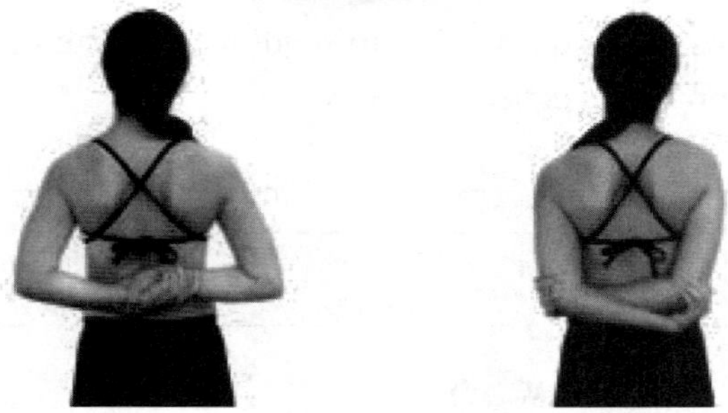

**3.** Em pé, deve-se realizar uma flexão de tronco, com os joelhos estendidos. Deve-se tocar com as suas mãos, primeiramente os joelhos, em seguida os tornozelos e por último as pontas dos pés.

| INSUFICIENTE | REGULAR | BOM | MUITO BOM |
|---|---|---|---|
| Não tocar os joelhos | Tocar os joelhos | Tocar os tornozelos | Tocar os pés |

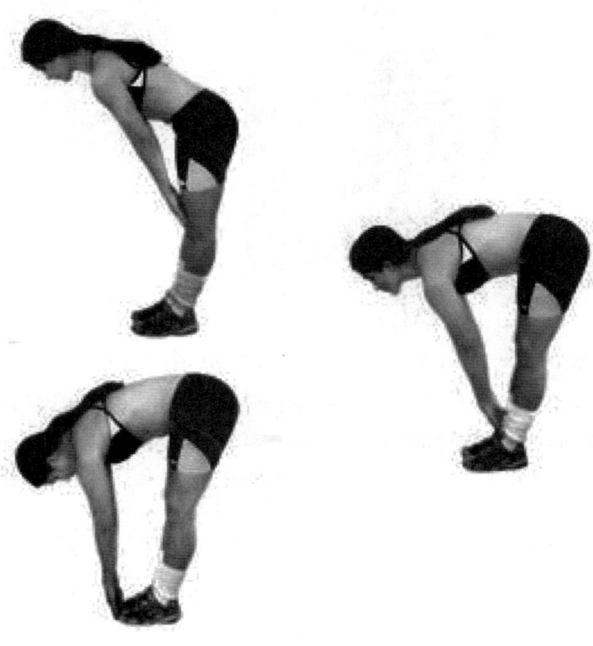

**4.** A posição inicial consiste em estar em pé, com os pés afastados em uma distância um pouco superior a largura dos ombros, com as mãos nos joelhos semiflexionados. Levando-se os braços entre as pernas, procure tocar as panturrilhas com as mãos. Tente agora tocar os calcanhares e, em seguida, colocar as palmas das mãos no solo, atrás dos pés.

| INSUFICIENTE | REGULAR | BOM | MUITO BOM |
|---|---|---|---|
| Não tocar as panturrilhas | Tocar as panturrilhas | Tocar os calcanhares | Colocar as palmas das mãos no solo |

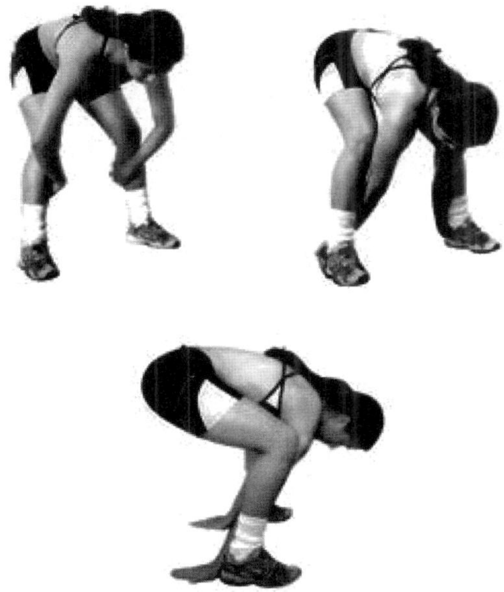

**5.** Sente-se em uma cadeira com os joelhos flexionados e ligeiramente afastados. Primeiramente tente tocar os cotovelos nos seus joelhos, em seguida procure tocar o tronco nas coxas. Por último, tente colocar seu tronco entre as coxas.

| INSUFICIENTE | REGULAR | BOM | MUITO BOM |
|---|---|---|---|
| Não tocar os joelhos | Tocar os joelhos | Tocar as coxas com o tronco | Tronco entre as coxas |

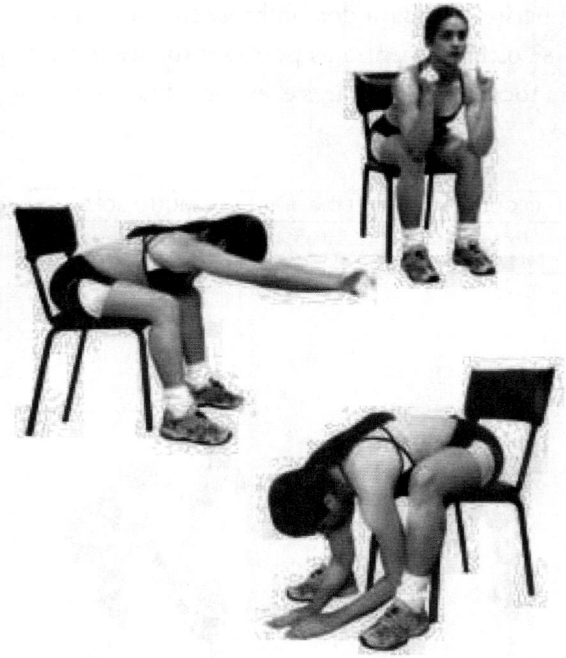

Como requisito meramente ilustrativo poderíamos utilizar uma escala numérica para interpretação dos resultados:

| Insuficiente – 1 |
|---|
| Regular – 2 |
| Bom – 3 |
| Muito bom – 4 |

Estabelecendo-se o somatório dos resultados observados nos 5 movimentos isolados, tem-se a possibilidade de encontrar valores entre 4 e 20, o que poderia nos fornecer um índice global de flexibilidade; no entanto, como descrito anteriormente neste capítulo, a flexibilidade é específica para cada articulação e/ou movimento, portanto se o resultado for "BOM" ou "MUITO BOM", em todos os movimentos, você, seu cliente ou aluno poderão mantê-los apenas com um trabalho de alongamento, mas se o resultado for "INSUFICIENTE" ou "REGULAR", mesmo que seja em apenas um dos movimentos, um trabalho de flexionamento específico na(s) articulação(ões) que a flexibilidade apresenta-se reduzida deverá ser realizado.

# Avaliação da Flexibilidade por Testes Angulares

Os Testes Angulares são classificados por Morais (1992), mencionado por Arregui; Martinez (2001), como sendo os mais recomendados por não serem afetados pelos seguimentos corporais, e seus resultados podem ser comparados entre os sujeitos e com ele mesmo. Estes testes são divididos em dois grupos: os invasivos e os não invasivos. Ao primeiro grupo pertencem as medidas angulares realizadas sobre radiografias ou Imagens de Ressonância Magnética (IRM). Esta é a forma aceita como o padrão de referência na medida do arco máximo de movimento (Frobin et al., 1996; HERRMANN, 1990; SAMO et al., 1997; Saur et al., 1996; SPRIGLE et al., 2003, TOUSIGNANT et al., 2002; Weretenberg et al., 1996). O segundo grupo é composto pelas medidas angulares, efetuadas por meio de goniômetros e clinômetros ou inclinômetros. As fotos dos instrumentos esta a seguir:

Figura 4.4 A -

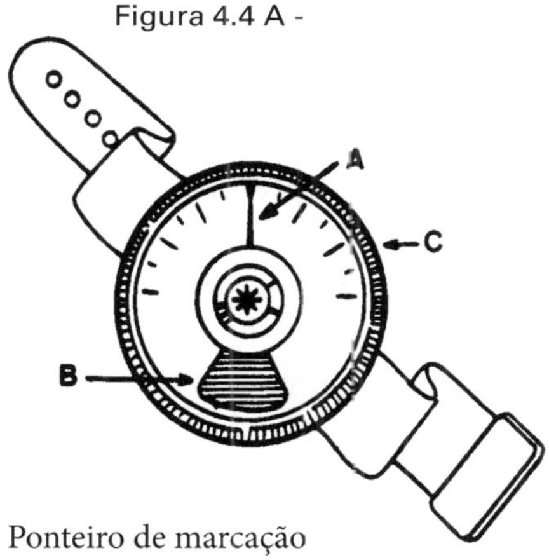


Ponteiro de marcação

Figura 4.5

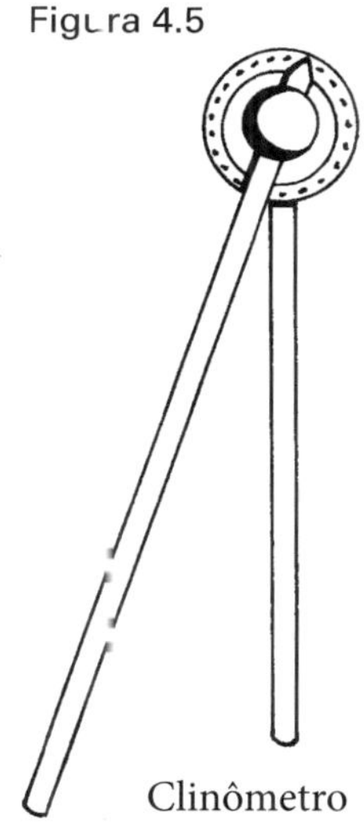

Clinômetro

B - peso que o ponteiro mantém na vertical;
C - caixa que gira em relação ao ponteiro,
com o movimento da parte do corpo examinada.

## Fotos dos novos Goniômetros

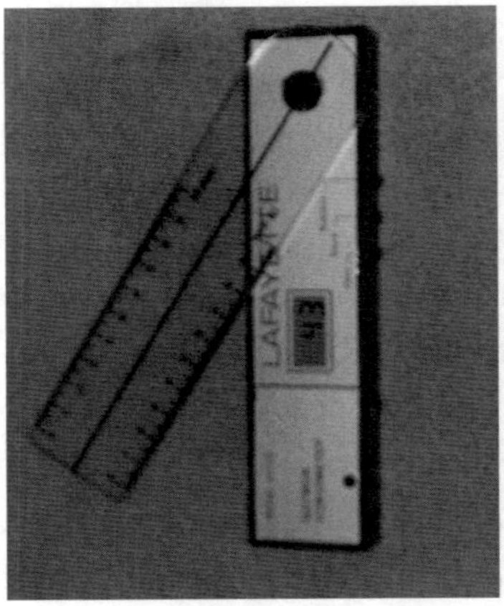

Goniômetro Digital

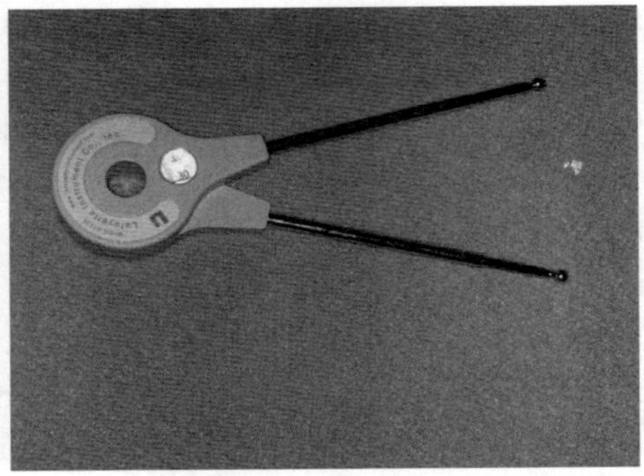

Goniômetro com as astes reguláveis

A goniometria (e em menor grau a clinometria) vem sendo bastante estudada e utilizada, segundo Neves; Santos (2003), devido ao seu baixo custo e acurados resultados. Os trabalhos existentes (Brosseau et al., 1997; BROSSEAU et al., 2001; BUCHHOLTZ; WELLMAN, 1997; CHEN et al., 1997; CROWELL et al., 1994; FISCH; WINGATE, 1985; HOSHIZAKE; BELL, 1984; LOW, 1976; NORKIN; WHITE, 1995; ROME; COWIESON, 1996) estabeleceram a validade deste método para encontrar a medida da flexibilidade de diversos movimentos do corpo humano.

Para se determinar a cientificidade de um protocolo de testagem, segundo Kiss (1987, p.23-24), faz-se necessária a observância dos seguintes critérios: "validade, fidedignidade, objetividade, padronização de instruções e, preferencialmente, padrões".

A validade é o grau no qual um teste realmente mede o que se destina a medir (Morrow et al., 1995).

A fidedignidade é o grau de consistência do teste. Reflete o grau em que a medida é livre de erros intra-avaliação Thomas; Nelson (1990). É determinada quando o mesmo avaliador realiza um reteste, em idênticas condições do teste inicial, no mesmo grupo, de três a 15 dias depois.

A objetividade é o grau de reprodutibilidade do teste por diversos aplicadores diferentes. Reflete o nível em que a medida pode ser afetada por erros interavaliadores (Morrow et al., 1995).

A padronização de instruções ou protocolo, segundo Kiss (1987), caracteriza-se pela seguinte forma:

Envolve a descrição do teste, com sua fonte de referência original, sua validade, fidedignidade para o grupo e objetividade, bem como detalhes do objetivo, da descrição e das condições de realização do teste, incluindo local, vestimenta, formas de motivação para obtenção de resultados reais, cuidados a serem tomados e os erros mais frequentes a serem evitados.

Por fim, os "padrões" ou parâmetros de normalidade são, conforme a mesma autora, "valores obtidos através de amostras específicas da população", variando de acordo com idade e sexo. A finalidade dos parâmetros de normalidade está em possibilitar a avaliação dos resultados aferidos no teste, em função da distribuição normal dos escores.

## Avaliação da flexibilidade pela Goniometria

A goniometria é amplamente aceita, conforme as referências já apresentadas, como a forma mais precisa de se medir a amplitude máxima de movimentos. No entanto, seu uso não se difundiu muito, por ser deficiente o acesso dos profissionais da área às informações técnicas pertinentes.

Este trabalho procura iniciar o caminho à solução do problema aqui exposto, tornando disponível aos profissionais da área de Biociências um protocolo completo, acessível e cientificamente preciso para medir a flexibilidade, baseado na goniometria não invasiva.

Busca-se popularizar uma nova opção de mensuração da flexibilidade, que fuja tantos dos procedimentos invasivos, nem sempre exequíveis devido à carência de recursos ou impossibilidade de utilização na amostra (por exemplo, em estudos com gestantes), quanto das técnicas baseadas na estimação visual, devido aos óbices apresentados.

Conforme se explanou na Introdução, um teste, a fim de ser considerado possuidor de um nível adequado de cientificidade, deve apresentar: validade, fidedignidade, objetividade, padronização de instruções e, preferencialmente, padrões.

Desde 1992, a Equipe do Laboratório de Biometria e Fisiologia do Esforço (LABIFIE), da Universidade Federal Rural do Rio de Janeiro, já utiliza o protocolo de goniometria de Dantas; Carvalho; Fonseca (1997), constituído pelas medidas padronizadas de 17 movimentos, com resultados plenamente satisfatórios. Os movimentos foram escolhidos pela frequência com que eram indicados por técnicos e preparadores físicos, ao solicitarem os testes que deveriam integrar a "bateria" a que seriam submetidos seus atletas.

Com o modelo de goniometria apresentado é o citado protocolo.

## Validade, Fidedignidade e Objetividade

Estes parâmetros, essenciais para o estabelecimento do grau de confiabilidade científica de um teste, podem ser verificados no quadro a seguir.

Valores de "r" para Validade, Fidedignidade e Objetividade das medidas goniométricas, por articulação.

| Articulação | Validade | Fidedignidade | Objetividade |
|---|---|---|---|
| Ombro | | 0,94 - 0,98 | 0,88 - 0,90 |
| Cotovelo | | < 0,90 | < 0,90 |
| Punho | | 0,90 | 0,89 - 0,93 |
| Quadril | < 0,90 | 0,75 - 0,85 | 0,55 - 0,74 |
| Joelho | | | 0,86 - 0,90 |
| Tornozelo | | 0,92 - 0,96 | - |
| Coluna Cervical | - | 0,76 - 0,93 | 0,80 - 0,91 |
| Coluna Lombar Torácica | 0,75 - 0,97 | 0,91 | 0,88 - 1,0 |

Fonte: Adaptado de Norkin e White (1995).

**OBS:** A diversidade no valor de "r" é devida aos diferentes movimentos e estudos considerados

## REGISTRO DA GONIOMETRIA

As medidas goniométricas obtidas após a aplicação do protocolo de LABIFIE poderão ser registradas em uma tabela numérica ou ficha de avaliação que forneça informações suficientes que permitam interpretar a medida como apresentada do anexo I. Esta tabela deverá conter nome, idade e gênero do testado; nome do avaliador; fabricação e tipo do goniômetro usado; articulação e movimento que está sendo medido; no caso dos membros, informar qual o lado está sendo testado; toda e qualquer informação subjetiva, tal como desconforto ou dor, referida pelo sujeito durante o teste.

Esta ficha de avaliação contém os movimentos articulares utilizados no protocolo de LABIFIE. Os espaços à esquerda e à direita da coluna central são reservados, respectivamente, para as medidas realizadas do lado esquerdo e direito do corpo do sujeito. O nome do avaliador e as datas dos testes devem ser anotados no topo das colunas de medidas.

## NORMATIZAÇÃO DE INSTRUÇÕES

Para a realização da goniometria deve-se observar as seguintes precauções:

- Tomar as medidas sempre à mesma hora do dia;
- O testado não deverá haver realizado atividade física na hora anterior ao teste;
- O testado deverá estar com a pele limpa e seca;
- Previamente, o testado deverá ser informado sobre os procedimentos que se executarão, ser solicitado a remover o máximo de roupa possível e a prender os cabelos;
- Os pontos de reparo utilizados deverão ser marcados com lápis dermatográfico;

• O avaliado deverá manter-se calmo, procurando permanecer o mais relaxado possível;

• As medidas serão tomadas sempre no lado direito, exclusive as dos membros, que serão bilaterais;

• O goniômetro deverá ser seguro firmemente por suas hastes, para que o eixo não saia do ponto marcado;

• Cada movimento deverá ser levado até o final do arco articular, no momento antes da dor, sem ajuda ou resistência por parte do avaliado.

A seguir, é mostrada técnica para a medida da flexibilidade por articulação (DANTAS, 2005). Onde as medidas goniométricas obtidas após a aplicação do protocolo de LABIFIE poderão ser registradas em uma tabela numérica.

## PADRONIZAÇÃO DAS MEDIDAS

**a. Rotação da Coluna Cervical**

**Ponto utilizado:** Vértex

**Posição inicial:** O testado deverá estar de pé na posição ortostática, ou sentado, com a cabeça no plano de Frankfurt.

**Técnica:** O Goniômetro deverá ser colocado com o seu eixo central sobre o Vértex. As hastes deverão estar alinhadas sobre uma linha imaginária, traçada do Vértex até o ponto Acromial (Figura 4.6). Em seguida, o testado deverá realizar a rotação da coluna cervical, sem que sua cabeça sofra uma inclinação. Ao término do movimento, uma das hastes deverá ser deslocada e alinhada com a linha do nariz e a outra deverá permanecer alinhada com o ponto Acromial (Figura 4.7).

**Leitura do aparelho:** O resultado do ângulo articular deste movimento será obtido pela diferença do ângulo de 90°, isto é, pela angulação proveniente do ponto neutro até a linha do nariz, no final do movimento.

OBS: O Avaliador deverá encontrar-se em um plano mais alto do que o do testado, para que o mesmo possa obter uma visão superior deste movimento.

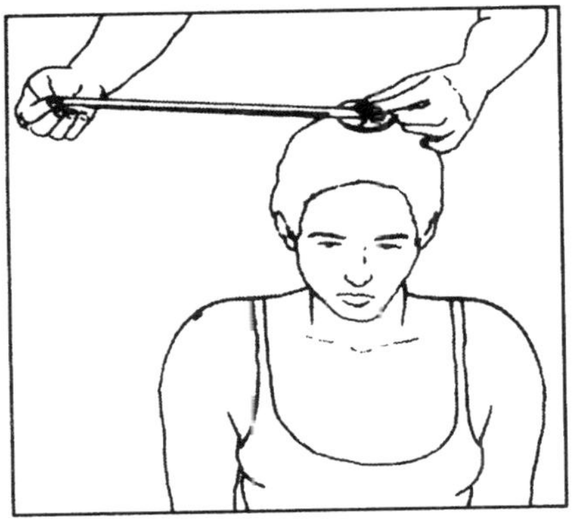

Figura 4.6

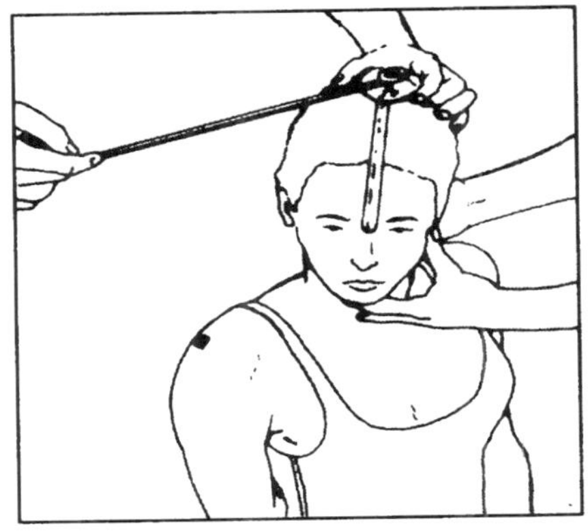

Figura 4.7

**b. Flexão Horizontal da Articulação do Ombro**

**Ponto utilizado**: Acromial.

**Posição inicial**: O testado deverá estar sentado, com os joelhos estendidos e a coluna ereta, o braço direito abduzido formando um ângulo de 90º com o tronco, o cotovelo estendido com a palma da mão voltada para baixo (Figura 4.8).

**Técnica**: O Goniômetro deverá ser posto com o seu eixo central sobre o ponto Acromial, uma das hastes fixa nas costas do avaliado, no sentido transversal, sobre uma linha traçada entre os pontos Acromiais, e a outra na face externa do braço, sobre uma linha traçada do ponto Acromial até o ponto Radial e, em seguida, far-se-á a Flexão Horizontal da Articulação do Ombro (Figura 4.9).

**Leitura do Aparelho**: o resultado do ângulo articular deste movimento será obtido pela diferença do ângulo de 180º e o valor obtido na leitura do goniômetro ao final da máxima flexão horizontal da articulação do ombro. Exemplo: após uma avaliação deste movimento, verificou-se na leitura do goniômetro o valor de 75°. Utilizando a regra acima citada, obteremos o seguinte resultado: 180° - 75° = 105°, que representa a máxima flexão horizontal da articulação do ombro do indivíduo testado.

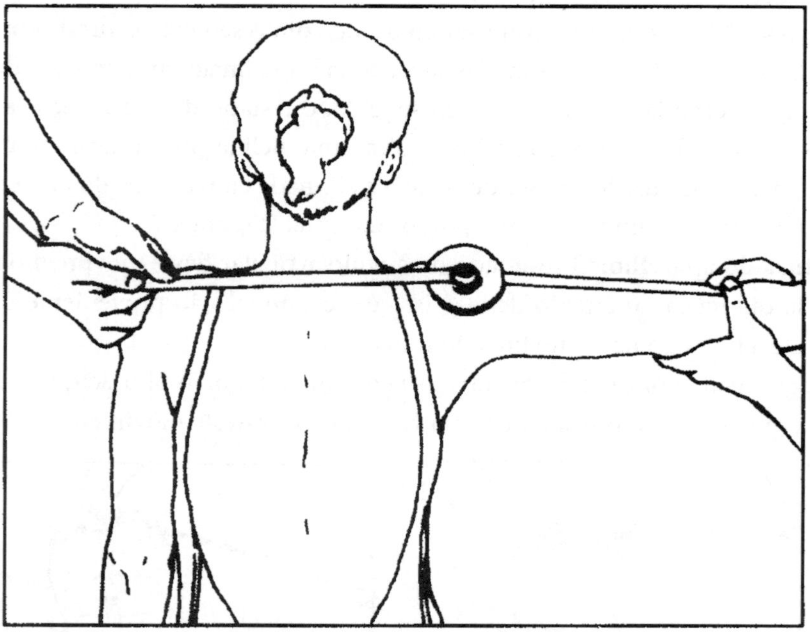

Figura 4.8

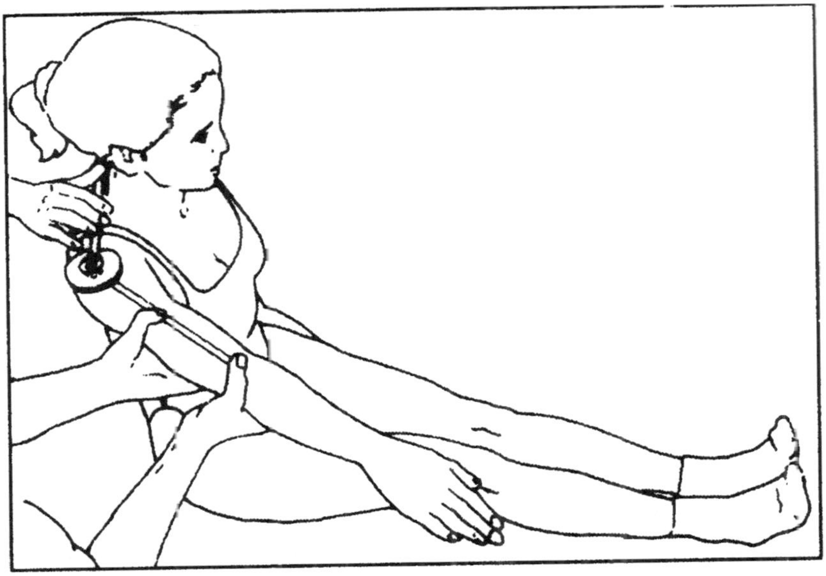

Figura 4.9

**c. Extensão Horizontal da Articulação do Ombro**

**Ponto utilizado:** Acromial.

**Posição inicial:** O testado deverá estar sentado, com as pernas estendidas, formando um ângulo de 90° com o tronco, o braço direito abduzido também num ângulo de 90° em relação ao tronco, o cotovelo estendido e a palma da mão voltada para baixo.

**Técnica**: A colocação do Goniômetro é idêntica à Flexão Horizontal da Articulação do Ombro, exceto que o movimento a avaliar-se será o de Extensão Horizontal da Articulação do Ombro (Figura 4.10).

**Leitura do Aparelho:** o resultado do ângulo articular deste movimento será obtido pela diferença do ângulo de 180° e o valor obtido na leitura do goniômetro ao final da máxima extensão horizontal da articulação do ombro.

**CUIDADOS A SEREM TOMADOS:**

- Não deixar que a coluna do testado fique curvada ou inclinada;
- As pernas do testado, por padronização, devem estar estendidas;
- Na Flexão Horizontal, o testado deve erguer o queixo para que não atrapalhe o movimento.

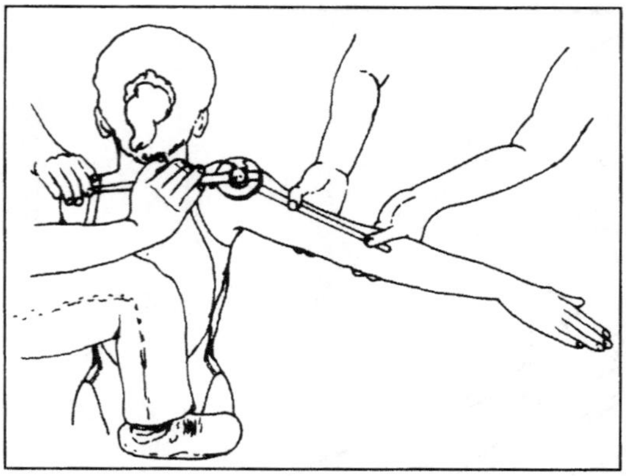

Figura 4.10

**d. Abdução da Articulação do Ombro**

**Ponto utilizado:** Acromial.

**Posição inicial:** O testado deverá estar de pé ou sentado, com o braço direito ao longo do tronco, o cotovelo estendido.

**Técnica:** O Goniômetro deverá ser colocado tendo o seu eixo central alinhado com o ponto Acromial na face posterior do braço; uma das hastes se fixará na parte posterior do braço sobre uma linha traçada do ponto Acromial até o processo Olecraniano; a outra estará fixada nas costas do avaliado, no sentido transversal, sobre a linha traçada entre os pontos acromiais (Figura 4.11). Depois é só realizar o movimento (Figura 4.12).

**Leitura do Aparelho:** o resultado do ângulo articular deste movimento será obtido pela diferença do ângulo de 270º e o valor obtido na leitura do goniômetro ao final da máxima abdução da articulação do ombro.

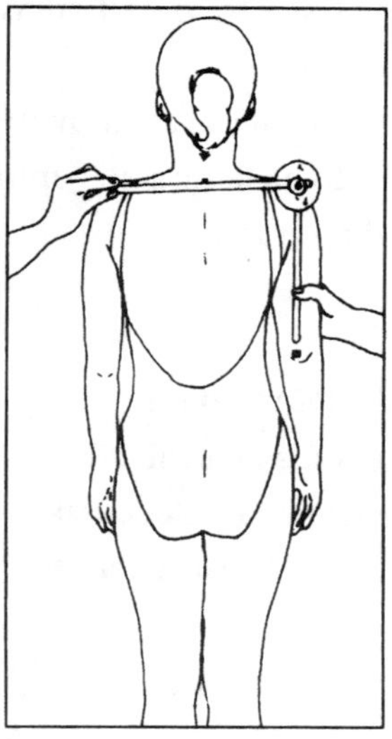

Figura 4.11

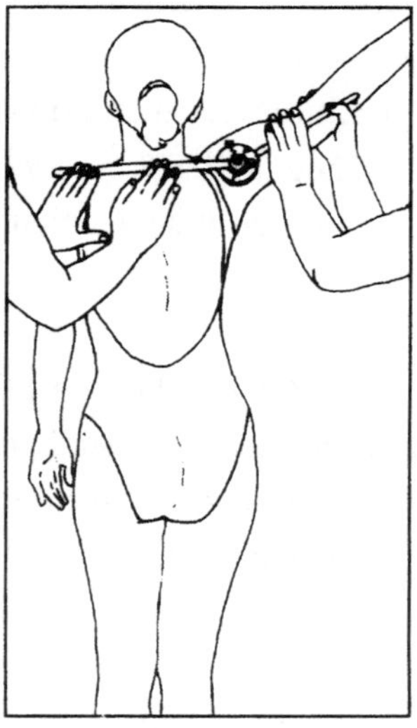

Figura 4.12

**e. Flexão da Articulação do Ombro**

**Ponto utilizado:** Acromial

**Posição inicial:** O testado deverá estar de pé com o braço direito ao longo do tronco, com o cotovelo estendido.

**Técnica:** O Goniômetro deverá ser posicionado na face externa do braço, com seu eixo principal sobre o ponto acromial (Figura 4.13); em seguida realiza-se o movimento, ficando uma das hastes fixa no braço, e a outra na direção da linha axilar (Figura 4.14).

**Leitura do Aparelho:** o resultado do ângulo articular deste movimento será obtido pela angulação proveniente da posição inicial até a máxima flexão da articulação do ombro, ou seja, até o final do movimento. Caso o testado ultrapasse o valor final de 180°, o resultado será obtido pela diferença do ângulo de 180° e o resultado obtido na leitura do goniômetro ao final da máxima flexão da articulação do ombro, devendo-se acrescentar 180° ao resultado obtido desta diferença.

**Exemplo:** após uma avaliação deste movimento verificou-se na leitura do goniômetro o valor de 170°. Utilizando a regra acima citada, obteremos o seguinte resultado: 180° - 170° = 10°, acrescidos de 180°, teremos: 190° como resultado final da máxima flexão da articulação do ombro do indivíduo testado.

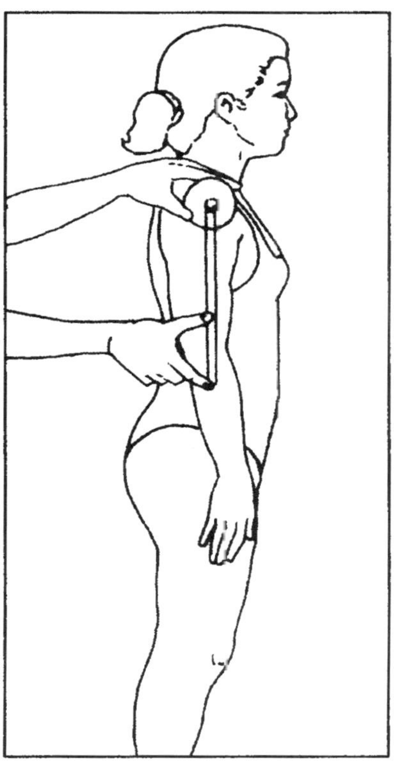

Figura 4.13

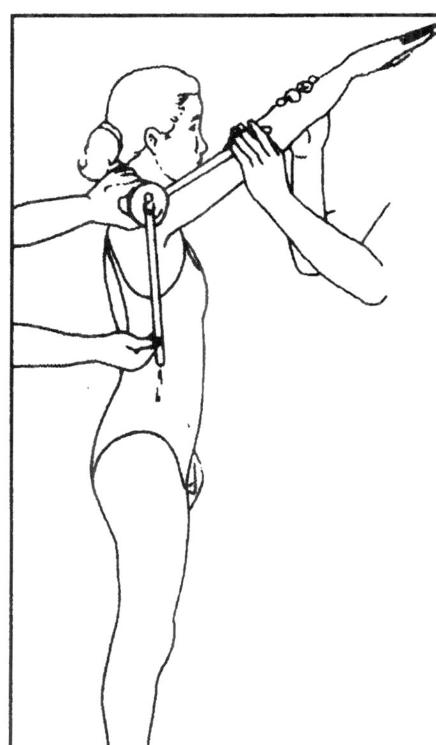

Figura 4.14

**f. Rotação Interna e Rotação Externa da Articulação do Ombro**

**Ponto utilizado:** Processo Olecraniano.

**Posição inicial:** O testado deverá estar deitado em decúbito dorsal, o braço direito abduzido, produzindo um ângulo de 90° como tronco, o cotovelo flexionado; o antebraço formando um ângulo de 90° com o braço; a palma da mão estará voltada para frente, perpendicular ao solo (Figura 4.15).

**Técnica:** O Goniômetro deverá ser colocado com seu eixo central sobre o Processo Olecraniano, as hastes frouxas; uma delas estará sobre uma linha traçada do Stylon até o Processo Olecraniano e a outra, solta e perpendicular ao solo, sofrendo a ação da gravidade, ou sobre uma reta já traçada previamente (Figura 4.16); em seguida, realizar-se-á a Rotação Interna (Figura 4.17) e Externa (Figura 4.18) da Articulação Glenoumeral.

Leitura do Aparelho: o resultado do ângulo articular destes movimentos será obtido pela diferença do ângulo de 180° e o valor obtido na leitura do goniômetro ao final da máxima rotação interna ou externa da articulação

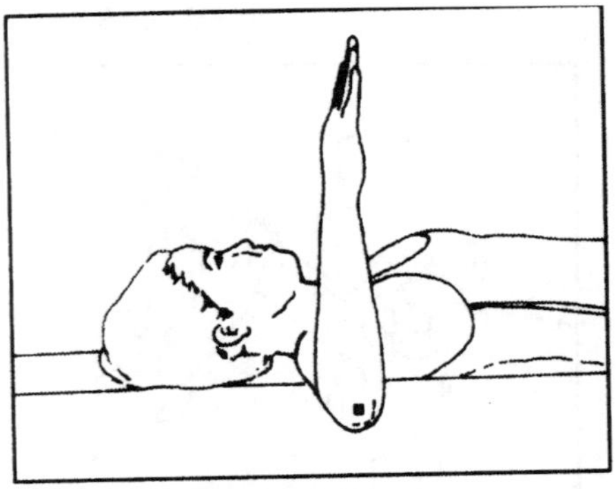

Figura 4.15

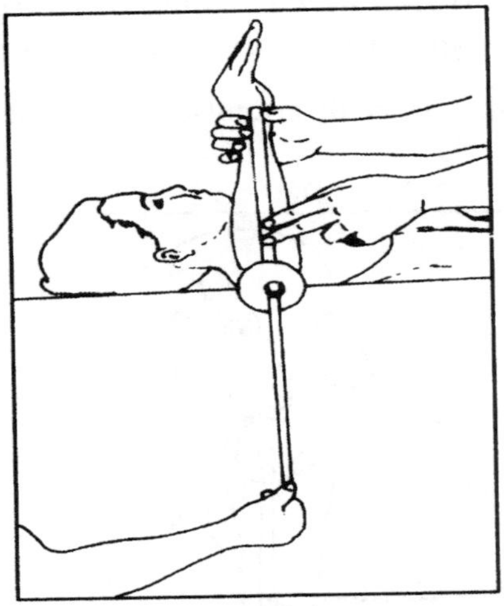

Figura 4.16

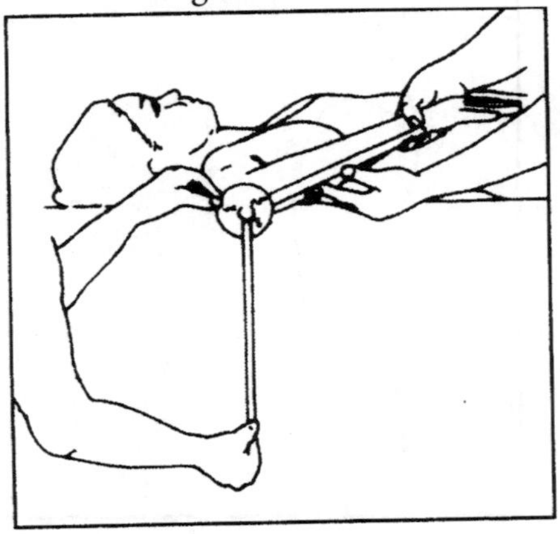

Figura 4.17

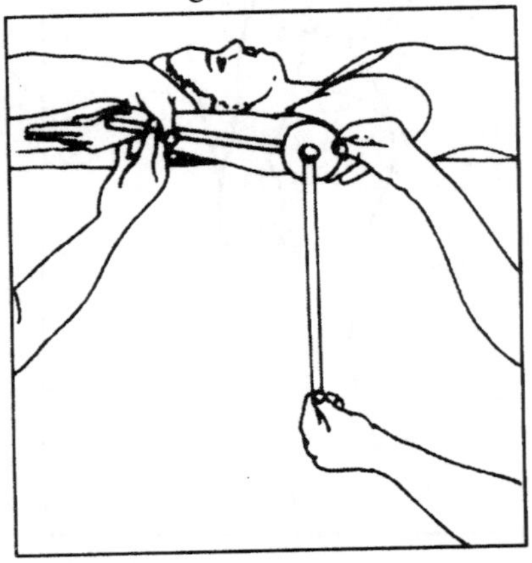

Figura 4.18

**g. Flexão da Articulação do Cotovelo**

**Ponto utilizado:** Radial

**Posição inicial:** O testado deverá estar deitado em decúbito dorsal, com as pernas estendidas, os braços ao longo do tronco, os cotovelos estendidos.

**Técnica:** O Goniômetro deverá colocar-se com o seu eixo central sobre o ponto Radial, uma das hastes fixada no antebraço sobre uma linha traçada do ponto Radial até o Stylon ; a outra fixada no braço na sua face externa sobre uma linha traçada do ponto Radial, até o ponto Acromial; far-se-á em seguida a Flexão da articulação do cotovelo.

**Leitura do Aparelho:** o resultado do ângulo articular deste movimento será obtido pela diferença do ângulo de 180° e o valor obtido na leitura do goniômetro ao final da máxima flexão da articulação do cotovelo.

**h. Flexão e Extensão da Articulação do Punho**

**Ponto utilizado:** Stylon

**Posição inicial:** O testado deverá manter o antebraço apoiado e imóvel em uma mesa ou similar, a mão formando um ângulo de 180° com o antebraço.

**Técnica:** O Goniômetro deverá ser posto com o seu eixo central sobre o ponto Stylon, uma das hastes sobre uma linha traçada do Stylon até o ponto Radial, e a outra fixada na face lateral da mão sobre o 5° metacarpo (Figura 4.19), realizando-se, em seguida, a Flexão e a Extensão da Articulação do Punho (Figura 4.20).

**Leitura do Aparelho:** para obtenção destas medidas dever-se-á utilizar um goniômetro de 8 polegadas, graduado de 0°-180°. O resultado do ângulo articular destes movimentos será obtido pela angulação proveniente da posição inicial até a máxima flexão ou extensão da articulação do punho, ou seja, até o final do movimento.

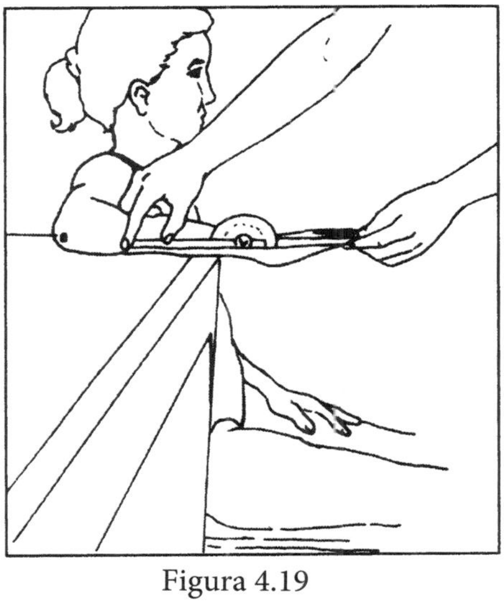

Figura 4.19

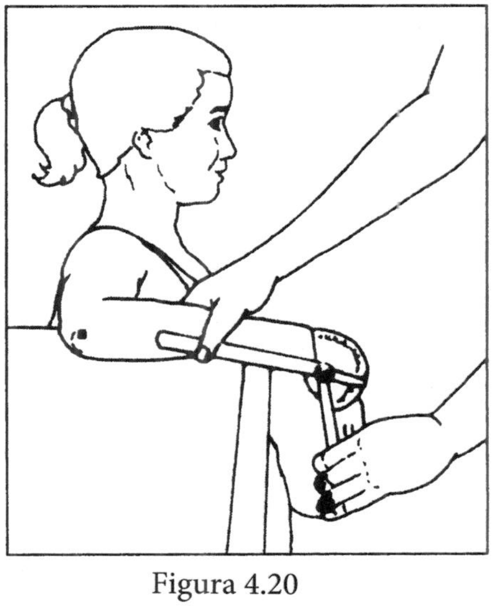

Figura 4.20

**i. Flexão da Coluna Lombar**

**Ponto utilizado:** Trocantérico.

**Posição inicial:** O testado deverá estar sentado, as pernas estendidas formando um ângulo de 90º com o tronco, os braços relaxados ao lado do mesmo (Figura 4.21).

**Técnica:** O eixo central do Goniômetro deverá posicionar-se sobre o ponto Trocantérico, uma das hastes fixada na parte lateral do tronco sobre o prolongamento da linha axilar, e a outra na parte lateral da coxa, em seu prolongamento (Figura 4.22); em seguida, efetuar-se-á a Flexão da Coluna Lombar (Figura 4.23).

Obs: O avaliador deverá estar atento para que não haja uma anteroversão da cintura pélvica do avaliado, durante o movimento.

**Leitura do Aparelho:** o resultado do ângulo articular deste movimento será obtido pela diferença do ângulo de 90º e o valor obtido na leitura do goniômetro ao final da máxima flexão da coluna lombar.

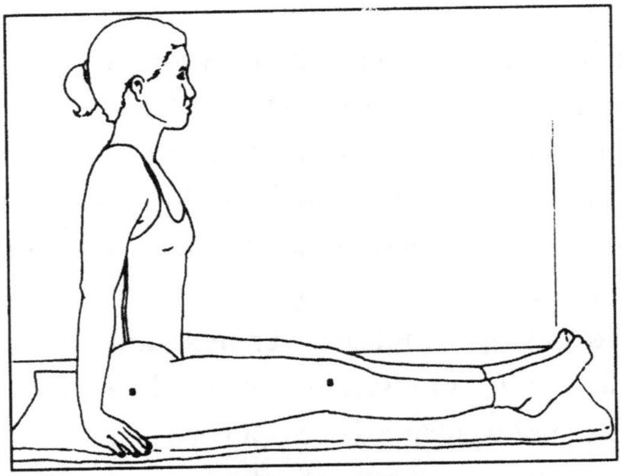

Figura 4.21

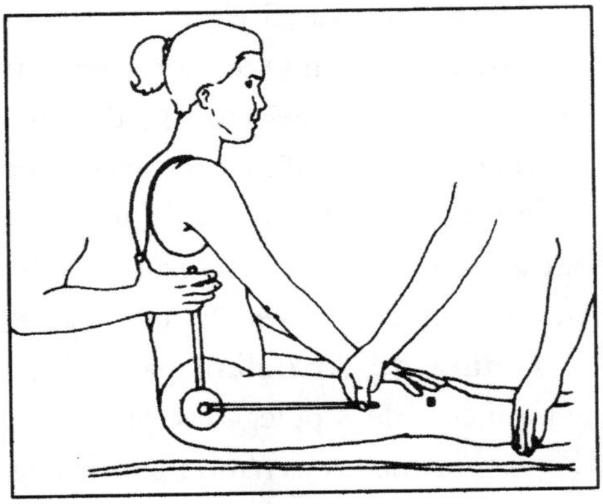

Figura 4.22

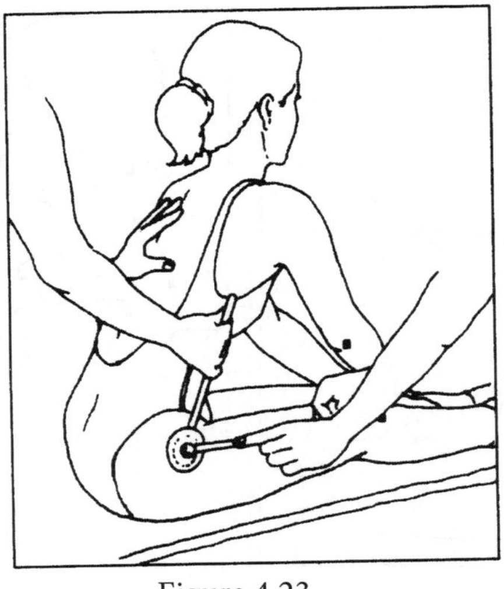

Figura 4.23

**j. Flexão da Articulação do Quadril**

**Ponto utilizado:** Trocantérico.

**Posição inicial:** O testado deverá estar deitado em decúbito dorsal, com as pernas estendidas.

**Técnica:** O Goniômetro deverá colocar-se com o seu eixo central sobre o ponto Trocantérico, uma das hastes fixada na parte lateral do tronco, sobre o prolongamento da linha axilar, e a outra na face externa da coxa em sua linha mediana (Figura 4.24); em seguida, realizar-se-á a Flexão da Articulação do Quadril (Figura 4.25).

Obs: Este movimento poderá ser aferido com o joelho do segmento corporal referente, estendido ou flexionado, de acordo com o protocolo utilizado.

**Leitura do Aparelho:** o resultado do ângulo articular deste movimento será obtido pela diferença do ângulo de 180° e o valor obtido na leitura do goniômetro ao final da máxima flexão da articulação do quadril.

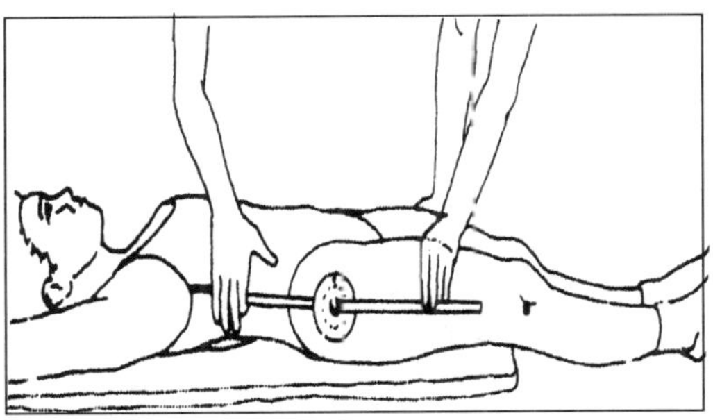

Figura 4.24

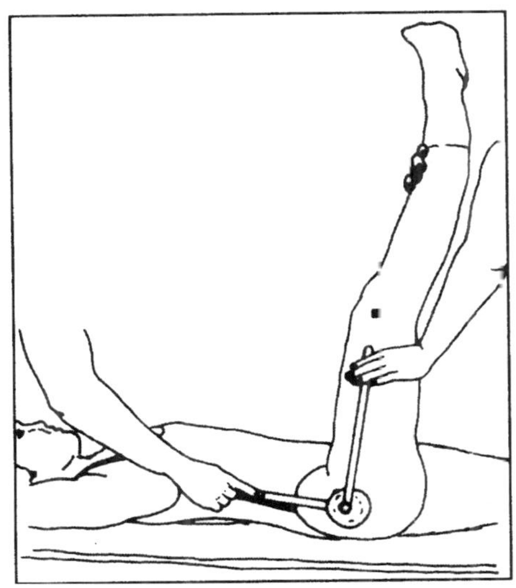

Figura 4.25

**l. Extensão da Articulação do Quadril**

**Ponto utilizado:** Trocantérico.

**Posição inicial:** O testado deverá estar deitado em decúbito ventral, com as pernas estendidas.

**Técnica:** O Goniômetro deverá ser posto com o seu eixo central sobre o ponto Trocantérico, uma das hastes fixada na parte lateral do tronco, no prolongamento da linha axilar, e a outra na face externa da coxa, em sua linha mediana (Figura 4.26); em seguida, realizar-se-á a Extensão da Articulação do Quadril (Figura 4.27).

**Leitura do Aparelho:** o resultado do ângulo articular deste movimento será obtido pela diferença do ângulo de 180º e o valor obtido na leitura do goniômetro ao final da máxima extensão da articulação do quadril.

CUIDADOS A SEREM TOMADOS:

- Não deixar que as articulações dos joelhos se flexionem, na execução da flexão da coluna lombar;
- Na flexão da articulação do quadril, a articulação do joelho da perna que está fixa no solo não poderá se flexionar;
- Evitar que a cintura pélvica realize uma anteroversão durante o movimento de extensão da articulação do quadril.

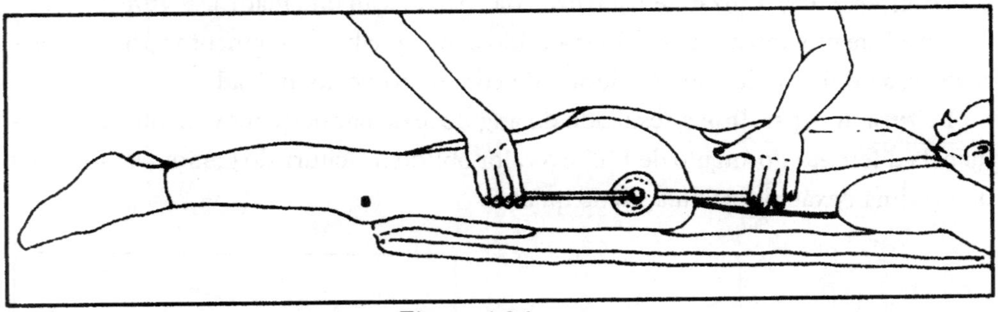

Figura 4.26

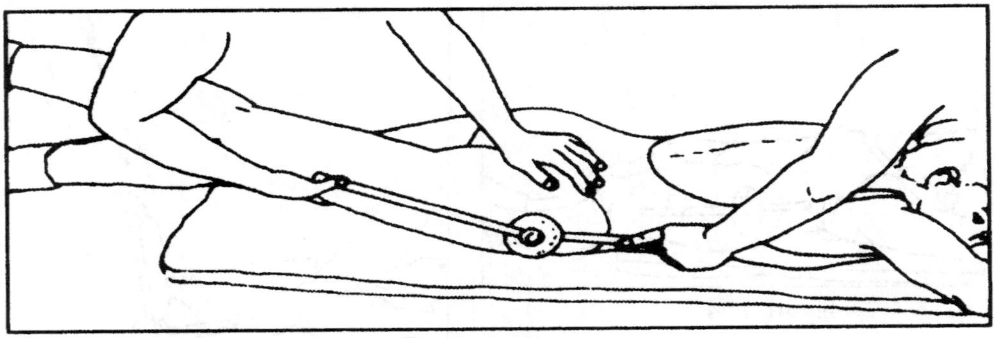

Figura 4.27

**m. Abdução de Membros Inferiores**

***1ª Variante***

**Ponto utilizado:** Cóccix (Figura 4.28).

**Posição inicial:** O testado deverá estar deitado em decúbito ventral.

**Técnica:**Uma das hastes do Goniômetro deverá posicionar-se sobre uma linha traçada entre as duas cristas ilíacas, e a outra sobre a face anterior da coxa em sua linha mediana; em seguida, realizar-se-á o movimento de Abdução do quadril, com a haste fixada na coxa.

***2ª Variante***

**Ponto utilizado:** Cóccix. (Figura 4.28)

**Posição inicial:** O testado deverá estar deitado em decúbito ventral.

**Técnica:** O O Goniômetro deverá posicionar o seu eixo central sobre o Cóccix sobre as hastes paralelas e sobre um plano traçado a partir do prolongamento do eixo longitudinal da coluna vertebral (Figura 4.29); em seguida, realizar-se-á o movimento de Abdução dos Membros inferiores; ao término deste movimento, as hastes deverão ser colocadas sobre a linha mediana das coxas (Figura 4.30)..

**Leitura**: o resultado do ângulo articular deste movimento será obtido pela angulação proveniente da posição inicial até a máxima abdução dos membros inferiores do testado, ou seja, até o final do movimento.

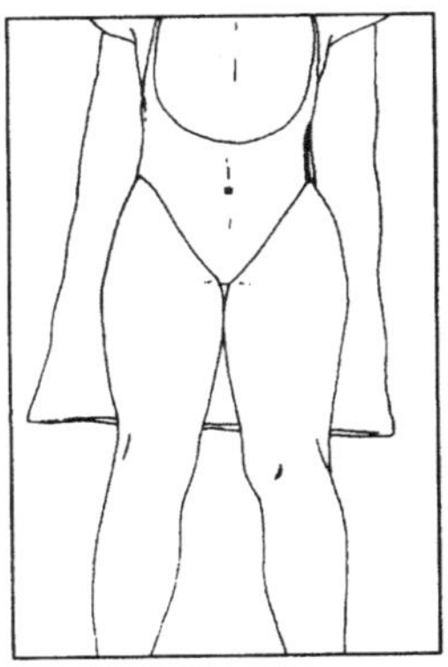

Figura 4.28

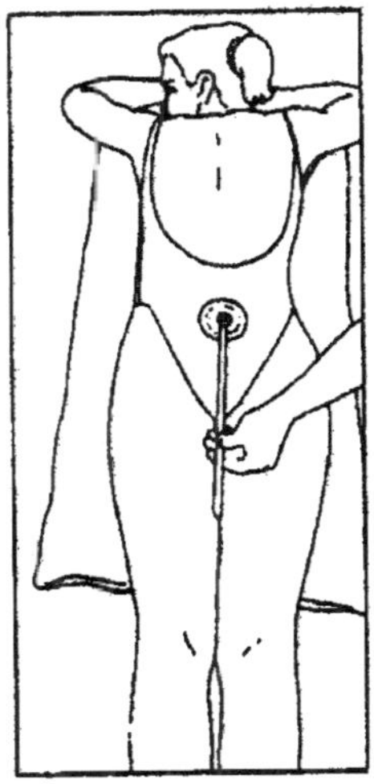

Figura 4.29

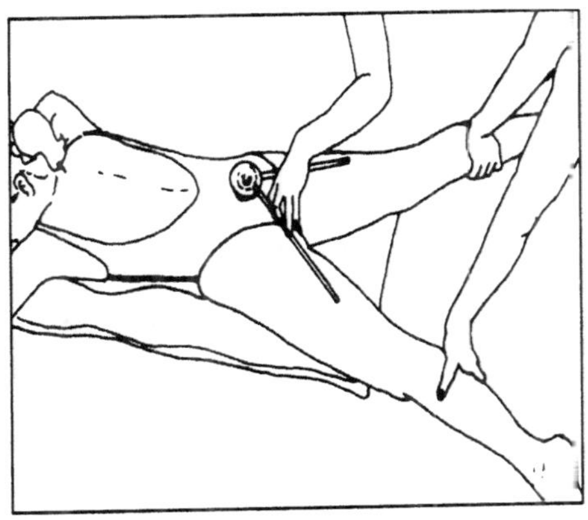

Figura 4.30

**n. Flexão da Articulação do Joelho**

**Ponto utilizado:** Tibial Lateral.

**Posição inicial:** O testado deverá estar deitado em decúbito ventral com as pernas estendidas.

**Técnica:** O Goniômetro deverá colocar-se com seu eixo central sobre o ponto Tibial Lateral, uma das hastes fixada na face externa da coxa sobre uma linha traçada do ponto trocantérico até o ponto Tibial, e a outra na face externa da perna sobre uma linha traçada do ponto Tibial até o ponto Sphirion (Figura 4.31); em seguida, realizar-se-á o movimento de Flexão da Articulação do Joelho (Figura 4.32).

**Leitura do Aparelho:** o resultado do ângulo articular deste movimento será obtido pela diferença do ângulo de 180° e o valor obtido na leitura do goniômetro ao final da máxima flexão da articulação do joelho.

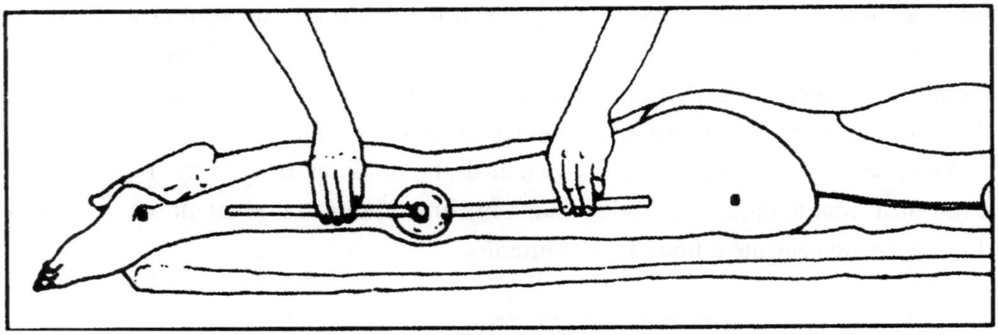

Figura 4.31

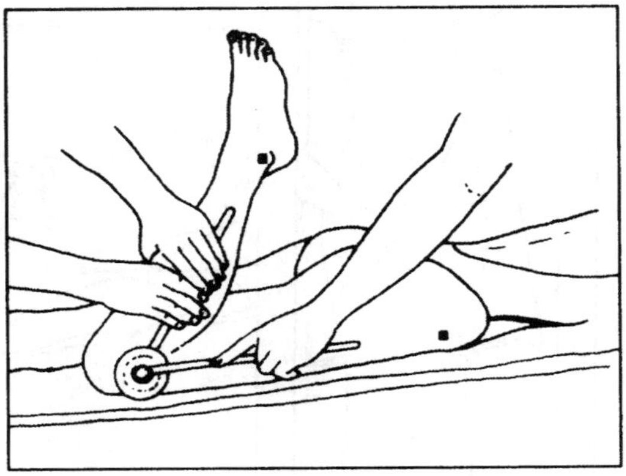

Figura 4.32

**o. Flexão Plantar e Flexão Dorsal da Articulação do Tornozelo**

**Ponto utilizado:** Sphirion.

**Posição inicial:** O avaliado deverá sentar-se com as pernas e os pés relaxados.

**Técnica:** O Goniômetro deverá posicionar-se com o seu eixo central sobre o ponto Sphirion, uma das hastes fixa na face externa da perna sobre uma linha traçada do ponto Sphirion até o ponto Tibial, e a outra sobre uma linha traçada no prolongamento do 4° metatarso (Figura 4.33), formando um ângulo de 90°; em seguida, realizar-se-á o movimento de Flexão Plantar (Figura 4.34) e de Flexão Dorsal (Figura 4.35) da Articulação do Tornozelo.

**Leitura do Aparelho:** para obtenção destas medidas dever-se-á utilizar um goniômetro de 8 polegadas, graduado de 0°-180°. O resultado do ângulo articular destes movimentos será obtido pela diferença do ângulo de 90° e o valor obtido na leitura do goniômetro ao final da máxima flexão plantar ou dorsal da articulação do tornozelo.

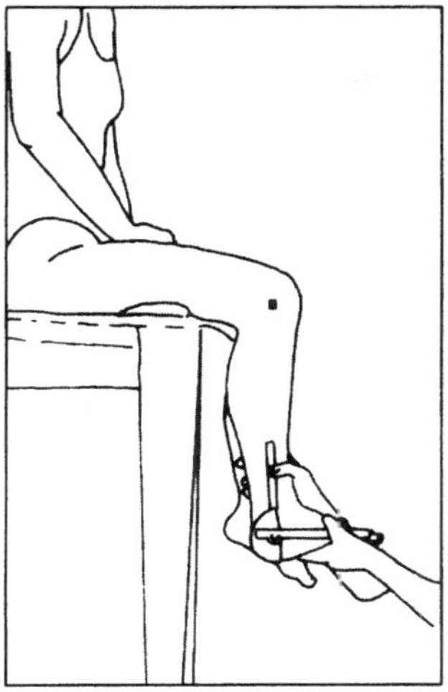

Figura 4.33

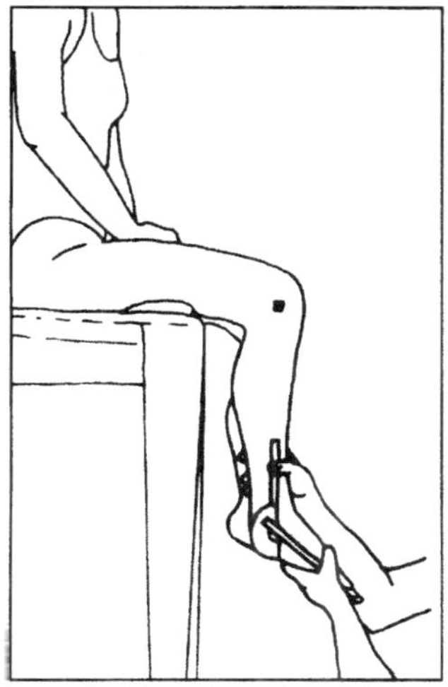

Figura 4.34

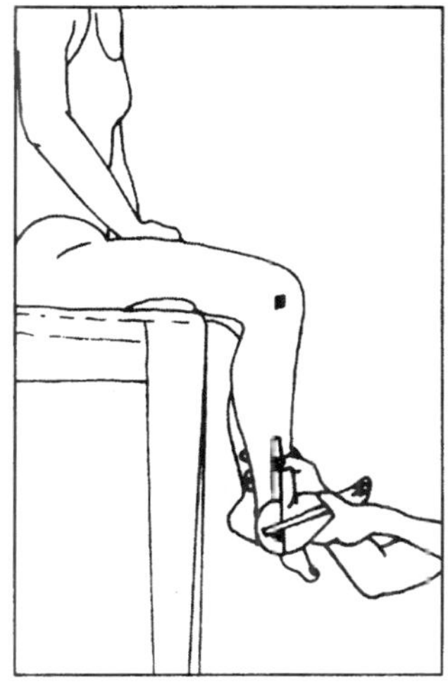

Figura 4.35

Sugere-se que para realização do protocolo de LABIFIE completo, estabeleça-se uma sequência de movimentos como segue: e, a, b, c, d, i, j, f, g, l, m, n, h, c, para que sejam solicitadas as mínimas mudanças de posição do testado.

## PADRÕES

Embora ainda não se tenham disponíveis os padrões de normalidade referentes à população brasileira, no quadro a seguir apresentam-se alguns padrões internacionais para este tipo de protocolo de medida.

**Amplitudes médias em graus, de movimentos articulares.**

| Articulação | Movimento | Academia americana de Cirurgiões de Ortopedia | KENDALL & McCREARY | HOPPENFELD | Associação Médica americana |
|---|---|---|---|---|---|
| Ombro | Flexão | 0 – 180 | 0 - 180 | 0 -90 | 0 - 150 |
| | Extensão | 0 – 60 | 0 - 54 | 0 - 45 | 0 - 50 |
| | Abdução | 0 –180 | 0 - 180 | 0 - 180 | 0 - 180 |
| | Medial de Rotação | 0 - 70 | 0 - 70 | 0 - 55 | 0 - 90 |
| | Rotação Lateral | 0 - 90 | 0 - 90 | 0 - 45 | 0 - 90 |
| Cotovelo | Flexão | 0 - 150 | 0 - 154 | 0 - 150 | 0 - 140 |
| | Pronação | 0 - 80 | 0 - 90 | 0 - 90 | 0 - 80 |
| | Supinação | 0 - 80 | 0 - 90 | 0 - 90 | 0 - 80 |
| | Extensão | 0 -70 | 0 - 70 | 0 - 70 | 0 - 60 |
| | Flexão | 0 - 80 | 0 - 80 | 0 - 80 | 0 - 60 |
| | Desvio Racial | 0 -20 | 0 -20 | 0 -20 | 0 -20 |
| | Desvio Ulnar | 0 - 30 | 0 - 35 | 0 - 30 | 0 - 30 |

| | Flexão | 0 -120 | 0 -125 | 0 -135 | 0 -100 |
|---|---|---|---|---|---|
| | Extensão | 0 - 30 | 0 - 10 | 0 - 30 | 0 - 30 |
| | Abdução | 0 - 45 | 0 - 45 | 0 - 50 | 0 - 40 |
| | Adução | 0 - 30 | 0 - 10 | 0 - 30 | 0 - 20 |
| | Rotação Lateral | 0 - 45 | 0 - 45 | 0 - 45 | 0 - 40 |
| | Medial de Rotação | 0 - 45 | 0 - 45 | 0 - 35 | 0 - 50 |
| Joelho | Flexão | 0 - 135 | 0 - 140 | 0 - 135 | 0 - 150 |
| | Flexão Dorsal | 0 -20 | 0 -20 | 0 -20 | 0 -20 |
| | Flexão Plantar | 0 - 50 | 0 - 45 | 0 - 50 | 0 - 40 |
| | Inversão | 0 - 35 | 0 - 35 | - | 0 - 30 |
| | Eversão | 0 - 15 | 0 - 20 | - | 0 - 20 |
| | Flexão | 0 - 45 | 0 - 45 | Toca de Queixo peito do | 0 - 60 |
| Coluna Cervical | Extensão | 0 -45 | 0 -45 | Olhar teto do | 0 - 75 |
| | Flexão Lateral | 0 - 60 | - | 0 - 45 | 0 - 80 |
| | Rotação | - | Queixo alinhado com os ombros | | - |
| Coluna Lombar e Torácica | Flexão | 0 - 80 | - | - | - |
| | Extensão | 0 - 25 | - | - | - |
| | Flexão Lateral | 0 - 45 | - | - | - |

Fonte: Adaptado de Norkin; White (1997, p.239-241).

**OBS:** O primeiro valor apresentado, na tabela acima, como padrão de normalidade para cada movimento refere-se à posição inicial e o segundo refere-se à posição final, ou seja, a amplitude total do movimento.

Em estudos realizados em dissertações de mestrado no Programa da Ciência da Motricidade Humana da Universidade Castelo Branco no Rio de Janeiro – Brasil, comparando com o estudo internacional recente de Alexander (2000), pode se verificar a importância da prática da atividade física na melhora da flexibilidade. Entre os estudos nacionais foram utilizados como público-alvo indivíduos que se encontravam com idade mínima de 60 anos. Nestes estudos utilizaram-se diferentes métodos de treinamento da flexibilidade, apresentando melhoras no grau da flexibilidade por articulações que pode ser observada no quadro no ANEXO I.

O Grupo de Desenvolvimento Latino Americano para a Maturidade - GDLAM, baseado nas pesquisas realizadas em grupos de idosos que continham mais 50 indivíduos que praticavam exercícios físicos tais como: caminhada, ginástica localizada, musculação (treinamento de força), yoga, alongamento, flexionamento dinâmico, tai chi, shiatsu terapia, a fim de estabelecer padrões que sirvam de referência de goniometria para a população idosa, propõe a seguinte tabela (VAREJÃO e DANTAS, 2006):

**Padrão GDLAM de avaliação das medidas dos ângulos de movimento**

| Movimento | n | Fraco | Regular | Bom | Muito Bom |
|---|---|---|---|---|---|
| **FJ** | 259 | <130 | 130 - 137 | 138 – 144 | >144 |
| **EQ** | 259 | <17 | 17 - 20 | 21 – 28 | >28 |
| **FQ** | 259 | <86 | 86 - 93 | 94 – 103 | >103 |
| **AO** | 223 | <71 | 171 - 177 | 178 – 183 | >183 |
| **FO** | 223 | <166 | 199 - 172 | 173 – 178 | >178 |
| **FC** | 53 | <149 | 149 - 152 | 153 – 156 | >156 |
| **FCL** | 206 | <64 | 64 - 73 | 74 – 80 | >80 |
| **RC** | 170 | <67 | 67 - 72 | 73 – 78 | >78 |
| **FHO** | 170 | <53 | 53 - 58 | 59 – 69 | >69 |
| **EHO** | 170 | <34 | 34 - 46 | 47 - 60 | >60 |

FJ= Flexão De Joelho; EQ = Extensão de Quadril; FQ = Flexão de Quadril; AO = Abdução de Ombro; FO = Flexão de Ombro; FC = Flexão de Cotovelo; FCL = Flexão da Coluna Lombar; RC = Rotação Cervical; FHO = Flexão Horizontal de Ombro; EHO = Extensão Horizontal de Ombro.

Espera-se, desta forma, que estes valores sirvam de referência para a avaliação da goniometria em idosos. Recomenda-se que sejam feitos novos estudos com outras articulações para ampliar esta tabela.

# ANEXO I

**Estudos nacionais da flexibilidade por movimentos articulares.**

| Estudo (ano) | Treinamento | RCC | FHO | EHO | AO | FO | FQ | EQ | FCL | FJ |
|---|---|---|---|---|---|---|---|---|---|---|
| Yazawa et al., 1989 | Sedentários | - | - | - | - | 150,27 | 94,22 | 10,74 | - | 109,40 |
| Yazawa et al., 1989 | Hidroginástica | - | - | - | - | 157,70 | 101,53 | 15,37 | - | 109,80 |
| Yazawa et al., 1989 | Ginástica | - | - | - | - | 148,93 | 106,38 | 11,54 | - | 115,20 |
| Alexander et al., 2000 | Exercício Aquáticos e Flexibilidade | - | - | - | - | 177,42 | 95,75 | - | - | 112,33 |
| Vale et al., 2004-2 | Flexionamento Dinâmico | - | 178,11 | - | - | - | 111,94 | 23,33 | - | 143,78 |
| Vale et al., 2004-3 | Força | - | 180,94 | - | - | - | 113,56 | 26,61 | - | 144,56 |
| Pernambuco 2004 | Flexionamento Dinâmico e Shiatsu terapia | 153,18 | - | - | 182,06 | - | 110,82 | 23,12 | 30,59 | 146,12 |
| Varejão et al., 2004 | Flexionamento | 72,84 | 57,03 | 50,49 | 173,06 | 171,10 | 88,13 | 16,00 | 77,40 | 135,60 |
| Varejão et al., 2004 | Alongamento | 72,10 | 67,40 | 46,40 | 178,40 | 173,11 | 89,72 | 21,90 | 74,14 | 134,03 |

RCC= rotação da coluna cervical; FHO= flexão horizontal do ombro; EHO= extensão horizontal do ombro; AO= abdução do ombro; FO= flexão do ombro; FQ= flexão do quadril; EQ= extensão do quadril; FCL= flexão da coluna lombar; FJ= flexão do joelho. Medidas em graus. Resultado dos valores das médias no pós-teste.

Fonte: Varejão, 2004.

Fonte: Varejão, 2004.

## FICHA DE AVALIAÇÃO GONIOMETRIA

### AVALIAÇÃO DA FLEXIBILIDADE

Nome: Idade: Sexo:

| Esquerdo | | | | | | Direito | | | | |
|---|---|---|---|---|---|---|---|---|---|---|
| | | | | | Avaliador | | | | | |
| | | | | | Data | | | | | |
| | | | | | **Coluna Cervical** | | | | | |
| | | | | | Rotação | | | | | |
| | | | | | **Ombro** | | | | | |
| | | | | | Flexão Horizontal | | | | | |
| | | | | | Extensão Horizontal | | | | | |
| | | | | | Abdução | | | | | |
| | | | | | Flexão | | | | | |
| | | | | | Rotação Interna | | | | | |
| | | | | | Rotação Externa | | | | | |
| | | | | | **Cotovelo** | | | | | |
| | | | | | Flexão | | | | | |
| | | | | | **Punho** | | | | | |
| | | | | | Flexão | | | | | |
| | | | | | Extensão | | | | | |
| | | | | | **Coluna Lombar** | | | | | |
| | | | | | Flexão | | | | | |
| | | | | | **Quadril** | | | | | |
| | | | | | Flexão | | | | | |
| | | | | | Extensão | | | | | |
| | | | | | Abdução (1ª variante) | | | | | |
| | | | | | Abdução (2ª variante) | | | | | |
| | | | | | **Joelho** | | | | | |
| | | | | | Flexão | | | | | |
| | | | | | **Tornozelo** | | | | | |
| | | | | | Flexão Plantar | | | | | |
| | | | | | Flexão Dorsal | | | | | |

**Observações:**- No caso de medidas unilaterais, realizar somente o lado direito;
- Preencha a ficha do centro para o exterior.

## REFERÊNCIAS

ALTER, M. J. **Science of stretching** . 2nd. ed. Campaign: Human Kinetics, 1995.

ALEXANDER, M. J. L.; NICKEL, R.; BORESKIE, S. L.; SEARLE, M. Comparison of the effects of two types of fitness/flexibility programs on gait mobility and self-esteem of older females. **Journal of Human Movement Studies**, v. 38, p. 235-268, 2000.

AMERICAN COLLEGE of SPORTS MEDICINE. Exercise and physical activity for older adults. Medicine Science Sports Exercise, v. 30, n.6, 1998.

______. **Diretrizes do ACSM para os testes de esforço e sua prescrição**. 6 ed. Rio de Janeiro: Guanabara Koogan, 2003.

ANDERSON, B.; BURKE, E.R. Scientific, medical, and practical aspects of stretching. **Clinics in Sports Medicine**, Philadelphia, v. 10, i. 1, p. 63-68, 1991.

ARAÚJO, C. G.S. **Medida e avaliação da flexibilidade:** teoria e prática. Tese de Doutoramento. Rio de Janeiro: Instituto de Biofísica Carlos Chagas Filho/UFRJ, 1987.

BALOGUN, J.A; ABEREOJE, K.; OLAOGUN, M.O; OBAJULUWA, V.A. Inter- -and intratester reliability of measuring neck motions with tape measure and myrin gravity - reference goniometer. **Journal of Orthopaedics & Sports Physical Therapy.** Baltimore, v. 10,i. 7, p.248-253, 1996.

BENEDETTI, T. R. B.; PETROSKI, E. L. Idoso asilado em prática de atividade física. **Revista Brasileira de Atividade Física e Saúde**, v.4, n.3, 1999.

BRANCH, T.P.; LAWTON, R.L.; IOBST, C.A.; HUTTON, W.C. The role of glenohumeral capsular ligaments in internal and external rotation of the humerus. **American Journal of Sports Medicine,** Waltham, v. 23,i. 5,p.632-37, 1995.

BUCHHOLZ, B.; WELLMAN, H. Practical operation of a biaxial goniometer at the wrist join. **Spots Sciences & Medicine,** Santa Monica, v.39, i. 1, p. 119-129, 1997.

CHEN, S.P.C.; SAMO D.G; CHEN, E.H; CRAMPTON, A.R; CONRAD, K.M; EGAN, L; CORNBLEET, S.L; WOOLSEY, N.B. Assessment of hamstring muscle length in school- -aged children using the sit-and-reach test and the inclinometer measure of hip-joint angle. **Sports Science & Medicine**, Alexandria, v. 76, i. 8, p. 850-855, 1996.

CROWELL, R.D.; CUMMINGS, G.S.; WALKER, J.R.; TILLMAN, L.J. Intratester and intertester realiability and validity of measures of innominate bone inclination. **The Journal of Orthopaedic & Sports Physical Therapy,** Baltimore, v. 20,i. 2,p.88-97, 1994.

DANTAS, Estélio H. M. **Flexibilidade, alongamento e flexionamento**. 4 ed. Rio de Janeiro: Shape, 2005.

DANTAS, E. H. M.; CARVALHO, J. L.T.; FONSECA, R. M. O protocolo LABIFIE de goniometria. **Revista Treinamento Desportivo**, São Paulo, v. II, n.3, p. 21-34, 1997.

DANTAS, E. H. M.; SCARTONI, F.; SOTER DA SILVEIRA Jr, P. C. La flexibilidade en el entrenamiento del atleta de alto rendimento de desportes colectivos. **Archi-**

**vos de Medical del Deporte**, v.16, n.70, p-167-176, 1998.

______; OLIVEIRA, R. Jacó. **Exercício, maturidade e qualidade de vida.** Rio de Janeiro: Editora Shape, 2003.

ELLENBECKER, T.S; ROETERT, E.P; PIORKOWSKI, P.A; SCHULZ, D.A. Glenohumeral joint internal and external rotation range of motion in elite junior tennis players. **Sports Science & Medicine. Baltimore**, v. 24, i. 6, p. 336-341, 1996.

ENSINK, F.B.M; SAUR, P.M.M; FRESE, K; SEEGER, D; HILDEBRANDT, J. Lumbar range of motion-influence of time of day and individual factors on measurements. **Sports Science & Medicine,** Philadelphia, v. 21, i. 11, p. 1339-1343, 1996.

FERANDES FILHO, J. **Avaliação Física**. Nº Registro: 123.798; Livro 91. Protocolo do Requerimento: 1997 RJ-757.

______. **A prática da avaliação física**. Rio de Janeiro: Editora Shape, 1999.

FISH, D. R.; WINGATE, L. Sources of goniometric error at the elbow. **Physical Therapy,** New York, v. 65,i. 11, p. 1666-1670, 1985.

FROBIN, W; BRINCKMANN, P; LEIVSETH, G; BIGGEMANN, M; REIKERAS, O. Precision-measurement of segmental motion from flexion-extension radiographs of the lumbar spine. **Sports Science & Medicine,** England, v.11, i. 8, p. 457-465, 1996.

HERRMANN, D. B. Validity study of head and neck flexion-extension motion comparing measurements of pendulum goniometer and roentgenograms. **Journal of Orthopaedics and Physical Therapy,** Baltimore. v. 11, i. 9, p. 414-418, 1990.

HOSHIZAKE, T.B.; BELL, R.D. Factor analysis of seventeen joint flexibility measures. **Journal of Sports Sciences**, London, v. 2, i. 2, p. 97-103, 1984.

JOHNSON, B. L.; NELSON, J. K. **Practical measurement for evaluation in physical education**. 4.ed. Edina: Burgess, 1996.

JOHNSON, L. Patterns of shoulder flexibility among college baseball players. **Journal of Athletic Training**. Dallas, v.27, i. 1, p. 44-5, 48-9, 1992.

KISS, M. A.P.d.m. **Avaliação em Educação Física.** São Paulo: Manole, 1987.

LOW, John L. The reliability of joint measurement. **Physiotherapy,** London, v. 62, i. 7, p.227-229, 1976.

MARINS, J. C. B.; giannichi, R. S. **Avaliação & prescrição de atividade física:** guia prático. 2a ed. Rio de Janeiro: Shape, 1998.

MATSUDO, S. M. M. **Avaliação do idoso.** Londrina: Editora Midiograf, 2000.

MILTTON, J. Reliability of 3 lumbar sagittal motion measurements methods- surface inclinometers. **Sports Science & Medicine**, Baltimore, v. 39, i. 3, p. 217- 223, 1997.

MORINI, S.; FILADORO, R.; RIPANI, M.; PIGOZZI, F. Functional anatomy of the shoulder: first reliefs with polyarticular goniometer. **Journal of Sports Medicine and Physical Fitness**, Torino, v. 31, i. 4, p. 632-638, 1991.

MORROW Jr., J. R.; JACKSON, A. W.; DISCH, J. G.; MOOD, D. P. **Measurement**

**and evaluation in human performance.** Champaign: Human Kinetics, 1995.

NAHAS, M. V. **Atividade física e saúde e qualidade de vida.** Londrina Paraná: Editora Midiograf, 2001.

NEVES, C. E. B.; SANTOS. E. L. **Avaliação funcional.** Rio de Janeiro: Sprint, 2003.

NILSSON, N.; HARTVIGSEN, J.; CHRISTENSEN, H.W. Normal ranges of passive cervical motion for women and men 20-60 years old. **Journal Manipulative Physiological Therapy**, Odense, v. 19, i. 5, p. 306-9, 1996.

NORKIN, C. c.; WHITE, J. D. **Measurement of joint motion:** a guide to goniometry. 2nd ed. Philadelphia: F.A. Davies, 1995.

OLIVEIRA, R. F; MATSUDO, S. M. Efeitos do treinamento de Tai Chi Chuan na aptidão física de mulheres adultas e sedentárias. Revista Brasileira de Ciência e Movimento, Brasília, v.9, n.3, p.15-22, 2001.

PERNAMBUCO, C. S. **Comparação dos efeitos de um programa de shiatsuterapia e de um programa de flexionamento dinâmico na flexibilidade, na autonomia e na qualidade de vida do idoso.** 2004, 174f. Dissertação (Mestrado em Ciência da Motricidade Humana). Universidade Castelo Branco - UCB. Rio de Janeiro, 2004.

PIZA, E. S.; FREITAS, W. Z. Normal Flex. **Fit Perf J**, v. 5, n. 3, p. 187, 2006.

ROME, K; COWIESON, F. A reliability study of the universal goniometer, fluid goniometer, and electrogoniometer for the measurement of ankle dorsiflexion. **Sports Science & Medicine,** Baltimore, v.17, i. 1, p. 28-32, 1996.

ROUKIS,T.S.; SCHERER, P.R.; ANDERSON, C.F. Position of the first ray and motion of the first metatarsophalangeal joint. **Journal of American Pediatric Medic Association**, San Francisco, v. 86, i. 11, p. 538-46, 1996.

SAFRIT, M. J.; WOOD, T. M. (Eds.). **Measurement concepts in physical education and exercise science**. Champaign: Human Kinetics, 1989.

SAMO, D.G; CHEN, S.P.C; CRAMPTON, A.R; CHEN, E.H; CONRAD, K.M; EGAN, L; MITTON, J; Validity of 3 lumbar sagittal motion measurement methods – surface inclinometers compared with radiographs. **Sports Science & Medicine**, Baltimore, v.39,i. 3, p. 209- 216, 1997.

SAUR, P.M.M.; ENSINK, F.B.M; FRESE, K; SEEGER, D; HILDEBRANDT, J. Lumbar range of motion- reliability and validity of inclinometer technique in the clinical measurement of trunk flexibility. **Sports Science & Medicine**, Philadelphia, v. 21, i. 11, p. 1332- 1338, 1996.

SOLVEBORN, S.; OLERUD, C. Radical epicondylalgia (tennis elbow): measurement of range of motion of the wrist and the elbow. **The Journal of Orthopaedics & SportsPhysical Therapy,** Uppsala, v. 23, i. 4, p. 251-7, 1996.

THOMAS, J. R.; NELSON, J. K. Research methods in physical activity. 2nd ed. Champaign: Human Kinetics, 1990.

TRISTSCHER, K. **Medida e avaliação em Educação Física e esportes:** de Barrow & McGee. 5. ed. São Paulo: Manole, 2003.

VALE, R. G. S.; ARAGÃO, J. C. B.; DANTAS, E. H. M. A flexibilidade na autonomia funcional de idosas independentes. **Fit Perf J**, v. 2, n. 1, p. 23-29, 2003.

VALE, R. G. S. **Efeitos do treinamento de força e de flexibilidade sobre a autonomia e qualidade de vida de mulheres senescentes.** 2004, 218f. Dissertação (Mestrado em Ciência da Motricidade Humana). Universidade Castelo Branco - UCB. Rio de Janeiro, 2004.

VAREJÃO, R. V. **Comparação do efeito do alongamento e do flexionamento sobre os níveis de flexibilidade, autonomia e qualidade de vida do idoso.** 2004, 87f. Dissertação (Mestrado em Ciência da Motricidade Humana). Universidade Castelo Branco - UCB. Rio de Janeiro, 2004.

VAREJÃO, R. V.; FIGUEIRA, H. A.; FIGUEIRA, A. A.; CONCEIÇÃO, M. C. S. C., VALE, R. G. S.; DANTAS, E. H. M. Reproducibility of Normal Flex tests in evaluating the flexibility of elderly women. **Research**, n. 1, p. 1266, 2014. DOI http:// dx.doi.org/10.13070/rs.en.1.1266" VAREJÃO, R. V.; DANTAS, E. H. Índice estabelecido de um padrão de normalidade GDLAM da avaliação da flexibilidade em idosos. **Revista Motricidade**, v. 2, n. 4, p. 251-259, 2006.

WATKINS, M.A.; RIDDLE, D.L.; LAMB, R.L.; PERSONIUS, W.J. Reliability of goniometric measurements and visual estimates of knee range of motion obtained in a clinical setting. **Physical Therapy,** Alexandria, v. 71, i. 2, p. 90-96, 1991.

WILLEMS, J.M; JULL, G.A; NG, J.K.F. An in-vivo study of the primary and coupled rotations of the thoracic spine. **Sports Science & Medicine**, England, v.11, i.6, p. 311-316, 1996.

WRETENBERG, P.; NEMETH, G.; LAMONTAGNE, M.; LUNDIN, B. Passive knee muscle movement arms measured in-vivo with MRI. **Clinical Biomechanics**, Oxford, v. 11, i. 8, p. 439-446, 1996.

YOUDAS, J.W.; BOGARD, C.L.; SUMAN, V.J. Reliability of goniometric measurements and visual estimates of ankle joint active range of motion obtained in a clinical setting. **Archives of Physical Medicine and Rehabilitation**, Philadelphia, v. 74, i. 10, p. 1113-8, 1993.

# *Avaliação da Autonomia Funcional*

Rodrigo Gomes de Souza Vale
Carlos Soares Pernambuco
Rogério Ferreira Emygdio
Pablo Jorge Marcos Pardo
Estélio Henrique Martin Dantas

**Introdução**

A autonomia funcional está intrínseca no conceito de capacidade funcional e refere-se à capacidade de um indivíduo idoso realizar suas tarefas cotidianas de forma independente (GDLAM, 2004).

Nesse sentido, o presente capítulo tem como objetivo padronizar o protocolo de avaliação da autonomia funcional, denominado Protocolo GDLAM de avaliação da autonomia funcional, através de uma bateria de testes relacionados com a realização das atividades da vida diária (AVD) em mulheres idosas divididas por categoria etária.

## Padronização do Protocolo GDLAM de Avaliação da Autonomia Funcional

Para a padronização do protocolo, o estudo obteve uma amostra extraída de 3.258 mulheres idosas voluntárias, aparentemente saudáveis, oriundas de grupos sociais da terceira idade no período de janeiro a dezembro de 2009. Elas eram residentes no estado do Rio de Janeiro.

As voluntárias passaram por uma avaliação médica e assinaram o termo de Consentimento Livre e Esclarecido de acordo com a Resolução 196/96 do Conselho Nacional de Saúde. O estudo teve seu projeto de pesquisa submetido e aprovado pelo Comitê de Ética em Pesquisa Envolvendo Seres Humanos da Universidade Castelo Branco, RJ.

Como critério de inclusão, os indivíduos da amostra deveriam ser do sexo feminino, ter idade igual ou superior a 60 anos, estarem aptas fisicamente para realizarem a bateria de testes selecionados para a avaliação da autonomia funcional e serem independentes no desempenho das AVD.

Foi considerado critério de exclusão qualquer tipo de condição aguda ou crônica que pudesse comprometer ou que se tornasse um fator de impedimento para a realização dos testes.

**Procedimentos**

• Foram utilizados os testes do protocolo de avaliação da autonomia funcional do Grupo de Desenvolvimento Latino-Americano para a Maturidade (GDLAM) constituídos de caminhar 10m (C10m), levantar-se da posição sentada (LPS), levantar-se da posição decúbito ventral (LPDV); Vestir e Tirar a Camiseta (VTC) e levantar-se da cadeira e locomover-se pela casa; (LCLC). Estes testes estão descritos a seguir:

Caminhar 10 metros (C10m) - o propósito deste teste é avaliar a velocidade que o indivíduo leva para percorrer a distância de 10 metros (SIPILÄ et al., 1996) (figuras 1 e 2).

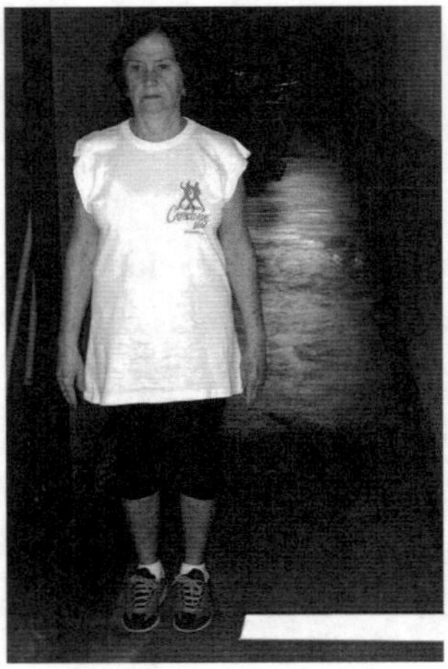

Figura 1: C10m (fase inicial)

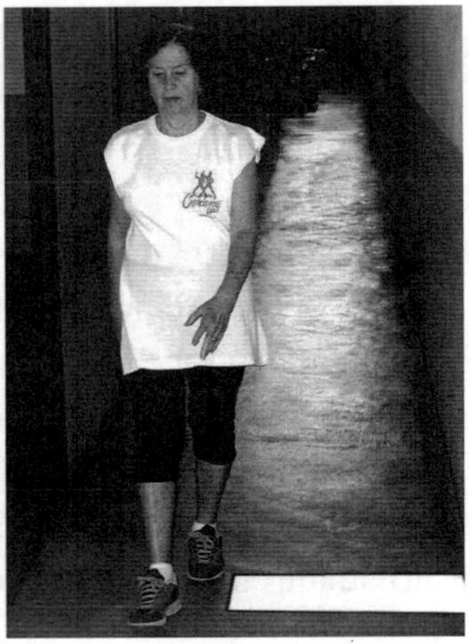

Figura 2: C10m (fase final)

• Levantar-se da posição sentada (LPS) - o teste visa avaliar a capacidade funcional da extremidade inferior e consiste em: o indivíduo, partindo da posição sentada em uma cadeira, sem apoio dos braços, estando o assento a uma distância do solo de 50 cm, levanta-se e senta-se, cinco vezes consecutivamente (GURALNIK et al., 1994; 1995; 2000) (figuras 3 e 4).

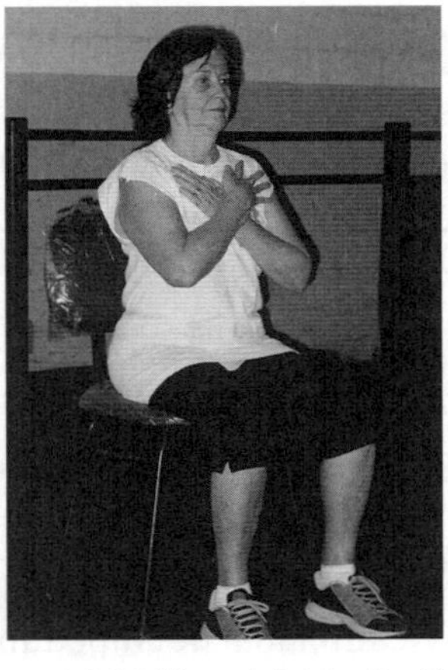

Figura 3: LPS (fases inicial e final)

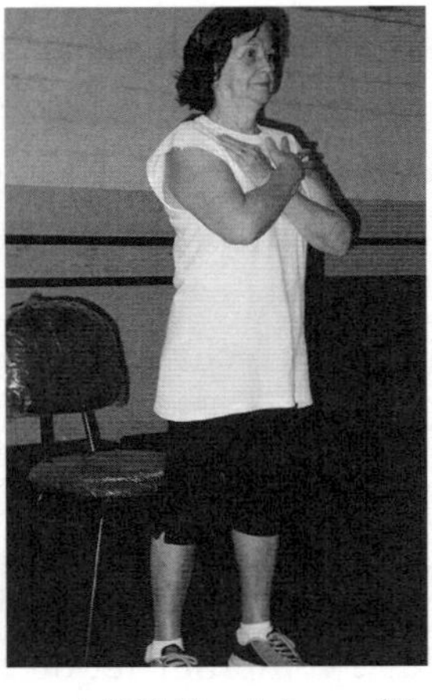

Figura 4: LPS (fase intermediária)

• Levantar-se da posição decúbito ventral (LPDV) - o propósito deste teste é avaliar a habilidade do indivíduo para levantar-se do chão. O teste consiste em: partindo da posição inicial em decúbito ventral com os braços ao longo do corpo, ao comando de "já", o indivíduo deve levantar-se, ficando de pé o mais rápido possível (ALEXANDER et al., 1997) (figura 5 e 6).

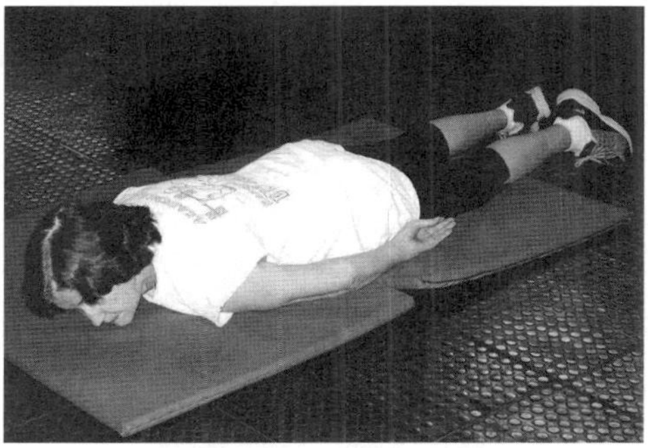

Figura 5: LPDV (fase inicial)

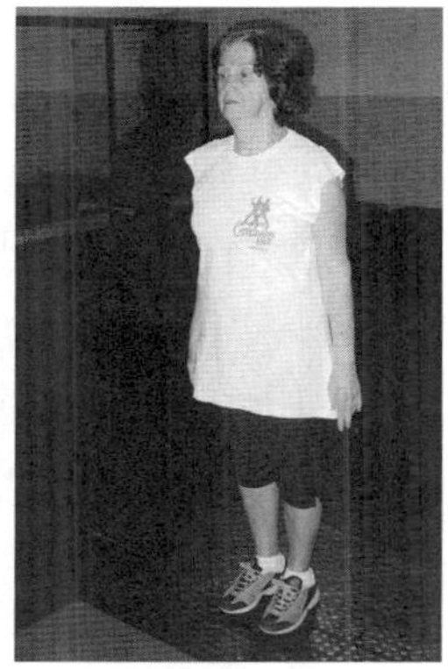

Figura 6: LPDV (fase final)

• Levantar-se da cadeira e locomover-se pela casa (LCLC) – o objetivo é avaliar a capacidade do idoso na sua agilidade e equilíbrio, em situações da vida. Com uma cadeira fixa no solo, deve-se demarcar dois cones diagonalmente à cadeira, a uma distância de quatro metros para trás e de três metros para os lados direito e esquerdo da mesma. O indivíduo inicia o teste sentado na cadeira com os pés fora do chão, e ao sinal de "já", ele se levanta, move-se para direita, circula o cone, retorna para a cadeira, senta-se e retira ambos os pés do chão. Sem hesitar, faz o mesmo movimento para a esquerda. Imediatamente, realiza novo percurso, para a direita e para a esquerda, assim perfazendo todo o percurso e circulando cada cone duas vezes em menor tempo possível (ANDREOTTI e OKUMA, 1999) (figuras 7 e 8).

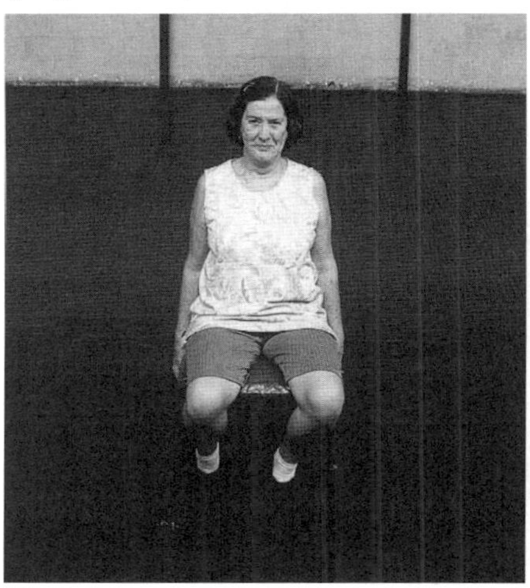

Figura 7: LCLC (fases inicial e final)

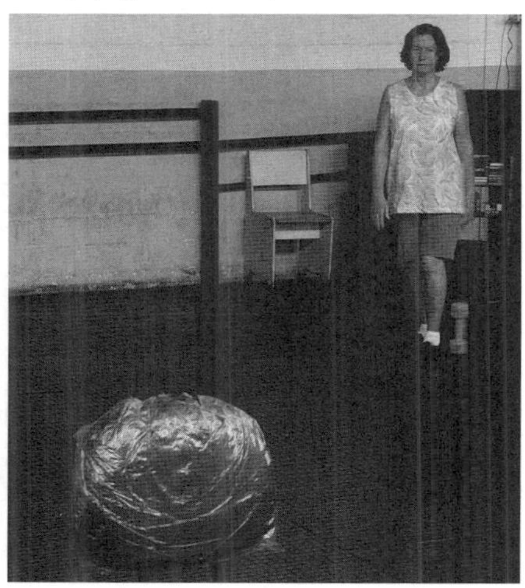

Figura 8: LCLC (fase intermediária)

• Vestir e tirar uma camiseta (VTC) - Este teste visa avaliar a autonomia funcional dos membros superiores, através da mensuração do tempo necessário para vestir e tirar uma camiseta. Este é um movimento comum ao idoso (ato de vestir-se sozinho) no seu cotidiano. O indivíduo deve estar de pé, com os braços ao longo do corpo, e com uma camiseta de tamanho "G" (Hering, Brasil) em uma das mãos (no lado dominante). Ao sinal de "já", ele deve vestir a camiseta e, imediatamente, retirá-la, retornando à posição inicia. O cronômetro deve ser acionado quando o indivíduo iniciar o movimento e, paralisado, quando o mesmo retornar a sua mão, com a camiseta, ao lado do corpo, estando o braço estendido (DANTAS e VALE, 2004; VALE et al., 2006).

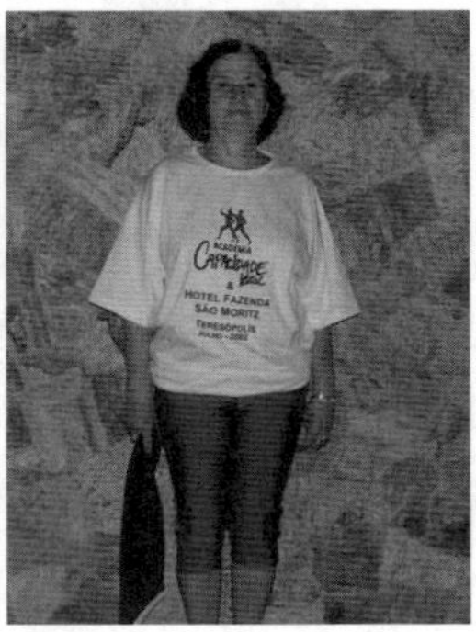

Figura 1: VTC (fase inicial)

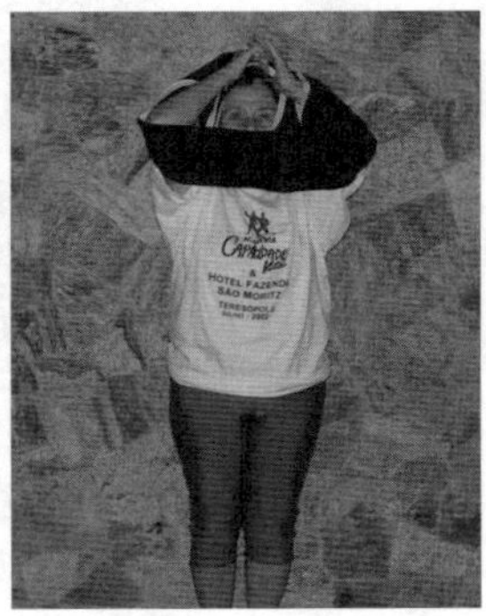

Figura 2: VTC (fase intermediária 1)

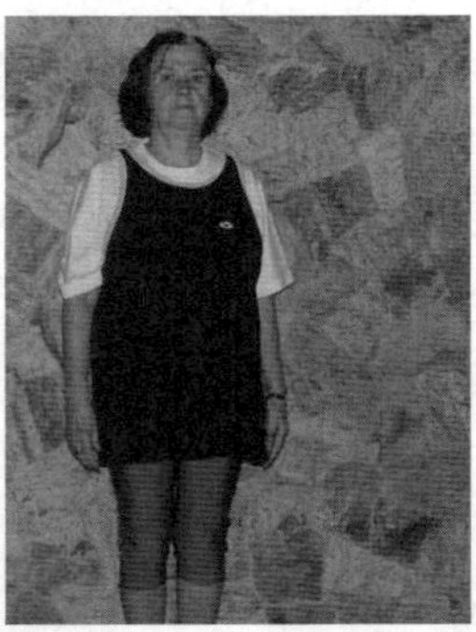

Figura 3: VTC (fase intermediária 2)

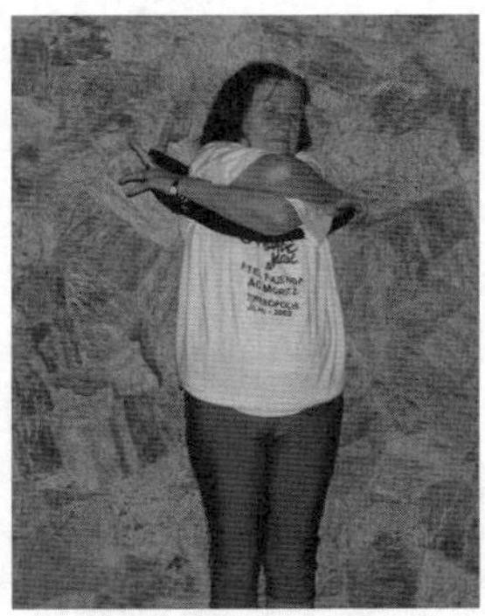

Figura 4: VTC (fase intermediária 3)

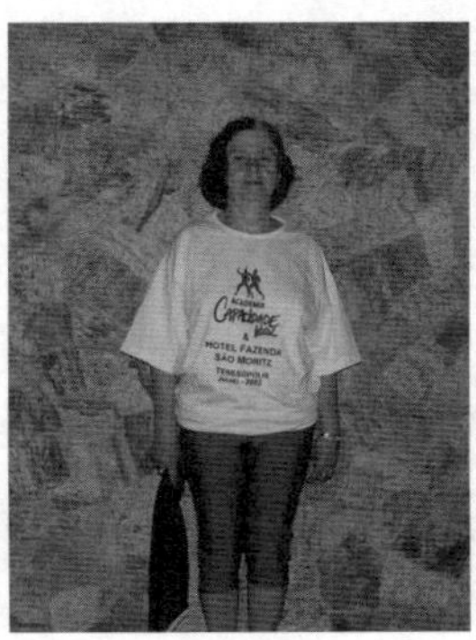

Figura 5: VTC (fase final)

Os tempos destes testes foram aferidos em segundos. Foram feitas duas tentativas para cada teste com intervalo mínimo de cinco minutos entre elas, sendo utilizado o melhor tempo.

O IG foi calculado por um processo de normatização entre os cinco testes de autonomia para estimar um valor em escores (VALE, 2005). Este cálculo foi elaborado através da fórmula proposta a seguir:

$$IG = \frac{(C10m + LPS + LPDV + VTC) \times 2] + LCLC}{4}$$

Onde:
C10m, LPS, LPDV; LC_C e VTC= tempo aferido em segundos.
IG = índice GDLAM em escores.

### Instrumentos

Como instrumentos de avaliação dos testes, foram adotados: um cronômetro (Cásio, Malaysia), uma trena (Sanny, Brasil), um colchonete e uma cadeira com 50 cm de altura do assento ao solo.

### Validação do protocolo de autonomia GDLAM

A validação do protocolo de avaliação da autonomia funcional GDLAM de autonomia foi realizada através de procedimentos estatísticos específicos (DANTAS et al., 2014) que estão descritos a seguir.

Os dados foram tratados pelos programas PASW Statistics 18 for Windows e apresentados como média, desvio padrão, mediana e coeficiente de variação. A normalidade dos dados dos testes da amostra foi ajustada através do método Box-Cox de ajustamento de normalidade. O método Fuzzy foi usado para analisar todas as possibilidades de combinação das classificações dos testes com a finalidade de se obter um IG que apresentasse uma coerência lógica na classificação final. Utilizou-se o Qui-quadrado de Pearson para analisar a associação das classificações entre o IG calculado pela fórmula e o IG calculado pelo método Fuzzy. Os níveis de classificação dos testes e do IG foram estabelecidos por faixa etária a cada cinco anos e a partir dos 60 anos de idade, através da utilização do percentil (P). Considerou-se que quanto menor for o valor encontrado do percentil, melhor será o resultado, seguindo a classificação a seguir: Muito bom (até o P 0,15), Bom (do P 0,16 ao P 0,50), Regular (do P 0,51 ao P 0,85) e Fraco (acima do P 0,85). O estudo admitiu o valor de $p < 0,05$ para a significância estatística.

### Resultados

Após o término do processo de amostragem, 1.433 mulheres idosas foram selecionadas para participar do estudo. Os sujeitos, que variavam entre 60 e 88 anos (idade: 68±6 anos; IMC: 27±4), foram divididos por categoria etária, a cada cinco anos (Tabela 1).

Tabela 1. Distribuição de frequência da amostra por grupo etário

| Grupo etário | n | % |
|---|---|---|
| G1 (60-64 anos) | 814 | 37,72 |
| G2 (65-69 anos) | 648 | 30,03 |
| G3 (70-74 anos) | 387 | 17,93 |
| G4 (75-79 anos) | 222 | 10,29 |
| G5 (≥ 80 anos) | 87 | 4,03 |
| Total | 2158 | 100,00 |

Fonte:Dantas et al. (2014)

A tabela 2 apresenta os resultados descritivos da amostra nos testes de autonomia funcional e no IG, assim como suas classificações. Observa-se que os testes LCLC do G3 e C10m do G5 apresentaram valores médios considerados como Bom na faixa de classificação. Nos demais testes, os resultados foram regulares.

Tabela 2. Resultados descritivos do protocolo GDLAM por faixa etária

| | | Média | Desvio padrão | Mediana | CV | Classificação |
|---|---|---|---|---|---|---|
| G1 | C10m | 7,37 | 1,93 | 6,99 | 0,26 | Regular |
| | LPS | 11,01 | 4,10 | 10,10 | 0,37 | Regular |
| | LPDV | 4,27 | 1,98 | 3,65 | 0,46 | Regular |
| | VTC | 12,80 | 4,15 | 12,03 | 0,32 | Regular |
| | LCLC | 43,54 | 8,78 | 42,28 | 0,20 | Regular |
| G2 | C10m | 7,60 | 1,84 | 7,34 | 0,24 | Regular |
| | LPS | 11,03 | 3,97 | 10,32 | 0,36 | Regular |
| | LPDV | 4,33 | 2,06 | 3,83 | 0,48 | Regular |
| | VTC | 12,30 | 4,15 | 11,40 | 0,34 | Regular |
| | LCLC | 43,88 | 7,86 | 43,28 | 0,18 | Regular |
| G3 | C10m | 7,56 | 1,91 | 7,23 | 0,25 | Regular |
| | LPS | 10,73 | 3,81 | 10,15 | 0,36 | Regular |
| | LPDV | 4,46 | 1,97 | 3,84 | 0,44 | Regular |
| | VTC | 12,98 | 4,29 | 12,19 | 0,33 | Regular |
| | LCLC | 44,11 | 7,26 | 43,97 | 0,16 | Bom |
| G4 | C10m | 7,92 | 1,84 | 7,66 | 0,23 | Regular |
| | LPS | 11,39 | 4,11 | 10,34 | 0,36 | Regular |
| | LPDV | 5,00 | 2,31 | 4,53 | 0,46 | Regular |
| | VTC | 13,72 | 3,95 | 13,29 | 0,29 | Regular |
| | LCLC | 47,15 | 9,13 | 45,54 | 0,19 | Regular |
| G5 | C10m | 7,68 | 1,72 | 7,23 | 0,22 | Bom |

| | | | | | |
|---|---|---|---|---|---|
| LPS | 11,62 | 3,33 | 12,56 | 0,29 | Regular |
| LPDV | 5,98 | 2,55 | 5,34 | 0,43 | Regular |
| VTC | 14,80 | 4,53 | 14,34 | 0,31 | Regular |
| LCLC | 51,19 | 11,77 | 48,05 | 0,23 | Regular |

DP: desvio padrão; Md: mediana; CV: coeficiente de variação; C10m: caminhar 10 metros; LPS: levantar da posição sentada; LPDV: levantar da posição de decúbito ventral; VTC: vestir e tirar uma camiseta; LCLC: levantar da cadeira e locomover-se pela casa, valores em segundos; G1: 60-64 anos; G2: 65-69 anos; G3: 70-74 anos; G4: 75-79 anos; G5: ≥ 80 anos.

A tabela 3 apresenta os dados obtidos do IG por faixa etária ajustados pelo método de Box-Cox. Os resultados foram regulares para todas as categorias de faixa etária.

Tabela 3. Resultados descritivos do IG ajustados pelo método Box-Cox

| Grupo | Média | Desvio padrão | Mediana | Classificação |
|---|---|---|---|---|
| G1 | 28,61 | 6,28 | 27,94 | Regular |
| G2 | 28,60 | 5,91 | 27,76 | Regular |
| G3 | 28,90 | 5,78 | 28,40 | Regular |
| G4 | 30,80 | 6,31 | 30,18 | Regular |
| G5 | 32,84 | 6,99 | 32,40 | Regular |

A figura 1 apresenta a distribuição do IG por faixa etária conforme o percentil. Observa-se que a curva do percentil apresentou normalidade em todos os grupos etários. Verifica-se ainda que quanto menor for o valor do escore obtido no IG melhor será o resultado da avaliação da autonomia funcional, pois estará localizado nos percentis inferiores.

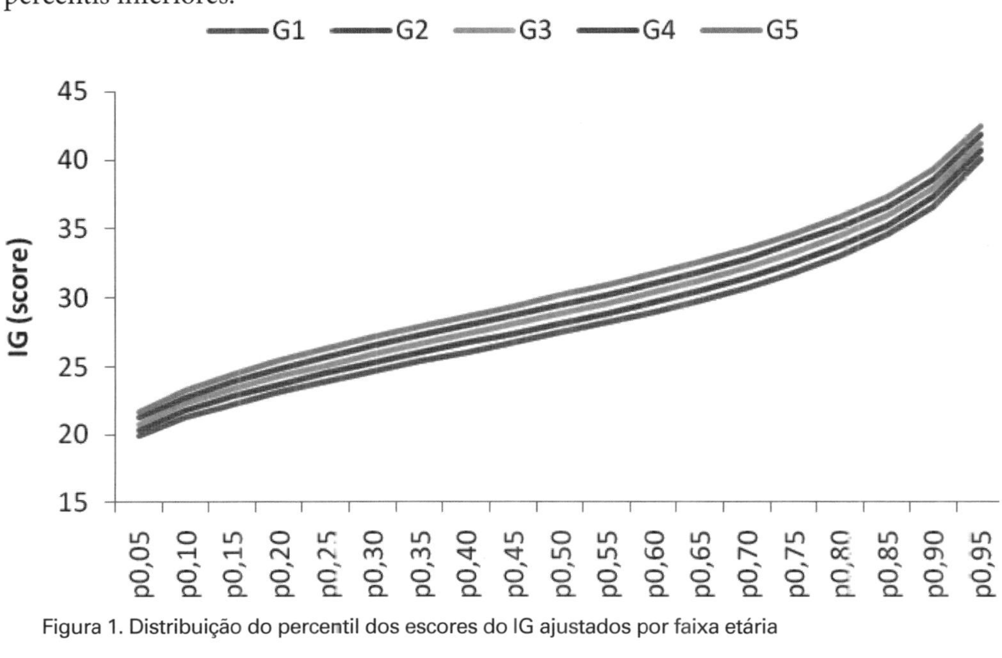


Figura 1. Distribuição do percentil dos escores do IG ajustados por faixa etária

A tabela 4 apresenta a análise de associação do cruzamento dos resultados da classificação entre o IG-geral calculado pela fórmula e o IG calculado pelo método Fuzzy. A magnitude da significância estatística demonstra que o nível de concordância entre as duas classificações foi muito alto.

Tabela 4. Análise de associação do cruzamento dos resultados da classificação entre o IG calculado pela fórmula e o IG calculado pelo método Fuzzy

| | $\chi^2$ | valor-p |
|---|---|---|
| IG-geral | 3602,44 | 0,00001 |

Em função do resultado da associação entre as classificações ter sido significativo, a tabela 5 apresenta o padrão de classificação dos testes e do IG do protocolo GDLAM em função da faixa etária do idoso a cada cinco anos. Os níveis de classificação foram estabelecidos através da utilização do percentil (P). Considerou-se que quanto menor for o valor encontrado do percentil, melhor será o resultado, seguindo a classificação a seguir: Muito Bom (até o P 0,15), Bom (do P 0,16 ao P 0,50), Regular (do P 0,51 ao P 0,85) e Fraco (acima do P 0,85).

Tabela 5. Classificação do protocolo GDLAM de autonomia funcional ajustada por faixa etária

| | | Muito Bom | Bom | Regular | Fraco |
|---|---|---|---|---|---|
| C10m | G1 | -5,52 | 5,52 - 7,04 | 7,05 - 8,92 | + 8,92 |
| | G2 | -5,67 | 5,67 - 7,21 | 7,22 - 9,04 | + 9,04 |
| | G3 | -5,83 | 5,83 - 7,38 | 7,39 - 9,16 | + 9,16 |
| | G4 | -5,98 | 5,97 - 7,56 | 7,57 - 9,28 | + 9,28 |
| | G5 | -6,14 | 6,14 - 7,73 | 7,74 - 9,40 | + 9,40 |
| LPS | G1 | -6,84 | 6,84 - 10,12 | 10,13 - 13,62 | + 13,62 |
| | G2 | -6,91 | 6,91 - 10,19 | 10,20 - 13,72 | + 13,72 |
| | G3 | -6,97 | 6,97 - 10,26 | 10,27 - 13,81 | + 13,81 |
| | G4 | -7,04 | 7,04 - 10,33 | 10,34 - 13,91 | + 13,91 |
| | G5 | -7,11 | 7,11 - 10,40 | 10,41 - 14,01 | + 14,01 |
| LPDV | G1 | -2,30 | 2,30 - 3,52 | 3,53 - 5,41 | + 5,41 |
| | G2 | -2,47 | 2,47 - 3,81 | 3,82 - 5,80 | + 5,80 |
| | G3 | -2,63 | 2,63 - 4,11 | 4,12 - 6,20 | + 6,20 |
| | G4 | -2,80 | 2,80 - 4,40 | 4,41 - 6,60 | + 6,60 |
| | G5 | -2,96 | 2,96 - 4,70 | 4,71 - 6,99 | + 6,99 |
| VTC | G1 | -8,22 | 8,22 - 11,45 | 11,46 - 15,51 | + 15,51 |
| | G2 | -8,75 | 8,75 - 12,00 | 12,01 - 16,04 | + 16,04 |
| | G3 | -9,29 | 9,29 - 12,54 | 12,55 - 16,56 | + 16,56 |
| | G4 | -9,83 | 9,83 - 13,08 | 13,09 - 17,08 | + 17,08 |
| | G5 | -10,36 | 10,36 - 13,63 | 13,64 - 17,60 | + 17,60 |

| | | | | | |
|---|---|---|---|---|---|
| LCLC | G1 | -35,17 | 35,17 - 42,37 | 42,38 - 49,68 | + 49,68 |
| | G2 | -35,96 | 35,96 - 43,28 | 43,29 - 50,81 | + 50,81 |
| | G3 | -36,76 | 36,76 - 44,19 | 44,20 - 51,94 | + 51,94 |
| | G4 | -37,55 | 37,55 - 45,11 | 45,12 - 53,06 | + 53,06 |
| | G5 | -38,35 | 38,35 - 46,02 | 46,03 - 54,19 | + 54,19 |
| IG | G1 | -22,28 | 22,28 - 27,43 | 27,44 - 33,01 | + 33,01 |
| | G2 | -22,82 | 22,82 - 28,10 | 28,11 - 33,71 | + 33,71 |
| | G3 | -23,37 | 23,37 - 28,77 | 28,78 - 34,41 | + 34,41 |
| | G4 | -23,91 | 23,91 - 29,45 | 29,46 - 35,11 | + 35,11 |
| | G5 | -24,46 | 24,46 - 30,12 | 30,13 -35,81 | + 35,81 |

C10m: caminhar 10 metros; LPS: levantar da posição sentada; LPDV: levantar da posição de decúbito ventral; VTC: vestir e tirar uma camiseta; LCLC: levantar da cadeira e locomover-se pela casa, valores em segundos; IG: Índice GDLAM de autonomia em escores; G1: 60-64 anos; G2: 65-69 anos; G3: 70-74 anos; G4: 75-79 anos; G5: ≥ 80 anos.

## Discussão

No Quadro 1, estão expostos os resultados de estudos sobre o protocolo GDLAM de autonomia funcional para as atividades da vida diária (AVD) no período de 2002 a 2005.

QUADRO 1: Estudos sobre autonomia através do Protocolo GDLAM (2002 a 2005)

| Estudo (ano) | Característica | C10m | LPS | LPDV | VTC | LCLC | IG |
|---|---|---|---|---|---|---|---|
| Abreu, 2005 | Caminhada | 6,71 | 10,72 | 4,05 | - | 45,45 | - |
| | Reposição Hormonal | 6,81 | 10,73 | 2,78 | - | 42,91 | - |
| Amorim e Dantas, 2002 | Aeróbico | 6,78 | 10,68 | 3,88 | - | - | - |
| Aragão et al., 2002 | RML | 7,00 | 11,0 | 4,50 | - | - | - |
| Baptista et al., 2003 | Yoga | 6,26 | 7,55 | 2,92 | - | - | - |
| Baptista, 2004 | Yoga | 6,97 | 7,34 | 2,71 | - | - | - |
| Cordeiro et al., 2005 | Força | 5,65 | 11,76 | 4,65 | - | 53,57 | - |
| Côrtes e Silva, 2005 | Força | 6,50 | 10,78 | 3,77 | - | - | - |
| Pereira et al., 2005 | Força | 7,22 | 11,71 | 4,96 | 13,35 | 42,52 | - |
| Pernambuco et al., 2003 | Shiatsu | 7,46 | 12,95 | 5,73 | - | 54,12 | - |
| Pernambuco, 2004 | Shiatsu | 6,07 | 10,11 | 3,21 | - | 39,17 | - |
| | Flex Dinâmico | 5,93 | 8,35 | 3,35 | | 38,72 | |
| Silva, 2005 | Caminhada | 6,53 | 9,30 | 3,85 | 8,18 | 34,07 | 22,44 |
| Vale et al., 2003a | Flex Dinâmico | 5,44 | 7,70 | 2,90 | - | - | - |
| Vale et al., 2003b | Força | 5,35 | 8,30 | 2,54 | - | - | - |
| | Força 75-85% | 6,74 | 10,47 | 4,32 | | 43,31 | - |
| Vale, 2004 | Flex. Dinâmico | 6,56 | 11,15 | 4,47 | - | 45,03 | - |
| | Controle | 7,11 | 13,23 | 4,99 | | 46,31 | - |
| Vale, 2005 | Diversas* | 6,45 | 9,77 | 3,78 | 11,86 | 39,26 | 25,36 |
| Vale et al., 2005 | Força 75-85% | 5,65 | 7,16 | 3,28 | - | 35,76 | - |
| | Flex. Dinâmico | 5,93 | 8,35 | 3,32 | - | 38,35 | - |
| Varejão et al., 2004 | Flex Estático | 5,35 | 9,43 | 3,43 | - | - | - |
| | Alongamento | 5,99 | 9,44 | 3,53 | - | - | - |

C10m = caminhar 10 metros; LPS = levantar da posição sentada; LPDV = levantar da posição de decúbito ventral; LCLC = levantar da cadeira e locomover-se pela casa. Média=tempo (segundos). IG = escores.
*RML, força, hidroginástica, flexionamento dinâmico, alongamento, caminhada.

No quadro 2 estão expostos os resultados de estudos dos pesquisadores do GDLAM sobre a autonomia funcional para as atividades da vida diária (AVD) no período de 2006 a 2010.

QUADRO 2: Estudos sobre autonomia através do Protocolo GDLAM (2006 a 2010)

| Estudo (ano) | Característica | C10m | LPS | LPDV | VTC | LCLC | IG |
|---|---|---|---|---|---|---|---|
| Alencar et al., 2009 | Programa de atividade física | 7,21 | 10,49 | 3,75 | 16,19 | 43,99 | 29,81 |
| Belloni et al., 2008 | Hidroginástica<br>Sedentários | 5,17<br>5,82 | 6,65<br>12,3 | 2,24<br>4,01 | -<br>- | 37,5<br>49,4 | -<br>- |
| Boechat et al., 2007 | DPOC moderada | 8,9 | 12,6 | 3,6 | - | 42,9 | 30,5 |
| Cader et al., 2006 | Asilados sedentários | 13,39 | 13,07 | 6,15 | 15,70 | 76,60 | 47,32 |
| Cader et al., 2007 | Fortalecimento inspiratório | 9,30 | 9,36 | 6,65 | 14,05 | 63,13 | 35,46 |
| Daniel et al., 2010 | Sedentários | 7,01 | 9,68 | 3,73 | 11,31 | 41,15 | 26,15 |
| Daniel et al., 2010 | Programa de atividade física | 6,53 | 6,78 | 3,42 | 10,49 | 37,81 | 23,06 |
| Guimarães et al., 2008 | Diversas* | 8,37<br>6,29 | 18,80<br>11,11 | 5,73<br>3,24 | 13,64<br>11,59 | 50,07<br>40,59 | 38,62<br>27,33 |
| Oliveira et al., 2009 | Hidroginástica | 7,21 | 11,46 | 3,49 | 11,29 | 45,32 | 27,68 |
| Paula et al., 2006 | Eletromiografia | 9,58 | 11,60 | 4,45 | - | 42,78 | - |
| Paula et al., 2008 | Programa de atividade física | 6,43 | 9,50 | 3,58 | - | 34,10 | - |
| Pereira et al., 2007 | Força | 5,65 | 8,28 | 2,77 | 8,75 | 37,8 | 22,16 |
| Silva et al., 2009 | Força | 5,48 | 8,30 | 2,60 | 8,48 | 37,10 | 21,70 |
| Vale et al., 2009 | Sedentários – hormônios | 7,21 | 11,50 | 3,49 | 11,30 | 45,30 | 27,68 |

C10m = caminhar 10 metros; LPS = levantar da posição sentada; LPDV = levantar da posição de decúbito ventral; VTC = vestir e tirar uma camiseta; LCLC = levantar da cadeira e locomover-se pela casa; IG= Índice GDLAM;Flex. = flexionamento. Média=tempo (segundos). IG = escores.
* Hidroginástica, caminhada, alongamentos e resistência muscular.

Classificando-se os resultados dos estudos apresentados nos Quadro 1 e 2 de acordo com a Tabela 5, verifica-se diferentes resultados de acordo com o tipo de intervenção e características da amostra, porém esses estudos investigaram pessoas idosas que estão nas categorias etárias do G1 e do G2.

Os tempos do teste C10m variaram entre 9,58 e 5,17 segundos, representando resultados que expressam classificações consideradas como fraco e muito bom para as categorias etárias G1 e G2. As diferenças desses tempos podem ser justificadas pelo tipo de intervenção proposto para cada amostra. Mas os tempos alcançados são considerados satisfatórios para um idoso atravessar uma rua com segurança.

No teste LPS, as variações ficaram entre 18,80 e 6,65 segundos. Nas categorias G1 e G2, esses tempos expressam classificações consideradas como fraco e muito bom, respectivamente. O tempo marcado neste teste pode gerar uma noção da facilidade ou dificuldade que o executante idoso pode demonstrar para levantar-se de uma cadeira, que é um movimento muito frequente na vida diária.

O teste LPDV representa o movimento de levantar-se do chão ou de uma cama. Nesse teste as variações ficaram entre 5,73 e 2,24 segundos que expressam classificações fracas para o G1 e regulares para o G2 e muito bom para ambas as categorias etárias, respectivamente.

O teste VTC avalia a autonomia funcional dos membros superiores. Por ser mais recente, foi menos utilizado nas pesquisas no Quadro 1. No entanto, no Quadro 2, esse teste passa a ser usado amplamente. Sua variação ficou entre 16,69 e 8,18 segundos, expressando classificações como fraco e muito bom para o G1 e o G2.

O teste LCLC avalia a agilidade e o equilíbrio do idoso executante, sendo o mais longo para ser executado entre todos. Dessa forma, possibilita maiores possibilidades de diferentes resultados. Sua variação ficou entre 63,13 e 34,07 segundos, apresentando classificações como fraco e muito bom para o G1 e G2.

Considerando-se que a autonomia funcional está associada às atividades da vida diária (AVD), o índice geral (IG) foi idealizado para representar o nível desta variável nos indivíduos idosos. Devido à natureza dos movimentos e sua relação ao cotidiano, o conjunto dos testes realizados parece permitir uma visão global do geronte.

O IG observado nos Quadros 1 e 2 apresentaram escores que variaram entre 38,62 e 21,70 que expressam classificações consideradas como fraco e muito bom para o G1 e G2.

O estudo de Cader et al. (2006) não está sendo considerado nos comentários referentes aos Quadros 1 e 2 por se tratar de uma amostra com idosas asiladas sedentárias. Elas apresentaram tempos muito elevados para a execução da bateria de testes do protocolo GDLAM, diferenciando-se bastante dos demais estudos.

**Considerações Finais**

De acordo com os achados na presente pesquisa, o IG pode ser utilizado como parâmetro da avaliação da autonomia funcional para a realização das AVD por possibilitar aplicabilidade na execução dos testes do protocolo GDLAM por categoria etária no envelhecimento.

## REFERÊNCIAS

ABREU, F.M.C. **Comparação dos efeitos da cinesioterapia aeróbica e da terapia hormonal sobre a resistência da artéria carótida interna direita, a autonomia e qualidade de vida em mulheres na pós-menopausa.** 2005, 176 f. Dissertação (Mestrado em Ciência da Motricidade Humana). Universidade Castelo Branco - UCB. Rio de Janeiro, 2005.

ALENCAR, N.A.; FERREIRA, M.A.; VALE, R.G.S.; DANTAS, E.H.M. Levels of physical activity, functional autonomy and quality of life in elderly women practitioners of formal and non-formal physical activities. **Indian Journal of Gerontology**, v. 23, n. 4, p. 447-457, 2009.

ALEXANDER, N. B.; ULBRICH, J.; RAHEJA, A.; CHANNER, D. Rising from the floors in older adults. **Journal of the American Geriatrics Society**, v. 45, n. 5, p. 564-569, 1997.

AMORIM, F.S.; DANTAS, E.H.M. Autonomia e resistência aeróbica em idosos. **Fit Perf J**, v. 1, n. 3, p. 47-59, 2002.

ANDREOTTI, R. A.; OKUMA, S. S. Validação de uma bateria de testes de atividades da vida diária para idosos fisicamente independentes. **Revista Paulista de Educação Física**, v. 13, n. 1, p. 46-66, 1999.

ARAGÃO, J.C.B.; DANTAS, E.H.M.; DANTAS, B.H.A. RML e autonomia. **Fit Perf J**, v. 1, n.3, p. 29-38, 2002.

BAPTISTA, M.R. **A prática do yoga sobre a autonomia funcional e qualidade de vida em mulheres senescentes.** 2004, 325 f. Dissertação (Mestrado em Ciência da Motricidade Humana). Universidade Castelo Branco - UCB. Rio de Janeiro, 2004.

BAPTISTA, M. R.; VALE, R. G. S.; PERNAMBUCO, C. S.; DANTAS, E. H. M. **O yoga na autonomia funcional em mulheres senescentes.** In: XXVI SIMPÓSIO INTERNACIONAL DE CIÊNCIAS DO ESPORTE, São Paulo, 2003. Anais: **Atividade física construindo saúde**. Edição esp. Revista Brasileira de Ciência e Movimento, p. 82, 2003.

BELLONI, D.; ALBUQUERQUE, A.C.; RODRIGUES, T.O.; MAZINI FILHO, M.L.; SILVA, V.F. **Estudo comparativo entre a autonomia funcional de mulheres idosas praticantes e não praticantes de hidroginástica**. Rev Educ Fis, v. 140, p. 20-26, 2008.

BOECHAT, F.; VALE, R.G.S.; DANTAS, E.H.M. Evaluación de la autonomía funcional de personas mayores con EPOC mediante el protocolo GDLAM. **Rev Esp Geriatr Gerontol**, v. 42, n. 4, p. 251-253, 2007.

CADER, S.; GUIMARÃES, A.C.; ROCHA, C.A.Q.C.; VALE, R.G.S.; PERNAMBUCO, C.S.; DANTAS, E.H.M. Perfil da qualidade de vida e da autonomia funcional de idosos asilados em uma instituição filantrópica do município do Rio de Janeiro. **Fit Perf J,** v. 5, n. 4, p. 256-261, 2006.

CADER, S.; SILVA, E.B.; VALE, R.G.S.; BACELAR, S.; MONTEIRO, M.D.; DANTAS, E.H.M. Efeito do treino dos músculos inspiratórios sobre a pressão inspiratória máxima e a autonomia funcional de idosos asilados. **Revista Motricidade**, v. 3, n. 1, p. 279-288, 2007a.

______.; PEREIRA, F.D.; ______.; ______. **Comparacíon de la fuerza de la musculatura inspiratoria entre mujeres mayores sedentarias y practicantes de hidrogimnasia.** Rev Esp Geriatr Gerontol, v. 42, n. 5, p. 271-275, 2007b.

CORDEIRO, L.S.; FORTES, M.S.; ATTIE, K.F.; DANTAS, E.H.M. Relação entre o Nível Sérico Basal de GH e de IGF-1 e a Autonomia e o Estado de Condicionamento Físico da Idosa Ativa. **Fit Perf J,** v. 4, n. 5, p. 293-298, 2005.

CÔRTES, G. G.; SILVA, V. F. Manutenção da força muscular e da autonomia, em mulheres idosas, conquistadas em trabalho prévio de adaptação neural. **Fit Perf J,** v. 4, n. 2, p. 107-117, 2005.

DANTAS, E. H. M.; FIGUEIRA, H. A.; EMYGDIO, R. F.; VALE, R. G. S. Functional autonomy GDLAM protocol classification pattern in elderly women. **Indian Journal of Applied Research**, v. 4, n. 7, p. 262-266, 2014

DANIEL, F.N.R.; VALE, R.G.S.; GIANI, T.S.; BACELLAR, S.; ESCOBAR, T.; STOUTENBERG, M.; DANTAS, E.H.M. Correlation between static balance and functional autonomy in elderly women. **Arch Gerontol Geriatr**, 2010. Doi:10.1016/j.archger.2010.02.011

______.; ______.;______..; ______.; DANTAS, E.H.M. Effects of a physical activity program on static balance and functional autonomy in elderly women. **Maced J Med Sci**, v. 3, n. 1, p. 21-26, 2010. doi:10.3889/MJMS.1857-5773.2010.0083

______.; ______ Protocolo GDLAM de avaliação da autonomia. **Fit Perf J**, v. 3, n. 3, p. 169-180, 2004.

GRUPO DE DESENVOLVIMENTO LATINO-AMERICANO PARA A MATURIDADE (GDLAM). **Discussões de estudo:** conceitos de autonomia e independência para o idoso. Rio de Janeiro, 2004.

GURALNIK, J. M.; SIMONSICK, E. M.; FERRUCCI, L.; GLYNN, R. J.; BERKMAN, L. F.; BLAZER, D. G.; SCHERR, P. A.; WALLACE, R. B. **A short physical performance battery assessing lower extremity function:** association with self--reported disability and prediction of mortality and nursing home admission. The Journal of Gerontology, v. 49, n. 2, p. M85-M94, 1994.

GUIMARÃES, A.C.; ROCHA, C.A.Q.C.; GOMES, A.L.M.; CADER, S.A.; DANTAS, E.H.M. Effects of a program of physical activity on the autonomy level of elderly participants in the program of the family health. **Fit Perf J**, v. 7, n. 1, p. 5-9, 2008. doi:10.3900/fpj.7.1.5.e

GURALNIK, J. M.; FERRUCCI, L.; SIMONSICK, E. M.; SALIVE, M. E.; WALLACE, R. B. Lower-extremity function in persons over de age of 70 years as a predictor of subsequent disability. **The New England Journal of Medicine**, v. 332, n. 9, p. 556-561, 1995.

______.; ______.; PIEPER, C. F.; LEVEILLE, S. G.; MARKIDES, K. S.; OSTIR, G. V.; STUDENSKI, S.; BERKMAN, L. F.; WALLACE, R. B. Lower extremity function and subsequent disability consistency across studies, predictive models and value of gait speed alone compared with the short physical performance battery. **Journal of Gerontology**, v. 55, n. 4, p. M221-M231, 2000.

OLIVEIRA, R.D.; PERNAMBUCO, C.S.; VALE, R.G.S.; DANTAS, E.H.M. Correlação entre autonomia funcional e qualidade de vida em idosas. **Revista Brasileira de Ciência e Movimento**, v. 17, n.1, p. 1-19, 2009.

PAULA, R.H.; VALE, R.G.S.; DANTAS, E.H.M. Relação entre o nível de autonomia funcional de adultos idosos com o grau de fadiga muscular aguda periférica verificado pela eletromiografia. **Fit Perf J**, v. 5, n. 2, p. 95-100, 2006.

PEREIRA, F. F.; MONTEIRO, N.; PORTAL, M. N. D.; VALE, R. G. S.; DANTAS, E. H. M. Perfil de um grupo de mulheres idosas residentes no condomínio Rio 2, no município do Rio de Janeiro. **Fit Perf J,** v. 4, n. 6, p. 352-357, 2005.

PERNAMBUCO, C. S.; VALE, R. G. S.; BAPTISTA, M. R.; ABREU, F. M. C.; DANTAS, E. H. M. Perfil da autonomia funcional de idosos no ingresso de um programa de shiatsuterapia no município de Araruama. In: XXVI SIMPÓSIO INTERNACIONAL DE CIÊNCIAS DO ESPORTE, São Paulo, 2003. Anais: Atividade física construindo saúde. Edição esp. **Revista Brasileira de Ciência e Movimento**, p. 78, 2003.

______. **Comparação de um programa de shiatsuterapia e de um programa de flexionamento dinâmico na flexibilidade, na autonomia e qualidade de vida do ido-**

**so.** 2004, 177 f. Dissertação (Mestrado em Ciência da Motricidade humana). Universidade Castelo Branco - UCB. Rio de Janeiro, 2004.

SILVA, R.B. **Perfil do Condicionamento Físico Parcial, da Autonomia Funcional e de Qualidade de Vida de Mulheres Idosas da Vila Olímpica da Mangueira.** 2005, 163 f. **Dissertação (Mestrado em Ciência da Motricidade Humana)**. Universidade Castelo Branco - UCB. Rio de Janeiro, 2005.

SILVA, J.G.F.B.; CADER, S.A.; DOPICO, X.; SOLER, E.I.; DANTAS, E.H.M. Fortalecimiento muscular, nível de fuerza muscular y autonomía funcional en una población de mujeres mayores. **Rev Esp Geriatr Gerontol**, 2009. doi:10.1016/j.regg.2009.04.005

SIPILÄ, S.; MULTANEN, J.; KALLINEN, M.; ERA, P.; SUOMINEN, H. Effects of strength and endurance training on isometric muscle strength and walking speed in elderly women. mulheres senescentes, v. 156, p. 457-464, 1996.

VALE, R. G. S.; ARAGÃO, J. C. B.; DANTAS, E. H. M. A flexibilidade na autonomia funcional de idosas independentes. **Fit Perf J**, v. 2, n. 1, p. 23-29, 2003a.

______.; BAPTISTA, M. R.; PERNAMBUCO, C. S.; VIEIRA, F. R.; ARAGÃO, J. C. B.; DAMASCENO, V.; CORDEIRO, L. S.; NOVAES, J. S.; DANTAS, E. H. M. Treinamento resistido de força em idosas independentes. In: XXVI SIMPÓSIO INTERNACIONAL DE CIÊNCIAS DO ESPORTE, São Paulo, 2003. Anais: Atividade física construindo saúde. Edição esp. **Revista Brasileira de Ciência e Movimento**, p. 53, 2003b.

VALE, R. G. S. **Efeitos do treinamento de força e de flexibilidade sobre a autonomia e qualidade de vida de mulheres senescentes.** 2004, 218 f. Dissertação (Mestrado em Ciência da Motricidade Humana). Universidade Castelo Branco - UCB. Rio de Janeiro, 2004.

______. Avaliação da autonomia funcional do idoso. **Fit Perf J**, v. 4, n. 1, p. 4, 2005.

______.; NOVAES, J. S.; DANTAS, E. H. M. Efeitos do treinamento de força e de flexibilidade sobre a autonomia de mulheres senescentes. **Revista Brasileira de Ciência e Movimento,** v. 13, n. 2, p. 27-32, 2005.

______.; PERNAMBUCO, C.S.; NOVAES, J.S.; DANTAS, E.H.M. Teste de autonomia funcional: vestir e tirar uma camiseta (VTC). **Revista Brasileira de Ciência e Movimento,** v.14, n.3, p.71-78, 2006a.

______.; BARRETO, A.C.G.; NOVAES, J.S.; DANTAS, E.H.M. Efeito do treinamento resistido na força máxima, na flexibilidade e na autonomia de mulheres idosas. **Rev Bras Cineantropom Desempenho Hum**, v. 8, n. 4, p. 52-58, 2006b.

______.; OLIVEIRA, R.D.; PERNAMBUCO, C.S.; MENESES, Y.P.S.F.; NOVAES, J.S.; ANDRADE, A.F.D. Correlation between basal serum IGF-1 levels and functional autonomy in elderly women. **Rev Int Cienc Deporte**, v. 5, n. 14, p. 11-18, 2009.

VAREJÃO, R. V.; MELO, R.; BARROS, R.; VALE, R. G. S.; ARAGÃO, J. C. B.; AMORIM, F. S.; DANTAS, E. H. M. Comparação dos efeitos do alongamento e do flexionamento ambos passivos sobre os níveis de flexibilidade, autonomia e qualidade de vida do idoso. **FIEP Bulletin**, v. 74, p. 646-649, 2004.

# *Avaliação da Qualidade de Vida*

Danielli Braga de Mello
Samária Ali Cader
Carlos Soares Pernambuco
Rodrigo Gomes de Souza Vale
Estélio Henrique Martin Dantas

## Introdução

A avaliação da qualidade de vida é baseada na percepção do indivíduo sobre o seu estado de saúde, o qual também é influenciado pelo contexto cultural em que este indivíduo está inserido. A avaliação da saúde engloba aspectos gerais da vida e do bem-estar do indivíduo, portanto, experiências subjetivas contribuem de forma importante como um parâmetro de avaliação e julgamento dos próprios indivíduos (BOWLING et al., 2003).

O termo qualidade de vida tem recebido uma variedade de definições ao longo dos anos: (a) pode-se basear em três princípios fundamentais: capacidade funcional, nível socioeconômico e satisfação (GONZÁLEZ, 1993); (b) também pode estar relacionada com os seguintes componentes: capacidade física, estado emocional, interação social, atividade intelectual, situação econômica e autoproteção de saúde (HORNQUIST, 1990) e (c) na realidade, o seu conceito varia de acordo com a visão de cada indivíduo (DANTAS, 2002). Para alguns, ela é considerada como unidimensional (relacionado apenas à saúde), enquanto, para outros, é conceituada como multidimensional – aspectos de saúde e psicossociais (ZHAN, 1992).

Assim como é difícil conceituar qualidade de vida, a sua medida também o é, já que ela pode sofrer influência de valores culturais, éticos e religiosos, bem como de valores e percepções pessoais. Esse caráter de subjetividade de que se reveste o conceito de qualidade de vida baseia-se na realidade individual que converge no subjetivismo, constituindo-se, assim, num conceito muito complexo e de difícil avaliação (HORNQUIST, 1990).

A avaliação da qualidade de vida em idosos deve ser considerada multidimensional levando-se em consideração a capacidade dos idosos em lidar com as demandas do seu cotidiano, sendo, portanto, reflexos de situações vivenciadas ao longo da sua vida, como doenças crônicas e agudas, estilo e hábitos de vida (FLECK, 2008). O componente físico avalia limitações em realizar certas tarefas ou no trabalho, decorrentes dos problemas de saúde ou por dor nessas mesmas atividades, também avalia o estado de humor do indivíduo nos últimos tempos (PAIXÃO, 2005). Em geral, os aspectos orgânicos que mais afetam os idosos são os déficits de memória, orientação e cognição, a redução da acuidade visual e auditiva, assim como a redução da mobilidade física. Os aspectos psicológicos e socioeconômicos também são de extrema relevância (FLECK, 2008).

A Organização Mundial da Saúde (OMS), a partir do início dos anos 1990, constatou que as medidas de qualidade de vida revestem-se de particular importância na avaliação de saúde, tanto dentro de uma perspectiva individual como social (ORLEY e KUYKEN, 1994). Há múltiplas escalas de avaliação de qualidade de vida. Todavia, existem diferenças em relação aos aspectos conceituais subjacentes, à importância dada à subjetividade, em detrimento da objetividade na escolha dos itens, bem como à natureza e ao peso de cada domínio para avaliação de qualidade de vida como recurso gerador de conceitos pertinentes à população em questão a serem posteriormente averiguados sob enfoque psicométrico (FARQUAR, 1995; WHOQOL, 1995). Em função destas particularidades, tem sido ressaltada a importância da utilização da metodologia qualitativa.

O World Health Organization Quality of Life Group (Grupo WHOQOL) desenvolveu uma escala dentro de uma perspectiva transcultural para medir qualidade de vida em adultos. Considerou como características fundamentais o caráter subjetivo da qualidade de vida (englobando aspectos positivos e negativos) e sua natureza multidimensional. Entretanto, não é possível assumir que instrumentos adequados para avaliar o domínio saúde física, por exemplo, em populações de adultos jovens, sejam os mesmos ou apropriados para populações de adultos idosos. Há prováveis especificidades conforme a faixa etária. Além disso, a magnitude do fenômeno envelhecimento, aliada à escassez de instrumentos para avaliar tal questão, fortalece tal interesse.

Neste sentido, surge o WHOQOL-OLD oferecendo uma abordagem adequada para a avaliação da qualidade de vida do geronte, o qual aborda questões relativas ao funcionamento sensorial; a autonomia; as atividades passadas, presentes e futuras; a participação social; as inquietações e temores da morte e morrer; e a intimidade do idoso (FLECK et al., 2003).

## WHOQOL-OLD

A Organização Mundial da Saúde – OMS (WHO, 2004) desenvolveu um projeto para a avaliação da qualidade de vida de pessoas mais velhas (WHOQOL-OLD), com início em 1999, em cooperação científica entre diversos centros internacionais. O objetivo do projeto foi desenvolver e testar uma medida genérica da qualidade de vida em adultos idosos para utilização internacional e transcultural.

Este questionário altera os instrumentos WHOQOL-100 e WHOQOL-BREF para uma população adulta maior. Seu objetivo geral foi adaptar o WHOQOL para utilização com adultos idosos testando seu uso numa série de testes de campo transculturais. Tal adaptação consistiu no seu desenvolvimento como um módulo complementar que pôde ser adicionado aos instrumentos do WHOQOL existentes, ou individualmente (WHO, 2004)

A OMS, na busca de um instrumento para avaliação da qualidade de vida de pessoas mais velhas, desenvolveu e validou um projeto, o WHOQOL-OLD, através dos pesquisadores Mick Power e Silke Schmidt em nome do WHOQOL-OLD Group. Sua tradução para o português foi autorizada pelos autores e a adaptação foi realizada sob a supervisão do Dr. Eduardo Chachamovich e do Dr. Marcelo Pio de Almeida Fleck, sendo financiando pela European Commission Fifth Framework, QLRT-2000-00320, e desenvolvido sob os auspícios do World Health Organization Quality of Life Group (WHOQOL Group). O centro brasileiro obteve financiamento do Fundo de Incentivo à pesquisa do Hospital de Clínicas de Porto Alegre (FIPEHCPA) (FLECK et al., 2008).

O módulo WHOQOL-OLD consiste em 24 ítens pontuados pela escala de Likert (1 a 5 pontos) dividido em seis facetas: "Funcionamento do Sensório" (FS), "Autonomia" (AUT), "Atividades Passadas, Presentes e Futuras" (PPF), "Participação Social" (PSO), "Morte e Morrer" (MEM) e "Intimidade" (INT). A faceta "Funcionamento do Sensório" avalia o funcionamento sensorial e o impacto da perda das habilidades sensoriais na qualidade vida. A faceta "Autonomia" refere-se à independência na velhice e, portanto, descreve até que ponto se é capaz de viver de forma autônoma e tomar suas próprias decisões. A faceta "Atividades Passadas, Presentes e Futuras" descreve a satisfação sobre conquistas na vida e coisas a que se anseia. A faceta "Participação Social" delineia a participação em atividades do cotidiano, especialmente na comunidade. A faceta "Morte e Morrer" relaciona-se a preocupações, inquietações e temores sobre a morte e morrer, ao passo que a faceta "Intimidade" avalia a capacidade de se ter relações pessoais e íntimas.

A versão final do módulo do WHOQOL-OLD contém seis facetas de 4 itens cada (o módulo consiste em 24 itens) avaliados pela escala de Likert (1 a 5 pontos) atribuídos a seis facetas:

**Faceta I** – "Funcionamento do Sensório" (FS)
**Faceta II** – "Autonomia" (AUT)
**Faceta III** – "Atividades Passadas, Presentes e Futuras" (PPF)
**Faceta IV** – "Participação Social" (PSO)
**Faceta V** – "Morte e Morrer" (MEM)
**Faceta VI** – "Intimidade" (INT).

Cada uma das facetas possui 4 itens; portanto, para todas as facetas o escore dos valores possíveis pode oscilar de 4 a 20, desde que todos os itens de uma faceta tenham sido preenchidos. Os escores destas seis facetas ou os valores dos 24 itens do módulo WHOQOL-OLD podem ser combinados para produzir um escore geral ("global") para a qualidade de vida em adultos idosos, denotado como o "escore total" do módulo WHOQOL-OLD.

O questionário deve ser aplicado individualmente e ser solicitado aos indivíduos que, ao responder, tenham em mente os próprios valores, aspirações, prazeres e preocupações, tomando por base as duas últimas semanas.

No entanto, este instrumento só permite uma análise descritiva do escore total da qualidade de vida e suas respectivas facetas.

Com isso, Mello (2008) e Mello et al. (2010) propuseram uma classificação categórica do WHOQOL-OLD, que permite uma avaliação qualitativa da qualidade de vida da população idosa.

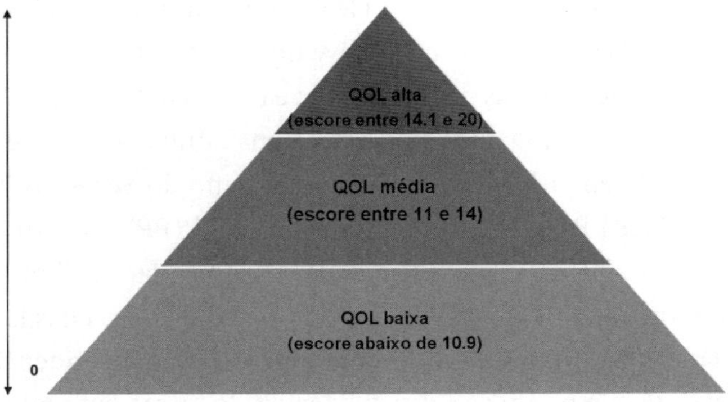


**Figura 1. Classificação categórica do WHOQOL-OLD**

O Quadro 1 sumariza os trabalhos realizados com o questionário WHOQOL-OLD.

**Quadro 1: Trabalhos realizados com o questionário WHOQOL-OLD.**

| Característica do Estudo | Referência |
|---|---|
| Avaliação da qualidade de vida de um grupo focal no Brasil. | Fleck et al., 2003 |
| Discussões nos grupos idosos e encarregados de educação para o desenvolvimento de projetos-piloto. | Ceremnych, 2003. |
| Percepção da qualidade de vida de um amostra de idosos da Turquia. | Eser et al., 2005 |
| Desenvolvimento do modulo do WHOQOL-Old. | Power et al., 2005 |
| WHOQOL-OLD. | Winkler et al., 2006 |
| Mensuração da qualidade de vida de idosas: validade e confiabilidade do WHOQOL-OLD. | Peel et al., 2007 |
| Comparação da qualidade de vida (QV) de idosos em um país pós-comunista (República Tcheca), com aqueles que vivem em democracias ocidentais tradicionais. | Dragomirecká et al., 2008 |
| Avaliação da qualidade de vida de idosas pertencentes ao Programa Saúde da Família. | Figueira et al., 2008 |
| Comparação dos níveis de qualidade de vida entre idosas sedentárias e ativas, praticantes de dança, musculação e meditação. | Castro et al., 2009. |
| Perfil axiológico da qualidade de vida de idosas do Programa Saúde da Família no Brasil. | Figueira et al., 2009 |
| Impacto da Medicina Oriental Tradicional sobre a qualidade de vida de idosas ambulatoriais. | Figueira et al., 2010 |
| Efeitos do treinamento funcional na autonomia funcional, equilíbrio e qualidade de vida de idosas. | Leal et al., 2010 |
| Efeitos do método Pilates na autonomia functional, no equilíbrio estático e na qualidade de vida de idosas. | Rodrigues et al., 2010 |
| Análise do impacto de um programa de atividades físicas (recreação e caminhada), na autonomia funcional, na resistência aeróbica e na qualidade de vida de idosas. | Fraga et al., 2010 |

## Questionário WHOQOL-OLD

*** Questão com escore reverso**

***Q1: F25.1** Até que ponto as perdas nos seus sentidos (por exemplo, audição, visão, paladar, olfato, tato) afetam a sua vida diária?

Nada (1) Muito pouco (2) Mais ou menos (3) Bastante (4)
Extremamente (5)

**Q2: F25.2** Como você avaliaria o funcionamento dos seus sentidos (por exemplo, audição, visão, paladar, olfato, tato)?

Muito ruim (1) Ruim (2) Nem ruim nem boa (3) Boa (4)
Muito boa (5)

***Q3: F25.3** Até que ponto a perda de, por exemplo, audição, visão, paladar, olfato, tato, afeta a sua capacidade de participar em atividades?

Nada (1) Muito pouco (2) Mais ou menos (3) Bastante (4)
Extremamente (5)

***Q4: F25.4** Até que ponto o funcionamento dos seus sentidos (por exemplo, audição, visão, paladar, olfato, tato) afeta a sua capacidade de interagir com outras pessoas?

Nada (1) Muito pouco (2) Médio (3) Muito (4)
Completamente (5)

**Q5: F26.1** Quanta liberdade você tem de tomar as suas próprias decisões?

Nada (1) Muito pouco (2) Mais ou menos (3) Bastante (4)
Extremamente (5)

**Q6: F26.2** Até que ponto você sente que controla o seu futuro?

Nada (1) Muito pouco (2) Mais ou menos (3) Bastante (4)
Extremamente (5)

**Q7: F26.3** Até que ponto você consegue fazer as coisas que gostaria de fazer?

Nada (1) Muito pouco (2) Médio (3) Muito (4)
Completamente (5)

**Q8: F26.4** O quanto você sente que as pessoas ao seu redor respeitam a sua liberdade?

Nada (1) Muito pouco (2) Mais ou menos (3) Bastante (4) Extremamente (5)

**Q9: F27.1** Quão feliz você está com as coisas que você pode esperar daqui para frente?
Muito infeliz (1) Infeliz (2) Nem feliz nem infeliz (3) Feliz (4) Muito feliz (5)

**Q10: F27.3** Até que ponto você está satisfeito com as suas oportunidades para continuar alcançando outras realizações na sua vida?
Nada (1) Muito pouco (2) Médio (3) Muito (4)
Completamente (5)

**Q11: F27.4** O quanto você sente que recebeu o reconhecimento que merece na sua vida?
Nada (1) Muito pouco (2) Médio (3) Muito (4)
Completamente (5)

**Q12: F27.5** Quão satisfeito você está com aquilo que alcançou na sua vida?
Muito insatisfeito (1) Insatisfeito (2) Nem satisfeito nem insatisfeito (3) Satisfeito (4) Muito satisfeito (5)

**Q13: F28.1** Quão satisfeito você está com a maneira com a qual você usa o seu tempo?
Muito insatisfeito (1) Insatisfeito (2) Nem satisfeito nem insatisfeito (3) Satisfeito (4) Muito satisfeito (5)

**Q14: F28.2** Quão satisfeito você está com o seu nível de atividade?
Muito insatisfeito (1) Insatisfeito (2) Nem satisfeito nem insatisfeito (3) Satisfeito (4) Muito satisfeito (5)

**Q15: F28.4** Até que ponto você sente que tem o suficiente para fazer em cada dia?
Nada (1) Muito pouco (2) Médio (3) Muito (4) Completamente (5)

**Q16: F28.7** Quão satisfeito você está com as oportunidades que você tem para participar de atividades da comunidade?
Muito insatisfeito (1) Insatisfeito (2) Nem satisfeito nem insatisfeito (3) Satisfeito (4) Muito satisfeito (5)

***Q17: F29.2** Quão preocupado você está com a maneira pela qual irá morrer?
Nada (1) Muito pouco (2) Mais ou menos (3) Bastante (4)
Extremamente (5)

***Q18: F29.3** O quanto você tem medo de não poder controlar a sua morte?
Nada (1) Muito pouco (2) Mais ou menos (3) Bastante (4)
Extremamente (5)

***Q19: F29.4** O quanto você tem medo de morrer?
Nada (1) Muito pouco (2) Mais ou menos (3) Bastante (4)
Extremamente (5)

*__Q20: F29.5__ O quanto você teme sofrer dor antes de morrer?
Nada (1) Muito pouco (2) Mais ou menos (3) Bastante (4) Extremamente (5)

**Q21: F30.2** Até que ponto você tem um sentimento de companheirismo em sua vida?
Nada (1) Muito pouco (2) Mais ou menos (3) Bastante (4) Extremamente (5)

**Q22: F30.3** Até que ponto você sente amor em sua vida?
Nada (1) Muito pouco (2) Mais ou menos (3) Bastante (4) Extremamente (5)

**Q23: F30.4** Até que ponto você tem oportunidades para amar?
Nada (1) Muito pouco (2) Médio (3) Muito (4) Completamente (5)

**Q24: F30.**7 Até que ponto você tem oportunidades para ser amado?
Nada (1) Muito pouco (2) Médio (3) Muito (4) Completamente (5)

**Cálculo dos Escores do questionário WHOQOL-OLD**

O valor de cada faceta será a média aritmética da soma dos 4 itens do questionário.

| | |
|---|---|
| *Funcionamento do Sensório (FS)*<br>(4 itens) | old_01* old_02* old_10* old_20 |
| *Autonomia (AUT)*<br>(4 itens) | old_03 old_04 old_05 old_11 |
| *Atividades Passadas, presentes e futures (PPF)*<br>(4 items) | old_12 old_13 old_15 old_19 |
| *Participação Social (PSO)*<br>(4 itens) | old_14 old_16 old_17 old_18 |
| *Morte e Morrer (MEM)*<br>(4 itens) | old_06* old_07* old_08* old_09* |
| *Intimidade (INT)*<br>(4 itens) | old_21 old_22 old_23 old_24 |
| *Escore Total(OLD)*<br>(24 itens) | old_01* old_02* old_03 old_04<br>old_05 old_06* old_07* old_08*<br>old_09* old_10* old_11 old_12<br>old_13 old_14 old_15 old_16<br>old_17 old_18 old_19 old_20<br>old_21 old_22 old_23 old_24 |

*Nota: * Itens com escore reverso.*

**Short Form 36 (SF36) - Health Survey Questionaire**

Outro instrumento bastante utilizado para avaliar a qualidade de vida é o Short Form 36 (SF-36). O SF-36 é uma versão em português do Medical Outcomes Study 36 – Short Form Health Survey, traduzido e validado por Ciconelli (1997). Martinez (2002) coloca que o SF- 36 é um questionário genérico, com conceitos não específicos para uma determinada idade, doença ou grupo de tratamento e que permite comparações entre diferentes patologias e entre diferentes tratamentos. Considera a percepção dos indivíduos quanto ao seu próprio estado de saúde e contempla os aspectos mais representativos da saúde física e mental. É também de fácil administração e compreensão, do tipo autoaplicável. Avalia tanto aspectos negativos de saúde (doença ou enfermidade), como aspectos positivos (bem-estar).

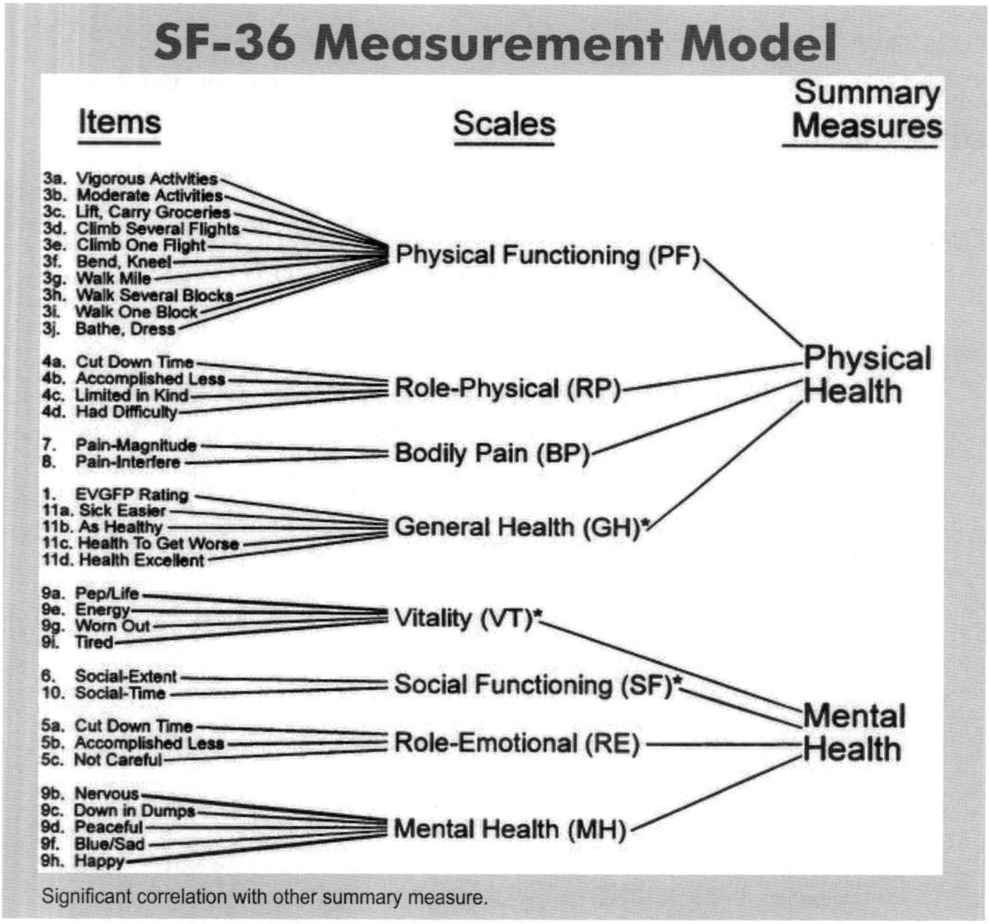


O SF-36 é composto de 36 itens, divididos em oito dimensões:

- Funcionamento físico (10 itens)
- Limitações causadas por problemas da saúde física (quatro itens)
- Limitações causadas por problemas da saúde emocional (três itens)
- Funcionamento social (dois itens)
- Saúde mental (cinco itens)
- Dor (dois itens)
- Vitalidade (energia/fadiga) (quatro itens)
- Percepções da saúde geral (cinco itens)
- Estado de saúde atual comparado há um ano atrás (um item), que é computado à parte.

Os dados são avaliados baseados na transformação das respostas em escores na escala de 0 a 100, de cada componente, não havendo um único valor que resuma toda a avaliação, resultando em um estado geral de saúde melhor ou pior. Há de se ressaltar que no estudo de Martinez (2002) o questionário foi aplicado com o propósito de se verificar a variação (positiva ou negativa) no inicio e no término dos programas.

Ciconelli (1997) realizou em sua tese a tradução e a validação do SF-36 para o português. Além do Brasil, outros 20 países também realizam este mesmo trabalho. Coordenado por Ware et al. (apud CICONELLI, 1997), desde 1991 iniciaram o projeto de validação internacional deste questionário, e, atualmente, 14 países estão envolvidos oficialmente com este projeto, denominado IQOLA (International Quality of Life Assessment Project).

**Questionário SF-36 - Versão Brasileira do Questionário de Qualidade de Vida -SF-36**

**1** – Em geral você diria que sua saúde é:

| Excelente | Muito Boa | Boa | Ruim | Muito Ruim |
|---|---|---|---|---|
| 1 | 2 | 3 | 4 | 5 |

**2** – Comparada há um ano, como você se classificaria sua idade em geral, agora?

| Muito Melhor | Um Pouco Melhor | Quase a Mesma | Um Pouco Pior | Muito Pior |
|---|---|---|---|---|
| 1 | 2 | 3 | 4 | 5 |

**3** – Os seguintes itens são sobre atividades que você poderia fazer atualmente durante um dia comum. Devido à sua saúde, você teria dificuldade para fazer estas atividades? Neste caso, quando?

| **Atividades** | Sim, dificulta muito | Sim, dificulta um pouco | Não, não dificulta de modo algum |
|---|---|---|---|
| a) Atividades rigorosas que exigem muito esforço, tais como correr, levantar objetos pesados, participar em esportes árduos. | 1 | 2 | 3 |
| b) Atividades moderadas, tais como mover uma mesa, passar aspirador de pó, jogar bola, varrer a casa. | 1 | 2 | 3 |
| c) Levantar ou carregar mantimentos | 1 | 2 | 3 |
| d) Subir vários lances de escada | 1 | 2 | 3 |
| e) Subir um lance de escada | 1 | 2 | 3 |
| f) Curvar-se, ajoelhar-se ou dobrar-se | 1 | 2 | 3 |
| g) Andar mais de 1 quilômetro | 1 | 2 | 3 |

| h) Andar vários quarteirões | 1 | 2 | 3 |
|---|---|---|---|
| i) Andar um quarteirão | 1 | 2 | 3 |
| j) Tomar banho ou vestir-se | 1 | 2 | 3 |

**4** – Durante as últimas 4 semanas, você teve algum dos seguintes problemas com seu trabalho ou com alguma atividade regular, como consequência de sua saúde física?

| | Sim, dificulta muito | **Não** |
|---|---|---|
| a) Você diminui a quantidade de tempo que se dedicava ao seu trabalho ou a outras atividades? | 1 | 2 |
| b) Realizou menos tarefas do que você gostaria? | 1 | 2 |
| c) Esteve limitado no seu tipo de trabalho ou a outras atividades. | 1 | 2 |
| d) Teve dificuldade de fazer seu trabalho ou outras atividades (p. ex. necessitou de um esforço extra). | 1 | 2 |

**5** – Durante as últimas 4 semanas, você teve algum dos seguintes problemas com seu trabalho ou outra atividade regular diária, como consequência de algum problema emocional (como se sentir deprimido ou ansioso)?

| | Sim | Não |
|---|---|---|
| a) Você diminui a quantidade de tempo que se dedicava ao seu trabalho ou a outras atividades? | 1 | 2 |
| b) Realizou menos tarefas do que você gostaria? | 1 | 2 |
| c) Não realizou ou fez qualquer das atividades com tanto cuidado como geralmente faz. | 1 | 2 |

**6** – Durante as últimas 4 semanas, de que maneira sua saúde física ou problemas emocionais interferiram nas suas atividades sociais normais, em relação à família, amigos ou em grupo?

| De forma nenhuma | Ligeiramente | Moderadamente | Bastante | Extremamente |
|---|---|---|---|---|
| 1 | 2 | 3 | 4 | 5 |

**7** – Quanta dor no corpo você teve durante as últimas 4 semanas?

| Nenhuma | Muito leve | Leve | Moderada | Grave | Muito grave |
|---|---|---|---|---|---|
| 1 | 2 | 3 | 4 | 5 | 6 |

**8** – Durante as últimas 4 semanas, quanto a dor interferiu com seu trabalho normal (incluindo o trabalho dentro de casa)?

| De maneira alguma | Um pouco | Moderadamente | Bastante | Extremamente |
|---|---|---|---|---|
| 1 | 2 | 3 | 4 | 5 |

**9** – Estas questões são sobre como você se sente e como tudo tem acontecido com você durante as últimas 4 semanas. Para cada questão, por favor dê uma resposta que mais se aproxime de maneira como você se sente em relação às últimas 4 semanas.

10 – Durante as últimas 4 semanas, quanto de seu tempo a sua saúde física ou problemas emocionais interferiram com as suas atividades sociais (como visitar amigos, parentes etc.)?

| Todo Tempo | A maior parte do tempo | Alguma parte do tempo | Uma pequena parte do tempo | Nenhuma parte do tempo |
|---|---|---|---|---|
| 1 | 2 | 3 | 4 | 5 |

**11** – O quanto verdadeira ou falsa é cada uma das afirmações para você?

| | Definitivamente verdadeiro | A maioria das vezes verdadeiro | Não sei | A maioria das vezes falso | Definitivamente falso |
|---|---|---|---|---|---|
| a) Eu costumo obedecer um pouco mais facilmente que as outras pessoas | 1 | 2 | 3 | 4 | 5 |
| b) Eu sou tão saudável quanto qualquer pessoa que eu conheço | 1 | 2 | 3 | 4 | 5 |
| c) Eu acho que a minha saúde vai piorar | 1 | 2 | 3 | 4 | 5 |
| d) Minha saúde é excelente | 1 | 2 | 3 | 4 | 5 |

## Cálculo dos Escores do questionário SF-36

***Fase 1:*** *Ponderação dos dados*

| Questão | Pontuação | |
|---|---|---|
| 01 | Se a resposta for<br>1<br>2<br>3<br>4<br>5 | Pontuação<br>5,0<br>4,4<br>3,4<br>2,0<br>1,0 |
| 02 | Manter o mesmo valor | |
| 03 | Soma de todos os valores | |
| 04 | Soma de todos os valores | |
| 05 | Soma de todos os valores | |
| 06 | Se a resposta for<br>1<br>2<br>3<br>4<br>5 | Pontuação<br>5<br>4<br>3<br>2<br>1 |

| | | |
|---|---|---|
| 07 | Se a resposta for<br>1<br>2<br>3<br>4<br>5<br>6 | Pontuação<br>6,0<br>5,4<br>4,2<br>3,1<br>2,0<br>1,0 |
| 08 | A resposta da questão 8 depende da nota da questão 7<br>Se 7 = 1 e se 8 = 1, o valor da questão é (6)<br>Se 7 = 2 à 6 e se 8 = 1, o valor da questão é (5)<br>Se 7 = 2 à 6 e se 8 = 2, o valor da questão é (4)<br>Se 7 = 2 à 6 e se 8 = 3, o valor da questão é (3)<br>Se 7 = 2 à 6 e se 8 = 4, o valor da questão é (2)<br>Se 7 = 2 à 6 e se 8 = 3, o valor da questão é (1)<br>Se a questão 7 não for respondida, o escorre da questão 8 passa a ser o seguinte:<br>Se a resposta for (1), a pontuação será (6)<br>Se a resposta for (2), a pontuação será (4,75)<br>Se a resposta for (3), a pontuação será (3,5)<br>Se a resposta for (4), a pontuação será (2,25)<br>Se a resposta for (5), a pontuação será (1,0) | |
| 09 | Nesta questão, a pontuação para os itens a, d, e ,h, deverá seguir a seguinte orientação:<br>Se a resposta for 1, o valor será (6)<br>Se a resposta for 2, o valor será (5)<br>Se a resposta for 3, o valor será (4)<br>Se a resposta for 4, o valor será (3)<br>Se a resposta for 5, o valor será (2)<br>Se a resposta for 6, o valor será (1)<br>Para os demais itens (b, c,f,g, i), o valor será mantido o mesmo | |

| | |
|---|---|
| 10 | Considerar o mesmo valor. |
| 11 | Nesta questão, os itens deverão ser somados, porém os itens b e d deverão seguir a seguinte pontuação:<br>Se a resposta for 1, o valor será (5)<br>Se a resposta for 2, o valor será (4)<br>Se a resposta for 3, o valor será (3)<br>Se a resposta for 4, o valor será (2)<br>Se a resposta for 5, o valor será (1) |

***Fase 2:*** *Cálculo do Raw Scale*

Nesta fase você irá transformar o valor das questões anteriores em notas de 8 domínios que variam de 0 (zero) a 100 (cem), onde 0 = pior e 100 = melhor para cada domínio. É chamado de raw scale porque o valor final não apresenta nenhuma unidade de medida.

Para isso, você deverá aplicar a seguinte fórmula para o cálculo de cada domínio:
Domínio:
***Valor obtido nas questões correspondentes – Limite inferior x 100***

## Variação (Score Range)

Na fórmula, os valores de limite inferior e variação (Score Range) são fixos e estão estipulados na tabela abaixo.

| Domínio | Pontuação das questões correspondidas | Limite inferior | Variação |
|---|---|---|---|
| Capacidade funcional | 03 | 10 | 20 |
| Limitação por aspectos físicos | 04 | 4 | 4 |
| Dor | 07 + 08 | 2 | 10 |
| Estado geral de saúde | 01 + 11 | 5 | 20 |
| Vitalidade | 09 (somente os itens a + e + g + i) | 4 | 20 |
| Aspectos sociais | 06 + 10 | 2 | 8 |
| Limitação por aspectos emocionais | 05 | 3 | 3 |
| Saúde mental | 09 (somente os itens b + c + d + f + h) | 5 | 25 |

## REFERÊNCIAS

BOWLING, A.; GABRIEL, Z.; DAKES, J.; DOWDING, L.M.; EVANS, O.; FLEISSIG, A. et al. Let's ask them: a national survey of definitions of quality of life and its enhancement among people aged 65 and over. **Int J Aging Hum Dev,** v. 56, n. 4, p. 269-306, 2003.

CASTRO, J.C.; BASTOS, F.A.C.; CRUZ, T.H.P.; GIANI, T.S.; FERREIRA, M.A.; DANTAS, E.H.M. Níveis de qualidade de vida em idosas ativas praticantes de dança, musculação e meditação. **Rev Bras Geriatr Gerontol,** v.12, n.2, p.255-265, 2009.

CEREMNYCH, J. Focus groups discussions with older adults and carers for development of pilot WHOQOL-OLD measure. **Acta Medica Lituanica**, v. 10, n.3, 2003.

CICONELLI, R. **Tradução para o português e validação do questionário genérico de avaliação de qualidade de vida medical outcomes study 36-item short--form health survey** (SF-36). São Paulo: Universidade Federal de São Paulo. 1997.

DANTAS, E.H.M. Fitness, saúde, wellness e qualidade de vida. **R Min Educ Fís**, v.10, n.1, p.106-1150, 2002.

DRAGOMIRECKÁ E.; BARTOŇOVÁ, J.; EISEMANN, M.; KALFOSS, M.; KILIAN, R.; MARTINY, K.; STEINBÜCHEL, N.V.; SCHMIDT, S. Demographic and psychosocial correlates of quality of life in the elderly from a cross-cultural perspective. ***Clinical Psychology & Psychotherapy,*** v.15, n.3, p.193-204, 2008.

ESER, E.; ESER, S.; OZYURT, B.C.; FIDANER, C. Perception of quality of life by a sample of Turkish older adults: WHOQOLOLD project Turkish focus group results. **Turkish Journal of Geriatrics**, v. 8, p. 169-183, 2005.

FARQUAR, M. Elderly people's definitions of quality of life, 1995. **Soc Sci Med,** v.41, p.1439-1446, 1995.

FIGUEIRA, H.A.; FIGUEIRA, O.A.; FIGUEIRA, A.A.; FIGUEIRA, J.A.; VAREJÃO, R.; GIANI, T.S.; DANTAS, E.H.M. Quality of life of elderly outpatients served by traditional oriental medicine. **Indian Journal of Gerontology,** v. 24, n. 2, p. 150-156, 2010.

FIGUEIRA, H.A.; FIGUEIRA, J.A.; MELLO, D.; DANTAS, E.H.M. Quality of life throughout ageing. **Acta Medica Lituanica,** v.15, p.169-172, 2008.

FIGUEIRA, H.A.; GIANI, T.S.; BERESFORD, H.; FERREIRA, M.A.; MELLO, D.; FIGUEIRA, A.A.; FIGUEIRA, J.A.; DANTAS, E.H.M. Quality of Life (QOL) axiological profile of the elderly population served by the Family Health Program (FHP) in Brazil. **Arch Gerontol Geriatr**, v.49, p.368-372, 2009.

FLECK, M.P.A. Problemas conceituais em qualidade de vida; In: Fleck M.P.A. **A avaliação de qualidade de vida**. Guia para profissionais de saúde. Porto Alegre: Artmed, 2008. p. 19-28.

----------------. et al. **A avaliação da qualidade de vida** – guia para profissionais da saúde. Porto Alegre: Artmed, 2008.

----------------. CHACHAMOVICH, E.; TRENTINI, C.M. Projeto WHOQOL - OLD: método e grupo focal no Brasil. **Revista de Saúde Publica**, v. 37, n. 6, p. 793-799, 2003.

FRAGA, M.J.; CADER, S.A.; FERREIRA, M.A.; GIANI, T.S.; DANTAS, E.H.M. Aerobic resistance, functional autonomy and quality of life (QoL) of elderly women impacted by a recreation and walking program. **Arch Gerontol Geriatr**, 2010. In press.

GONZÁLEZ, N.M. Symposium de calidad de vida: generalidades, mediciones utilizadas en medicina, elementos que la componen. **Arch Reumatol**, v.4 n.1, p.40-42, 1993.

HORNQUIST, J.O. Quality of life: concept and assessment. **Scand J Soc Med**, v.18, p.69-79, 1990.

LEAL, S.M.O.; BORGES, E.G.S.; FONSECA, M.A.; ALVES JÚNIOR, E.D.; CADER, S.A.; DANTAS, E.H.M. Efeitos do treinamento funcional na autonomia funcional, equilíbrio e qualidade de vida de idosas. **Revista Brasileira de Ciência e Movimento**, 2010. In press.

MARTINEZ, M.C. **As relações entre a satisfação com aspectos psicossociais no trabalho e a saúde do trabalhador.** São Paulo, 2002. (Dissertação de Mestrado) Programa de Pós-Graduação do Departamento de Saúde Ambiental da Faculdade de Saúde Pública da Universidade de São Paulo, 2002.

MELLO, D. **Influência da obesidade na qualidade de vida de idosos.** [tese]. Rio de Janeiro: Fundação Oswaldo Cruz. Programa de doutorado em Ciências na área de Saúde Pública da Fundação Oswaldo Cruz, Escola Nacional de Saúde Pública Sergio Arouca, 2008.

MELLO, D.M.; VERDINI, M.L.P.; DANTAS, E.H.M., et al. Impact of obesity on quality of life in the elderly. **Medicina Sportiva**, v.14, n.2, p.63-66. 2010.

ORLEY, J.; KUYKEN, W.; et al. **Quality of life assessment**: international perspectives. Heidelberg: Springer Verlang, 1994. p. 41-60.

PAIXÃO Jr., C.M.; REICHENHEIM, M.E. Uma revisão sobre instrumento de avaliação do estado funcional do idoso. Cad. **Saúde Pública,** v.21, n.1, p.7-19, 2005.

PEEL, N. et al. Measuring quality of life in older people: Reliability and validity of WHOQOL-OLD. **Australasian Journal on Ageing,** v.26, p.162-167, 2007.

POWER, M.; QUINN, K.; SCHMIDT, S. Development of the WHOQOL-Old module. **Quality of Life Research**, v.14, p.2197-2214, 2005.

RODRIGUES, B.G.S.; CADER, S.A.; TORRES, V.O.B.; OLIVEIRA, E.M.; DANTAS, E.H.M. Pilates method in personal autonomy, static balance and quality of life of elderly females. **Journal of Bodywork and Movement Therapies**, 2010. In press.

WHO. **Manual WHOQOL-OLD** - versão português. Organização Mundial da Saúde, 2004.

WHOQOL - The World Health Organization Quality of Life. Assessment 8: position paper from the World Health Organization. **Soc Sci Med**, v.41, n.10, p.1403-1409, 1995.

WINKLER, I.; MATSCHINGER, H.; ANGERMEYER, M.C.; WHOQOL-OLD Group. The WHOQOL-OLD. **Psychother Psychosom Med Psychol**, v.56, p.63-69, 2006.

ZHAN, L. Quality of life: conceptual and measurement issues. J Adv Nurs, v.17, n.7, p.795-800, 1992.

# *Avaliação Nutricional do Idoso Ativo*

Jacqueline Carvalho Peixoto

## Introdução

Idosos apresentam redução da síntese de proteínas, de hormônios anabólicos, neurotransmissores, enzimas e uma maior sensibilidade aos radicais livres que podem acelerar o envelhecimento cerebral, reduzindo memória, aprendizado e aumentando o desequilíbrio afetivo, emocional e o risco de alterações psíquicas que podem diminuir a qualidade de vida deste grupo de indivíduos (CARVALHO-ALVES; MEDEIROS, 2004). No Quadro 1 são observadas as principais alterações sistêmicas que ocorrem com o avançar da idade.

Quadro 1: Alterações sistêmicas observadas com o envelhecimento

| ENVELHECIMENTO |
|---|
| • **Situação de Estresse: ↑ catecolaminas e cortisol** |
| • **↓ Fatores Anabolizantes (Hormônios Sexuais, DHEA, GH, IGF1)** |
| • **↓ da imunidade e ↑ estresse oxidativo** |

Fonte: CARVALHO-ALVES E MEDEIROS. Mecanismos moleculares envolvidos na sarcopenia e o papel da atividade física. IN: CAMERON e MACHADO. Tópicos avançados em bioquímica do exercício, c.1, p.23, 2004.

## Estresse oxidativo na população idosa

O estresse oxidativo em valores altos em populações idosas pode aumentar os danos em macromoléculas como proteínas, lipídios entre outras estruturas celulares, outrossim, pode induzir alterações na modulação da contração muscular em virtude do desequilíbrio entre produção de antioxidantes endógenos e aumento de radicais livres, portanto, a manutenção das defesas antioxidantes se faz primordial no controle do aumento da produção de radicais livres que acontece no envelhecimento (ZWIER; SIEMSMESMA, 1998).

A modulação da contração muscular em idosos pode apresentar alterações em relação à produção de radicais livres e de antioxidantes endógenos (REID; DURHAM, 2002). Estudos anteriores mostram maior suscetibilidade aos radicais livres e maior propensão a lesões em homens idosos do que em homens mais jovens, sugerindo que o músculo mais velho apresenta maior risco de lesão em virtude da reduzida atividade física observada neste grupo quando comparados aos mais jovens. A redução do número total de fibras musculares e da área das fibras do tipo II que ocorre com o avançar da idade está demonstrado no Gráfico 1 (ARMSTRONG et al., 1983; MANFREDI, 1991; CARVALHO-ALVES; MEDEIROS, 2004; LEME da FONSECA; PASCHOAL, 2004).

Gráfico 1: Redução na área da seção transversal do vasto lateral (CSA) em relação à idade

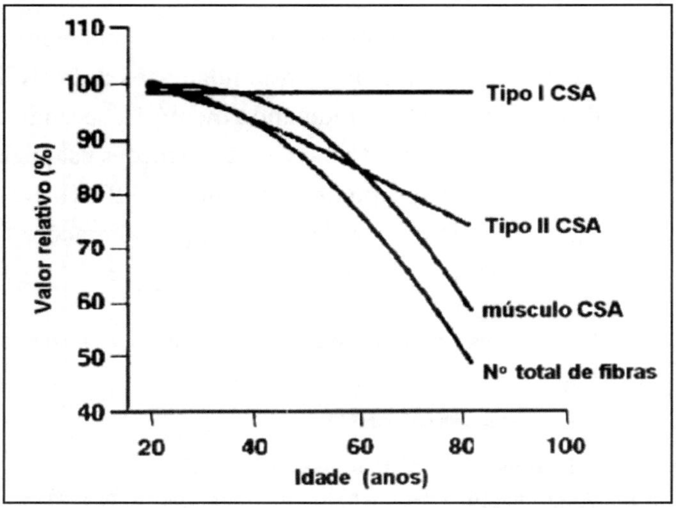


Fonte: CARVALHO-ALVES e MEDEIROS. Mecanismos moleculares envolvidos na sarcopenia e o papel da atividade física. IN: CAMERON e MACHADO. Tópicos avançados em Bioquímica do exercício, c.1, p.25, 2004

O desequilíbrio entre produção e degradação de radicais livres pode adquirir caráter prejudicial e pode aumentar os riscos de desencadeamento de algumas doenças crônicas não transmissíveis como câncer, doenças cardiovasculares, neurológicas, diabetes e também maximizar os sinais de envelhecimento (PÓVOA, 1995). A utilização de antioxidantes como vitamina E, C e carotenoides da dieta mostraram aumentar a atividade enzimática antioxidante quando comparado a um grupo não suplementado, segundo alguns estudos (TAULER et al., 2002; JENG et al., 2002)

Na Figura 1 está demonstrado esquematicamente a proteção contra o estresse oxidativo a partir da ação dos antioxidantes da dieta e os produzidos pelo organismo.

Figura 1: Proteção de Antioxidantes contra o estresse oxidativo

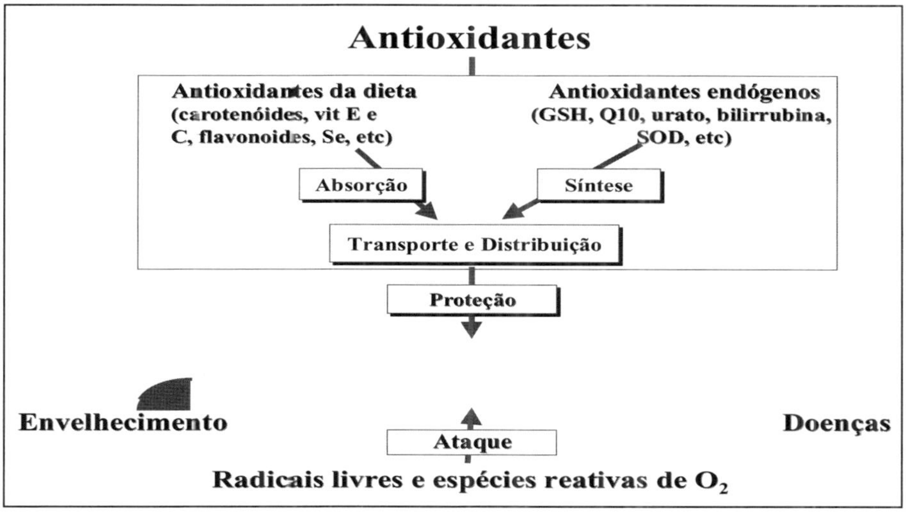


Adaptado de fonte: ZWIER; SIEMENSMA, 1998. Opportunities of carotenoids and flavonoids against oxidative stress. Functional Foods, Conference documentation, p.1-20, London.

## Riscos de doenças em idosos

A maior parte das doencas é causada pela interação de muitos fatores, incluindo a genética individual, meio ambiente e o estilo de vida e para se evitar o risco de se contrair uma determinada doença deve-se tentar reduzir o maior número possível de fatores associados ao seu desenvolvimento, estando a alimentação e o exercício relacionados à essa redução.

Idosos necessitam manter um estado nutricional adequado através de alimentação equilibrada, saudável e associada à prática de atividade física regular. Estas duas condições exercem proteção para os mecanismos do envelhecimento, pelo aumento dos fatores antioxidantes. Além disso, idosos apresentam menor eficiência nos mecanismos de absorção de nutrientes, portanto condições como baixa ingestão calórica, sedentarismo, doenças crônicas e problemas dentários levam a reduzida ingestão calórica e seleção inadequada de alimentos, o que torna os idosos serem grupo de risco na escala fisiológica, assim como crianças, gestantes, lactantes e convalescentes.

No envelhecimento, as mudanças sistêmicas que ocorrem podem alterar a ingestão alimentar e com isso induzir quadros de desnutrição, subnutrição e redução da imunidade (FERREIRA et al., 2004). Estas condições são apresentadas no Quadro 2.

Quadro 2: Condições relacionadas à baixa ingestão calórica e de micronutrientes em idosos.

- **Perda de apetite**
- **Redução do consumo alimentar**
- **Depressão**
- **Redução da percepção da sede, olfato e paladar**
- **Aumento do risco de doenças infeccciosas**
- **Fragilidade óssea**
- **Anemias**
- **Interações drogas e nutrientes**
- **Má absorção de nutrientes, redução da imunidade**
- **Alteração da flora intestinal e redução da função intestinal**

Adaptado de fontes: GODFREY (1998) e FERREIRA et al.(2004)

Idosos fisicamente ativos devem ser orientados para os benefícios da boa alimentação e atividade física regular na manutenção da saúde e para um envelhecimento saudável. Estudos mostram que com o avançar da idade as lesões musculares podem surgir com mais frequência, já que as possibilidades de lesões intrínsecas ocorrem de forma mais significativa nesta fase da vida, em adição estes indivíduos são considerados menos ativos que os mais jovens.

Embora tanto o exercício adequado quanto os bons hábitos alimentares possam isoladamente proporcionar benefícios à saúde, a redução do total de fatores de risco é maximizada quando ambos, alimentação e exercícios adequados, fazem parte de um estilo de vida saudável (WILLIAMS, 2002).

## Guias alimentares propostos para idosos

Mudanças na alimentação são sugeridas para contribuir com o equilíbrio da dieta e favorecer uma vida mais saudável e com melhor qualidade de vida, principalmente para população idosa (PERCEGO, 2003). Na Grécia, o grande consumo de óleo de oliva mostrou que a qualidade da gordura era fator predisponente para a redução da incidência de doenças cardiovasculares (GOLLUCKE; JUZWIAK, 2004). O estudo desta região possibilitou a criação de um guia alimentar baseado nos hábitos alimentares comuns da população e relacionado à baixa incidência de doenças cardíacas, denominado pirâmide Mediterrânea (MASSARO et al., 1999), demonstrada a seguir (Figura 2).

Figura 2: Pirâmide Mediterrânea adaptada.

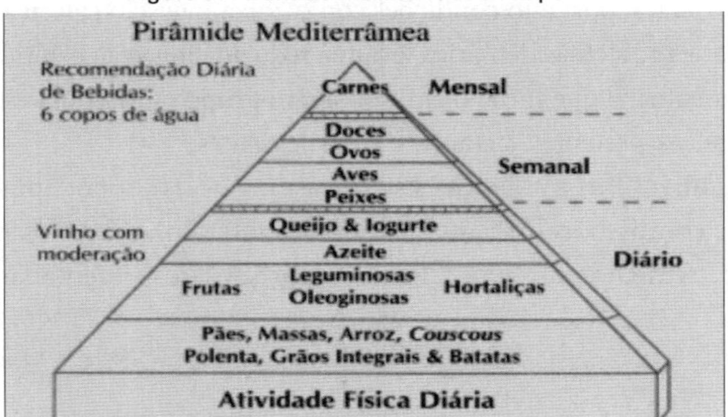


Fonte: MASSARO et al. (1999) e GOLLUCKE; JUZWIAK (2004).

A escola de Harvard propôs um guia alimentar através de uma pirâmide que mostra conceitos mais saudáveis para as populações atuais e idosas (PERCEGO, 2003). Esta pirâmide estabelece da base para o topo exercícios diários e alimentos com potencial terapêutico como alimentos integrais, frutas, vegetais, grãos e derivados de leite e carnes magras como peixes, denominados de alimentos funcionais, pelo conteúdo de substâncias bioativas presentes nestes alimentos, tais como carotenoides, polifenois, bioflavonoides, ácidos graxos essenciais, entre outros. A seguir a demonstração da pirâmide de Harvard (Figura 3).

Figura 3: Pirâmide alimentar de Harvard (2001)

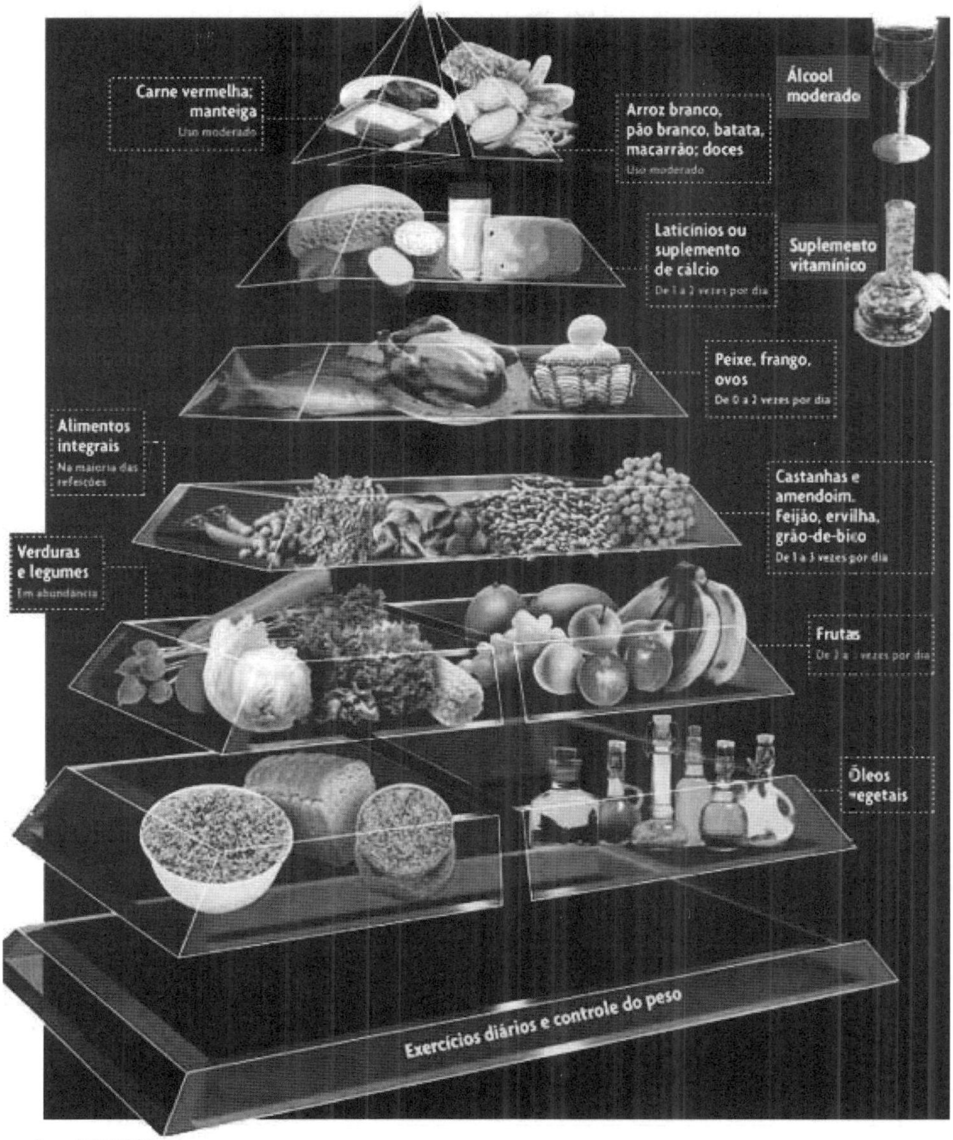


Fonte: WILLET (2001).

## Idosos, atividade física e alimentação equilibrada

O sedentarismo pode aumentar a morbi-mortalidade de idosos, maximizando as alterações fisiológicas que ocorrem nesta faixa etária o que pode elevar os custos com a saúde.

A atividade física regular melhora a capacidade funcional e a adaptação no processo de envelhecimento melhorando a qualidade de vida. A frequência de exercícios melhora a capacidade cardiovascular, endócrina, metabólica, mental e osteomuscular reduzindo a sarcopenia e o aparecimento de doenças devido à idade (FRIDÉN et al., 1983; CARVALHO-ALVES; MEDEIROS, 2004). Atualmente, preconiza-se para idosos, atividade de intensidade moderada contínua e acumulada diariamente, a cada 30 minutos de preferência, para o alcance dos benefícios supracitados (MATSUDO et al., 2000), sugerindo-se com isso exercícios de resistência ou contra resistência, além de atividades de flexibilidade e de equilíbrio para o aumento da mobilidade articular (ibidem). Portanto, a ingestão alimentar deve ser verificada para comparar o gasto energético total do idoso e corrigir inadequações de nutrientes segundo a ingestão diária recomendada, em relação ao seu estilo de vida e atividade física (FERREIRA et al., 2004).

Toda doença é resultado do desequilíbrio entre agente, hospedeiro e meio ambiente; portanto, para se evitar o estresse oxidativo que ocorre nesta fase, o idoso deve ingerir alimentação variada, saudável, frequente em pequenos volumes, rica em alimentos funcionais e antioxidantes.

A restrição alimentar parece ser uma conduta preventiva mais indicada para a manutenção da qualidade de vida e para reduzir a mortalidade precoce já que reduz a atividade metabólica, em consequência, reduz a produção de radicais livres. Adotando-se esta conduta associada à prática de atividade física, os benefícios de ambos ajudam a melhorar as condições de vida (CARVALHO-ALVES, 2004).

Recentes estudos mostraram que este grupo de indivíduos apresenta frequentemente inadequações na ingestão de macro e micronutrientes e parece que idosos que aderem à prática de atividades físicas melhoram também a qualidade nutricional de sua dieta (BRAGGION et al., 2000; FERREIRA et al., 2000).

## Idosos e adequação nutricional

Com o avançar da idade, as necessidades de energia diminuem, já que há um declínio no metabolismo. Indivíduos idosos apresentam menor taxa metabólica quando comparados a adultos jovens e de meia idade, sendo esta redução de 10% por década a partir de 50 anos (FERREIRA et al., 2004). Para análise do gasto energético deve-se levar em conta a taxa metabólica basal (TMB), o gasto com atividade física e termogênese da dieta, determinada como 10% da soma da TMB e do gasto com atividade física e pela relação do fracionamento da dieta e consumo de proteínas, fatores que podem elevar o gasto calórico total. O cálculo deste valor energético leva em consideração o peso corporal e pode ser realizada através de equações propostas pela OMS (MAHAN; SCOTT-STUMP, 1998).

**Carboidratos**

Os carboidratos exercem inúmeras funções em nosso organismo como ser substrato preferencial do Sistema Nervoso Central e eritrócitos, substrato que gera energia mais rapidamente por meio da glicose preserva massa muscular e reduz a produção de substâncias ácidas no organismo em situações de estresse (NEWSHOLME, et al., 2003). Os níveis de glicemia devem ser mantidos constantes para se evitar efeitos adversos no organismo, como a hipoglicemia (COLEMAN, 1998). Na ausência de carboidratos na dieta, a produção de glicose é mantida pelo fígado e rins via neoglicogênese. O fluxo de glicose interórgãos é finamente controlado por hormônios e neurotransmissores (LINNEWALKER et al., 2002; NEWSHOLME et al., 2003). Idosos devem ter o percentual da dieta composto de 50 a 60 % de carboidratos de preferência de baixo índice glicêmico (pães integrais, macarrão integral, algumas raízes, hortaliças, nozes e frutas) para se evitar a hiperinsulinemia. Carboidratos simples devem fazer parte de apenas 10 % da dieta (glicose e sacarose). Ênfase deve ser dada à ingestão de fibras na dieta para regular o trânsito intestinal, a glicemia, os níveis de colesterol e para se reduzir o desencadeamento de doenças não transmissíveis. Sua ingestão deve ser de 20 a 30 gramas na alimentação diária (CHANDRA et al., 1991; GARIBALLA; SINCLAIR, 1998; MAHAN; SCOTT-STUMP, 1998).

**Proteínas**

A redução do nível de atividade física e o envelhecimento podem aumentar a perda de massa muscular. Para se evitar a sarcopenia que ocorre com a idade, o consumo de proteínas deve estar de acordo com as recomendações, isto porque a ingestão inadequada de carboidratos e lipídios pode aumentar o consumo muscular e a produção de substâncias ácidas como a amônia, o que contribui para a redução da imunidade e a sarcopenia (MUTCH; BANISTER, 1985; CARVALHO-ALVES; MEDEIROS, 2004). A disponibilidade de aminoácidos deve ser suficiente para manutenção da síntese proteica e balanço nitrogenado positivo principalmente antes e após exercícios (RENNIE; TIPTON et al., 2001).

Para idosos ativos, uma ingestão proteica adequada é indispensável para garantir resultados positivos para a prática de atividades físicas, como no treinamento de força garantindo a capacidade funcional destes indivíduos.

As proteínas exercem funções reguladoras, estruturais, de nutrição e de defesa no organismo e sua contribuição como substrato energético é pequena quando comparada aos carboidratos e lipídios (KATCH; McARDLE, 2001). Os aminoácidos de cadeia ramificada, glutamina e alanina, são os mais consumidos durante atividades intensas e estresse metabólico (WAGENMAKERS, 1999). A glutaminemia, tal qual a glicemia, deve ser mantida em níveis constantes, já que é vital para melhora do funcionamento do sistema nervoso central, renal e imune (NISSIM, 2000; NEWSHOLME et al., 2003). A recomendação de proteínas para idosos deve ser de pelo menos 1,0 g de proteínas por quilo de peso corporal, sempre avaliando doenças pregressas ou de base e também deficiência de ingestão, para se adequar os valores de consumo (KLEIN; ROGERS, 1990; FERREIRA et al., 2000; FERREIRA et al., 2004). Em contrapartida, o excesso de ingestão interfere com a absorção de cálcio e pode ocasionar aumento da produção de substâncias ácidas, o que pode reduzir a massa óssea neste grupo de indivíduos (LEMMON et al., 2003).

**Lipídios**

Os lipídios são fundamentais para atividades de resistência e sua qualidade deve ser sempre observada na alimentação dos idosos. Além de serem importante fonte energética, fazem parte da composição de membranas, hormônios esteroides, prostaglandinas. Além disso, são isolantes térmicos e mecânicos e exercem papel de transporte de importância metabólica através das lipoproteínas bem como no transporte e absorção de vitaminas lipossolúveis (A,D,E,K).

A dieta em sua composição de lipídios deve estar em torno de 20 a 30% de gorduras, com maior percentual de gorduras insaturadas (origem vegetal) do que saturadas (10%) para manter o controle do peso e prevenir riscos de desencadeamento de doenças (MAHAN; SCOTT-STUMP, 1998; WILLIAMS, 2002). O excesso de ingestão de gorduras pode desencadear doenças como obesidade, dislipidemias e doenças cardiovasculares. Gorduras insaturadas são fonte de ácidos graxos essenciais (AGE), não sintetizados endogenamente e fundamentais para composição de prostaglandinas e hormônios. Ômega 6 (linolêico) e ômega 3 (linolênico) fazem parte dos AGE e devem ser ingeridos em doses diárias de 1,0 g /dia e 1,1 g por dia respectivamente (FERREIRA et al., 2004). As fontes comuns de ômega 6 são óleos vegetais, sementes, frutas oleaginosas, enquanto as de ômega 3 tem como fontes semente de linhaça, peixes de água fria como sardinhas, salmão, arenque, óleo de canola e algas. O colesterol, uma gordura derivada de origem animal, deve ser ingerida por idosos saudáveis em torno de 200 a 300 mg diários. Gorduras hidrogenadas e o aquecimento demasiado destes alimentos não devem ter seu consumo estimulado, já que podem aumentar a ingestão e produção de radicais livres pela oxidação das gorduras insaturadas e saturadas (BATTINO et al., 2002; WILLIAMS, 2002, FERREIRA et al., 2004).

**Vitaminas e Minerais**

Vitaminas e minerais são micronutrientes fundamentais para as reações anabólicas e catabólicas e devem estar adequados na alimentação de todos os indivíduos. Uma alimentação variada e equilibrada atinge as recomendações propostas pelo Ministério da Saúde (MAHAN; SCOTT-STUMP, 1998). No envelhecimento, a ingestão calórica inadequada pode aumentar a deficiência desses micronutrientes na população idosa, porém o uso indiscriminado de suplementos vitamínicos por este grupo de indivíduos pode também ser um risco em função de toxicidade e interação entre alguns nutrientes e drogas sugerem afetar a biodisponilidade de vitaminas e minerais. O cálcio deve ser ingerido em torno de 1.000 a 1.200 mg diários por esta população de indivíduos, já que ocorre um declínio da massa óssea e maior risco de fraturas, osteopenia e osteoporose em função da idade. A vitamina D também e fundamental para o metabolismo ósseo e pode se apresentar deficiente nestes indivíduos. A sua combinação com cálcio, banhos de sol e ingestão adequada de fontes alimentares pode evitar estes riscos (SAHOTA, 2000).

Vitaminas (C, E, A, ácido fólico, carotenoides) e minerais (Se, Mn, Cu, Mg) antioxidantes devem ser consumidos diariamente por aumentarem as defesas antioxidantes e reduzirem a sensibilidade aos radicais livres, comuns nesta fase fisiológica. Portanto, o consumo de frutas cítricas e coloridas, hortaliças verde-escuras, leguminosas, óleos vegetais, cereais integrais, semente de linhaça entre outros, aumentam a ingestão destas substâncias, muito importantes para a população idosa, já que podem minimizar os riscos de desencadeamento de sinais e sintomas que ocorrem com avançar da idade, bem como auxiliarem na prevenção de doenças e melhorar com isso a qualidade de vida neste grupo.

**Hidratação**

Idosos apresentam menor sensibilidade à sede e menor percentual de água em relação aos adultos jovens, portanto a hidratação deve ser sempre avaliada, pois essa população é um grupo de risco para desidratação. Com o avançar da idade ocorre redução do fluxo sanguíneo para a pele e diminuição da produção do suor que pode ocasionar intolerância dos idosos pelo calor, normalmente associada à vida sedentária, que prejudica o desempenho aeróbico e aclimatação destes indivíduos (KENNEY, 1997). Idosos fisicamente ativos devem manter as recomendações do American College of Sports Medicine (ACSM, 1996; 1999) para se evitar a hipertermia e desidratação. Antes da prática de atividade física e exercícios a ingestão de água deve estar equilibrada no dia anterior aos treinos. Cerca de duas horas antes das atividades, recomenda-se a ingestão de aproximadamente 600 ml de água para eliminação do excedente antes dos treinos, 30 minutos antes um volume de aproximadamente 150 ml e durante o exercício a cada 15-20 minutos, 125 a 200 ml para evitar a hipertermia e o risco de desidratação. Deve-se considerar a ingestão de bebidas isotônicas nos casos de atividades acima de uma hora, que minimizam os riscos de distúrbios hidroeletrolíticos e fadiga (KOVACS et al., 2002). Idosos com doenças cardiovasculares, diabéticos e hipertensos em uso de medicamentos que interfiram com o metabolismo de cálcio, magnésio e potássio devem ser cuidadosamente monitorados por profissionais da saúde e os profissionais envolvidos com o treinamento destes indivíduos, pois nestes casos o risco é grande de hipocalemia, hiponatremia, câimbras e desidratação.

**Métodos de avaliação nutricional do idoso**

Vários métodos, técnicas e procedimentos são utilizados para se avaliar o estado nutricional de populações, dependendo do objetivo que se é traçado. A avaliação nutricional pode diagnosticar a magnitude de problemas nutricionais, identificando e avaliando seus determinantes para assim se estabelecer medidas adequadas de intervenção, em se tratando de idosos, todos os fatores devem ser considerados (VASCONCELOS, 1995).

Indicadores diretos e indiretos são utilizados para se avaliar o estado nutricional de um grupo. Em relação aos métodos diretos são realizados exames antropométricos, laboratoriais e clínicos por emio de sinais e sintomas aparentes e bioquímica clínica. Em relação aos métodos indiretos pode-se avaliar a ingestão alimentar através de inquéritos de consumo alimentar que possibilitam a obtenção de informações quantitativas e qualitativas sobre consumo e hábitos alimentares para assim se determinar o valor nutritivo da dieta, via anamnese alimentar, recordatórios de 24 horas, registro alimentar de três dias, frequência alimentar e folha de balanço alimentar (GOUVEIA, 1978; MONTEIRO, 1986). Em termos práticos, o recordatório de 24 horas e frequência alimentar possibilitam a verificação de consumo e hábito alimentar de forma mais facilitada e deve ser aplicado por profissionais treinados e da área de nutrição.

Idosos fisicamente ativos devem ser avaliados nutricionalmente para obtenção de informações sobre alimentação e sua adequação quando praticantes de atividades físicas, doentes ou convalescentes.

O inquérito recordatório de 24 horas é frequentemente o mais usado, tanto individualmente como em estudos populacionais, já que permite a obtenção de informações referentes às quantidades de consumo alimentar familiar ou individual de um dia, semana ou período mais longo, imediatamente anterior à investigação o que possibilita uma visão do padrão alimentar familiar ou individual e, portanto, requer uma capacitação adequada dos entrevistadores. O registro das informações é realizado por meio de medidas caseiras e transformadas em gramas ou mililitros pelo entrevistador em formulários específicos de acordo com os objetivos da investigação.

A frequência de consumo de alimentos utiliza como instrumento de investigação uma lista ou relação de alimentos básicos, comumente consumidos de acordo com a região ou localidade, onde se registra a frequência com que estes alimentos são consumidos pelo indivíduo ou família (diária, semanal ou mensal). Quando associado ao recordatório de 24 horas qualitativo, permite a determinação do padrão alimentar do grupo ou do indivíduo (VASCONCELOS, 1995; SICHIERI, 1998).

# Modelos de Análise de Consumo Alimentar

## 1- Inquérito recordatório de 24 horas

Nº ___________

Nome ___________________________________________

Data nascimento ____/____/____ Idade em anos ________________

Sexo ________________ Peso__________Kg Altura ________ cm

Data / Dia da semana _________________________________

Nome do entrevistador ______________ Tempo utilizado __________

| REFEIÇÃO/HORA | PREPARAÇÃO (NOME) | INGREDIENTES (RECEITA) | QUANTIDADE (MED.CASEIRA) |
|---|---|---|---|
| **1. Café da manha**<br>**Hora:** | | | |
| **2. Lanche**<br>**Hora:** | | | |
| **3. Almoço**<br>**Hora:** | | | |
| **5. Jantar**<br>**Hora:** | | | |
| **6. Lanche**<br>**Hora:** | | | |

**Observações:**_____________________________________________

_____________________________________________________

Fonte: VASCONCELOS, 1995. Avaliação Nutricional de Coletividades. 2 ed., c.8, p.115-124, UFSC: Florianópolis.

## Avaliação do consumo alimentar em 24 horas

Nº ___________

Nome ___________________________________________

| ALIMENTOS | g/ml | Cal | PTN | Lip | HC | Fe | Vit. A |
|---|---|---|---|---|---|---|---|
| | | | | | | | |
| | | | | | | | |
| | | | | | | | |
| | | | | | | | |
| | | | | | | | |
| | | | | | | | |
| | | | | | | | |
| | | | | | | | |
| | | | | | | | |
| | | | | | | | |
| | | | | | | | |
| | | | | | | | |
| | | | | | | | |
| | | | | | | | |
| **TOTAL VCT** | | | | | | | |
| **REQUERIMENTOS** | | | | | | | |
| **ADEQUAÇÃO** | | | | | | | |

## 2 – Frequência Alimentar

No: ______ Data: ________

Nome: Idade: Sexo: ( ) F ( ) M

Altura: Peso:

| ALIMENTO | FRQUÊNCIA ALIMENTAR<br>Diário (d) semanal (s) mensal (m) nunca (n) eventualmente (e) todo dia almoço jantar (t) |
|---|---|
| Leite puro integral ( ) desnatado ( ) | ( ) 1x/ ( ) 2x/ ( ) 3x/ ( ) 4x ( ) 5x ( ) n ( ) e ( ) t |
| Iogurte comum ( ) light ( ) Yakult ( ) | ( ) 1x/ ( ) 2x/ ( ) 3x/ ( ) 4x ( ) 5x ( ) n ( ) e ( ) t |
| Queijos branco ( ) amarelo ( ) ricota ( ) | ( ) 1x/ ( ) 2x/ ( ) 3x/ ( ) 4x ( ) 5x ( ) n ( ) e ( ) t |
| Requeijão comum ( ) desnatado ( ) | ( ) 1x/ ( ) 2x/ ( ) 3x/ ( ) 4x ( ) 5x ( ) n ( ) e ( ) t |
| Ovo frito ( ) cozido ( ) omelete ( ) | ( ) 1x/ ( ) 2x/ ( ) 3x/ ( ) 4x ( ) 5x ( ) n ( ) e ( ) t |
| Frango frito ( ) cozido ( ) assado ( ) | ( ) 1x/ ( ) 2x/ ( ) 3x/ ( ) 4x ( ) 5x ( ) n ( ) e ( ) t |
| Peixe frito ( ) cozido ( ) assado ( ) | ( ) 1x/ ( ) 2x/ ( ) 3x/ ( ) 4x ( ) 5x ( ) n ( ) e ( ) t |
| Carne vermelha ( ) porco ( ) bovina ( ) | ( ) 1x/ ( ) 2x/ ( ) 3x/ ( ) 4x ( ) 5x ( ) n ( ) e ( ) t |
| Frutos do mar ( ) | ( ) 1x/ ( ) 2x/ ( ) 3x/ ( ) 4x ( ) 5x ( ) n ( ) e ( ) t |
| Vísceras ( ) fígado ( ) moela etc ( ) | ( ) 1x/ ( ) 2x/ ( ) 3x/ ( ) 4x ( ) 5x ( ) n ( ) e ( ) t |
| Presunto, mortadela, salame, salsicha ( ) | ( ) 1x/ ( ) 2x/ ( ) 3x/ ( ) 4x ( ) 5x ( ) n ( ) e ( ) t |
| Peito de peru ( ) | ( ) 1x/ ( ) 2x/ ( ) 3x/ ( ) 4x ( ) 5x ( ) n ( ) e ( ) t |
| Pão integral ( ) branco ( ) light ( ) | ( ) 1x/ ( ) 2x/ ( ) 3x/ ( ) 4x ( ) 5x ( ) n ( ) e ( ) t |
| Aveia ( ) granola ( ) sucrilhos ( ) | ( ) 1x/ ( ) 2x/ ( ) 3x/ ( ) 4x ( ) 5x ( ) n ( ) e ( ) t |
| Barra de cereal ( ) pipoca ( ) | ( ) 1x/ ( ) 2x/ ( ) 3x/ ( ) 4x ( ) 5x ( ) n ( ) e ( ) t |
| Nescau comum ( ) light ( ) | ( ) 1x/ ( ) 2x/ ( ) 3x/ ( ) 4x ( ) 5x ( ) n ( ) e ( ) t |
| Arroz ( ) macarrão ( ) batatas ( ) | ( ) 1x/ ( ) 2x/ ( ) 3x/ ( ) 4x ( ) 5x ( ) n ( ) e ( ) t |
| Salgadinhos ( ) pizza ( ) | ( ) 1x/ ( ) 2x/ ( ) 3x/ ( ) 4x ( ) 5x ( ) n ( ) e ( ) t |
| Bolos e tortas ( ) docinhos ( ) chocolate ( ) | ( ) 1x/ ( ) 2x/ ( ) 3x/ ( ) 4x ( ) 5x ( ) n ( ) e ( ) t |
| Feijão ( ) soja ( ) lentilha ( ) ervilha ( ) milho ( ) | ( ) 1x/ ( ) 2x/ ( ) 3x/ ( ) 4x ( ) 5x ( ) n ( ) e ( ) t |
| Farofa ( ) batata frita ( ) | ( ) 1x/ ( ) 2x/ ( ) 3x/ ( ) 4x ( ) 5x ( ) n ( ) e ( ) t |
| Verdura e legumes ( ) | ( ) 1x/ ( ) 2x/ ( ) 3x/ ( ) 4x ( ) 5x ( ) n ( ) e ( ) t |
| Frutas ( ) | ( ) 1x/ ( ) 2x/ ( ) 3x/ ( ) 4x ( ) 5x ( ) n ( ) e ( ) t |
| Refrigerantes ( ) | ( ) 1x/ ( ) 2x/ ( ) 3x/ ( ) 4x ( ) 5x ( ) n ( ) e ( ) t |
| Sucos ( ) | ( ) 1x/ ( ) 2x/ ( ) 3x/ ( ) 4x ( ) 5x ( ) n ( ) e ( ) t |
| Bebidas alcóolicas vinho ( ) cerveja ( ) outras ( ) | ( ) 1x/ ( ) 2x/ ( ) 3x/ ( ) 4x ( ) 5x ( ) n ( ) e ( ) t |
| Café ( ) chá ( ) mate ( ) | ( ) 1x/ ( ) 2x/ ( ) 3x/ ( ) 4x ( ) 5x ( ) n ( ) e ( ) t |
| Açúcar ( ) mel ( ) adoçante ( ) | ( ) 1x/ ( ) 2x/ ( ) 3x/ ( ) 4x ( ) 5x ( ) n ( ) e ( ) t |
| Água ( ) | ( ) 1x/ ( ) 2x/ ( ) 3x/ ( ) 4x ( ) 5x ( ) n ( ) e ( ) t |
| Óleos ( ) azeite ( ) banha ( ) | ( ) 1x/ ( ) 2x/ ( ) 3x/ ( ) 4x ( ) 5x ( ) n ( ) e ( ) t |
| Margarina ( ) manteiga ( ) | ( ) 1x/ ( ) 2x/ ( ) 3x/ ( ) 4x ( ) 5x ( ) n ( ) e ( ) t |
| Sorvete cremoso ( ) picolé de frutas ( ) | ( ) 1x/ ( ) 2x/ ( ) 3x/ ( ) 4x ( ) 5x ( ) n ( ) e ( ) t |

Adaptado de fonte: SICHIERI, 1998. Avaliação do consumo alimentar e do consumo de energia. IN: Epidemiologia da Obesidade c. 5, p. 64-76.

A Nestlé nutrition services (1998) criou um método de avaliação do idoso que se inicia com uma triagem de avaliação geral de saúde com escore de triagem, para posterior avaliação global subjetiva que serve para detecção de problemas de saúde mais específicos em idosos doentes, denominado de miniavaliação nutricional ou MAN. Esta avaliação geriátrica pode ser uma ferramenta de triagem útil como avaliação inicial e abrangente especialmente em populações relativamente saudáveis. A triagem inicial consiste de avaliação da ingestão de alimentos, a mudanças na massa corporal ao longo de meses, a mobilidade dos indivíduos, a passagem por estresse psicológico ou doença aguda, a problemas neuropsicológicos e sobre o índice de massa corporal dos indivíduos. Através destes dados há uma classificação em pontos que pode interromper a avaliação quando se verifica através do escore da triagem, adequado estado nutricional.

Em casos em que haja possibilidade de desnutrição, continua-se a avaliação para detecção de problemas mais específicos através de avaliação global subjetiva (RUBENSTEIN, 1998).

## CONCLUSÃO

É essencial o conhecimento das condições clínicas dos idosos e a inter-relação com seu o estado nutricional já que a deficiência nutricional é um problema comum e sério na população idosa, em virtude de todas as alterações sistêmicas e bioquímicas que ocorrem com o avançar da idade.

Através de programas de nutrição existentes atualmente no mercado e com resultados do inquérito e frequência alimentar ou outras formas de análise do consumo alimentar, pode-se avaliar o valor nutritivo da dieta desta população com maior fidedignidade e com isso traçar-se estratégias para um plano alimentar mais saudável e fazer um adequado diagnóstico nutricional do indivíduo idoso.

É fundamental, portanto, análise antropométrica, avaliação bioquímica, clínica e avaliação quantitativa e qualitativa da dieta, com equipe multidisciplinar, em quaisquer fases que se encontrem os indivíduos idosos, pois, dessa forma, é possível fazer um acompanhamento mais abrangente desta população, com análises mais adequadas e que possibilitem a obtenção de melhores resultados e o alcance de todos os benefícios do treinamento e ou tratamentos que estejam sendo submetidos, com reais ganhos de qualidade de vida.

## REFERÊNCIAS


AMERICAN COLLEGE OF SPORTS MEDICINE. ACSM Position stand on exercise and fluid replacement. **Med Sci Sports Exerc**, v. 28, p. i - vii, 1996.

ARMSTRONG R. B.; OGILVIE R. W.; SCHWANE J. A. Eccentricc exercise-induced injury to rat skeletal muscle. **J Appl Physiol**, v. 54, p. 80-93, 1983.

BATTINO, M.; QUILES, J. L.; HUERTAS, J. R.; RAMIREZ-TORTOSA, M. C.; CASSINELLO, M.; MANAS, M.; LOPEZ-FRIAS, M.; MATAIX, J. Feeding fried oil changes antioxidant and fatty acid pattern of rat affects rat liver mithocondrial respiratory chain components. **J Bioenerg Biomembr**, v. 34, p. 127-34, 2002.

BRAGGION, G. et al. Energy intake, anthropometric variables and body image in active elderly women as related to age [abstract]. **Med Sci Sports Exerc**, v. 31p. 219, 2000.

CHANDRA, R. K.; IMBACH, A.; MOORE, C.; SKELTON D.; WOOLCOTT, D. Nutrition of the Elderly. **Can Med Assoc J**, p. 1475-1487,1991.

COLEMAN, E. L. Carbohydrate: The master fuel. In: BERNING, J. R.; STEEN, S. N. **Nutr Sports & Exerc**. 2ª ed. Maryland, An Aspen Publication,1998.

CARVALHO-ALVES, P. C.; MEDEIROS, S. S. Mecanismos moleculares envolvidos na sarcopenia e o papel da atividade física. IN: CAMERON, L. C; MACHADO, M. **Tópicos avançados em Bioquímica do exercício**, c.1, p.17-76; 42, 2004.

FERREIRA, M. T.; BRAGGION, G. F.; MATSUDO, S. M. Necessidades Nutricionais no Idoso Ativo. In: **Nutrição, saúde e performance**. Anuário de Nutrição Esportiva, p. 35-40, São Paulo, 2004.

FERREIRA. M. T. et al. Relação entre adequação do consumo alimentar e variáveis antropométricas de mulheres de 55 a 75 anos fisicamente ativas. In: **Anais XXIII Simpósio de Ciências do Esporte**, p.100, São Paulo, 2000.

FRIDÉN, J.; SEFER,J.; S¨JOSTRÔM, M.; EKBLOM B. Adaptative response in human skeletal muscle subjected to prolonged eccentric training. **Int J Sports Med**, v. 4, p. 177-83, 1983.

GARIBALLA, S. E.; SINCLAIR, A. J. Nutrition, ageing and ill health. **British J Nutr**, v. 80, p. 7-23, 1998.

GODFREY, D. Relevance of Micronutrients in Foods. **Functional foods**, Conference Documentation. London, Sept. p.7-9, 1998.

GOLLUCKE, A. P. B.; JUZWIAK, C. R. Azeite de oliva, indispensável para a nossa máquina humana. IN: Anuário Nutrição e Alimentos Funcionais. **Nutrição, Saúde e performance**. 22ed., p.8-10, 2004.

GOUVEIA, E.C. Diagnóstico do estado nutricional da população. In: CHAVES, N. **Nutrição básica e aplicada**. Rio de Janeiro: Guanabara Koogan, p. 245-274, 1978.

JENG K. C.; YANG C. S.; SIU, W. Y. et al. Supplementation with vitamins C and E enhances cytokine production by peripheral blood mononuclear cells in healthy adults. **Am J Clin Nutr**, v. 64, p. 960-5,1996.

KENNEY, W. L. Thermoregulation at rest and during exercise in healthy older adults. **Exerc Sport Sci Rev**, v. 25, p. 41-76, 1997.

KENNEY, W. L.; HODGSON, J. L. Heat tolerance, thermoregulation and aging. **Sports Med**, v. 4, p. 446-456,1987.

KLEIN, S.; ROGERS, R. Nutritional requirements in the Elderly. **Gastroenterol Clin North Am**, v. 19, p. 473-491, 1990.

KOVACS, E. M.; SCHMAHL, R. M.; SENDEN, J. M. BROUNS, F. Effect of high and low rates of fluid intake on post exercise rehydratation. **Int Sport Nutr Exerc Metab**, v. 12, n. 1, p. 14-23, 2002.

LEME DA FONSECA, A. B.P. B; PASCHOAL, V. Prática de atividade física e a formação de radicais livres. In: **Nutrição, saúde e performance**. Anuário de Nutrição Esportiva. p. 45-47, São Paulo, 2004.

LEMMON, P.W.R., BERARDI, J.M., NOREEN, E. E. Role of protein/amino acid supplementation in the athletes diet: does type or timing of ingestion matter? **Cur Sports Med Rep**, v. 4, p. 214-221, 2002.

LINNEWALKER, J., HEIGENHAUSER, E.H., SPRIET, L.L. Dietary carbohydrate, muscle glycogen content, and endurance performance in well-trained women. **J Appl Physiol**, v. 88, p. 2151-2158, 2000.

MAHAN, K. L.; ESCOTT-STUMP, S. **Krause**: alimentos, nutrição e dietoterapia. 9 ed. São Paulo: Roca, c.14, p.293-315, 1998.

MANFREDI, T.G.;FIELDING, R. A.; O'REILLY K. P. et al. Plasma creatina kinaseactivity and exercise-induced muscle damage in older men. **Med Sci Sports Exerc**, v. 23, p. 1028-34,1991.

MASSARO, M.; CARLUCCIO, M. A.; DE CATARINA, R. Direct vascular antiatherogenic effects of oleic acid a clue to the cardioprotective effects of the Mediterranean diet. **Cardiology**, v. 44, p. 507-13,1999.

MATSUDO, S. M.; MATSUDO,V.K.; BARROS NETO,T. L. Efeitos benéficos da atividade física na aptidão física e saúde mental durante o processo de envelhecimento. **Revista brasileira de Atividade Física e Saúde**, v. 5, p. 60-76, 2000.

McARDLE, W. D.; KATCH, F. I.; KATCH, V. L. **Nutrição para o desporto e exercício**. 1a ed, c.5, p 142. São Paulo: Guanabara Koogan, 2001.

MONTEIRO, M. C., et al. Utilização do método demonstrativo para avaliação quantitativa da ingestão alimentar. **Archivos Latinoamericanos de Nutricion**, v. 36, n. 2, p. 260-87, 1986.

MUTCH, B.J.C.; BANISTER, E.W. Ammonia metabolism in exercise and fatigue: a Review. **Med Sci Sports Exerc**, v. 15, p. 41-50, 1983.

NEWSHOLME, P.; LIMA, M.M.R.; PROCOPIO, J.; PITHON-CURI, T.C.; DOI, S.Q.; BAZOTTE, R. B.; CURI, R. Glutamine and glutamate as vital metabolites. **Brazil J Med Biol Research**, v. 36, p. 153-163, 2003.

NISSIM, I. Newer aspects of glutamine/glutamate metabolism: the role of accute pH changes. **Am J Physiol**, v. 277, p. 493-497, 1999.

PERCEGO, D. Análise crítica da nova proposta da pirâmide alimentar. **Nutrição, saúde e performance.** Ano 4, v.5, p.5-7, 2002.

PÓVOA, H. F. Radicais livres em distúrbios neurológicos e no envelhecimento. In: Povoa, H. **Radicais livres em patologia humana.** Rio de Janeiro: Imago, c.15, p. 353-364, 1996.

REID, M.B.; DURHAM, W.J. Generation of reactive oxygen and nitrogen species in contracting skeletal muscle: potential impact on aging. **Am N Y Acad Sci**, v. 959, p. 108-16, 2002.

RENNIE, M. J.; TIPTON, K. D. Protein and amino acid metabolism during and after exercise and the effects of nutrition. **J Nutr**, v. 20, p. 457-83, 2000.

RUBENSTEIN, L. Z. MAN e a avaliação geriátrica. IN: **Mini avaliação nutricional (MAN)**. Pesquisa e prática no Idoso. Nestlé nutrition workshop series clinical & performance programme. n.1, p.1-32,1998.

SAHOTA, O. Osteoporosis and role of vitamin D deficiency, vitamin D insufficiency and vitamin D sufficiency. **Age and Ageing**, v. 29, p. 301-304, 2000.

SICHIERI, R. Avaliação do consumo alimentar e do consumo de energia. IN: **Epidemiologia da obesidade**, c. 5, p. 64-76,1998.

TAULER, P.; AGUILÓ A.; FUENTESPINA E.; et al. Diet supplementation with vitamin E, vitamin C and beta carotene cocktail enhances basal neutrophil antioxidant enzimes in athletes. **Pflugers Arch**, v. 443, p. 791-7, 2002.

WAGENMAKERS, A. Muscle amino acid metabolism at rest and during exercise: role in human physiology and metabolism. **Exerc Sport Sci Rev**, v. 26, p. 287- 314,1998.

WILLET, W. C. **Eat, drink and be healthy**. The Harvard Medical School, guide to healthy eating. New York, p.15-26, 2001

WILLIAMS, M. H. **Nutrição para a saúde, condicionamento físico e desempenho esportivo**. 5 ed. São Paulo: Manole, c. 5, p.138-175, 2002.

VASCONCELOS, F. A. G. **Avaliação nutricional de coletividades**. 2 ed. Florianópolis: UFSC, c.8, p.115-124, 1995.

ZWIER, H. J.; SIEMENSMA, A. D. Opportunities of carotenoids and flavonoids against oxidative stress. **Functional Foods**, Conference documentation, p.1-20, London, 1998.

# *Avaliação Da Densidade Mineral Óssea Em Idosos*

Claudio Joaquim Borba-Pinheiro
André Luiz Walsh-Monteiro
Carlos Soares Fernambuco
Rodrigo Gomes de Souza Vale

## Introdução

A osteoporose tem como principal característica a porosidade dos ossos e como principal consequência as fraturas (OMS, 2004). A Organização Mundial da Saúde (OMS) considera a doença um problema de saúde pública que merece atenção dos orgãos oficiais de saúde (OMS, 2004).

A avaliação da densidade mineral óssea (DMO) torna-se um fator de relevância tanto para a prevenção quanto no controle do tratamento da baixa DMO (BORBA--PINHEIRO et al., 2008). Para isso, é importante que os profissionais da área de saúde que atuam com pessoas mais velhas e idosos tenham o conhecimento necessário para a identificação dos fatores de risco, e por conseguinte, forneçam as orientações para uma avaliação adequada (OMS, 2004; BORBA-PINHEIRO et al., 2008).

O conhecimento a cerca dos fatores de risco podem ser um forte indicador para uma avaliação mais precisa da doença. Os fatores de risco para osteoporose podem auxiliar no diagnóstico preventivo e no controle da doença. Dentre eles, pode-se destacar: a idade avançada, dieta deficiente de Cálcio (Ca+2), descencendência européia, índice de massa corporal < 20, maus hábitos, especialmente, o consumo excessivo de tabaco e alcool, além do nível socioeconômico e a falta de atividade física (OMS, 2004; AMADEI et al., 2006; BENER et al., 2007; BORBA-PINHEIRO et al., 2008).

Para determinar a massa óssea, pode-se utilizar métodos de avaliação como: Raio X e Ultra-som ósseo, além das medidas bioquímicas de indicadores de formação e absorção óssea. Entretanto, o padrão considerado pela ciência como Gold da avaliação para medida da DMO é a Absorciometria de Dupla Energia por Raio-X (DEXA), sendo este abordado neste capítulo (OMS, 2004; KANIS e JOHNELL, 2005; BRASIL, 2006).

### Osteopenia e osteoporose

A osteoporose é uma doença metabólica do tecido ósseo caracterizado por perda gradual de DMO, deterioração da micro-arquitetura tecidual, tornando os ossos frágeis e suscetíveis às fraturas (CHAN et al., 2003). Segundo Vargas et al. (2003) e Rena (2005) a osteopenia é uma diminuição de massa óssea, causada pelo desequilíbrio da atividade osteoblástica/osteoclástica, tendo como consequência a perda de cálcio e consequentemente de DMO, assim a osteopenia é um fator de risco que pode ocasionar a osteoporose.

Para a OMS é normal ocorrer uma perda de até 10% de DMO (escore T -1 DP). Quando a diminuição da DMO encontra-se entre 10 e 25% (escore T -1 e -2,5 DP) é caracterizada a osteopenia. Finalmente quando a perda de DMO encontra-se acima de 25% (escore T <-2,5 DP) caracteriza-se a osteoporose. O escore T é a medida adotada pela OMS para classificação e determinação da doença (RENA, 2005; BRASIL, 2006).

O Ministério da Saúde (BRASIL, 2006) classifica osteoporose como: primária e secundária. A primária ocorre em ambos os sexos, em qualquer idade, sendo mais frequente nas mulheres após a menopausa e em homens após 65 anos. Já a secundária ocorre como efeito adverso ao uso de algum medicamento ou presença de alguma doença metabólica, endócrina, digestiva, neoplasia, dentre outras que afetam de forma negativa o metabolismo ósseo.

## Detecção dos fatores de risco como estratégia de indicação para avaliação da massa óssea.

O conhecimento dos fatores de risco é importante para a avaliação da massa óssea, pois esses fatores de risco podem estar associados à osteoporose, que dentre os quais podem ser citados: idade, descendência europeia, baixo peso, sexo feminino, genética, fatores ambientais (atividade física, consumo abusivo de álcool, cafeína, tabagismo e drogas), além da baixa ingestão de cálcio nutricional e doenças endócrinas (GUARNIERO e OLIVEIRA, 2004; BRASIL; 2006; BENER et al., 2007).

O sexo feminino possui de quatro a cinco vezes mais riscos de desenvolver a osteoporose do que os homens (MONTILLA et al., 2004; RENA, 2005). Segundo Lanzillotte et al. (2003) estima-se que até o ano de 2050, 26,4 milhões de mulheres sofrerão fraturas osteoporóticas. Isso pode ocorrer devido a sua natureza fisiológica e pelo processo da menopausa, que se caracteriza por uma queda endógena nos hormônios sexuais, dificultando a fixação de Ca+2 provocada pelo desequilíbrio do metabolismo ósseo.

A genética é outro importante fator a ser considerado. De acordo Rena (2005) mais de 70% da DMO do corpo humano é determinada por fatores genéticos. Por conseguinte, os indivíduos que descendem dos europeus (caucasianos) têm maior probabilidade de desenvolver osteoporose. Estudos têm demonstrado que a etnia negra tem maior DMO que a branca (RENA, 2005; BRASIL, 2006). No entanto, Shaffer et al. (2007) questionam essa tese, pois em análise de grupos étnicos femininos, afro e euro-americanas de idosas, não encontraram diferença significativa no comprimento do membro inferior em relação ao tronco. Isso sugeriu que o genótipo entre os grupos não foi determinante para essa variável. Entretanto, a consideração da genética como um fator potencial na determinação da baixa DMO é contundente, como demonstrado no estudo de Szeinfeld (2000) que considerou o risco de fratura do quadril de 17% para as caucasianas e de aproximadamente 6% para as negras.

Outro importante fator de risco para a osteoporose é a idade (BRASIL, 2006). Para Takada e Lourenço (2004) e Rena (2005) a perda de DMO inicia-se a partir dos 40 anos. Maciel e Guerra (2005) consideram a idade a principal variável relacionada a vulnerabilidades para os distúrbios de equilíbrio, que é um fator que tem direta associação com as quedas em idosos.

De acordo com Siris et al. (2007), o predomínio de fraturas vertebrais aumenta com a idade e pode exceder até 50% das mulheres idosas. A predominância da fratura vertebral aumenta o risco de novas fraturas na pós-menopausa, pois o risco de uma fratura vertebral está diretamente associado ao número de fraturas antecedentes, a severidade da deformidade na vértebra e aos riscos de quedas.

Franchi e Montenegro (2005), Melo e Giavone (2004) e Matsudo et al. (2004) apontam que a precocidade da prática de exercícios favorece a DMO no futuro. Fabri e Santos (2006) e Dantas e Vale (2008) acrescentam que atividade física com impacto nos ossos, em todas as idades, potencializa o metabolismo da massa óssea. Nesse sentido, a prática os exercícios orientados, além de contribuírem para a DMO, também melhoram as variáveis relacionadas como: equilíbrio corporal, força muscular, autonomia funcional e qualidade de vida, fatores que interferem diretamente no risco de quedas nos idosos (DANTAS e VALE, 2008; BORBA-PINHEIRO et al., 2010).

A nutrição também deve ser considerada como um importante fator de risco para a doença. De acordo com as considerações do Ministério da Saúde o consumo de Ca deve ser de 1.000 a 1.500mg/dia para manter a homeostase plasmática (BRASIL, 2005).

Doenças e medicamentos utilizados para o controle de doenças também são considerados fatores de risco para a DMO. Conforme Rena (2005), o paciente com doenças da tireóide, diabetes, renais ou hepáticas crônicas, câncer e doenças do aparelho digestivo de má absorção apresentam maior risco de desenvolver osteopenia ou osteoporose. Medicamentos à base de hormônios da tireóide; glicocorticoides, anti-convulsivos, barbitúricos, anticoncepcionais utilizados por 20-30anos, dentre outros, diminuem a taxa de DMO e também aumentam os riscos de osteoporose.

Dessa forma, os fatores de risco devem ser considerados no momento de uma avaliação básica com indicação ou não para um exame detalhado da massa óssea, especialmente, na falta de equipamentos modernos e sofisticados de medida da DMO em localidades com poucos recursos.

## Avaliação por marcadores bioquímicos

O tecido ósseo apresenta uma particularidade metabólica que o diferencia dos demais tecidos quanto a sua fisiologia. Sua formação e reabsorção são contínuas, através de um fenômeno biológico conhecido como Remodelagem Óssea (SINGH et al., 2012).

A Remodelagem Óssea representa a constante produção e degradação de massa óssea, regulada por mediadores moleculares de diferentes naturezas, como: proteínas, peptídeos e hormônios e, com a presença de tipos celulares, como: osteoblastos, osteócitos e osteoclastos. Não diferentemente da atividade metabólica geral de um indivíduo, o metabolismo ósseo varia de intensidade segundo variáveis, como por exemplo, idade e sexo (CAMOZZI et al., 2007; NCCLS, 2004). É fato que, ao envelhecermos, o processo de reabsorção óssea torna-se mais preponderante em relação à formação óssea, provocando então um desequilíbrio no processo de Remodelação Óssea (BARCO et al., 2012).

Assim, o estudo desses mediadores moleculares que participam do metabolismo ósseo tem contribuído não só com a ampliação do conhecimento nessa área de estudos, mas principalmente, na profilaxia e terapêutica de doenças relacionadas, como a osteoporose. Esses mediadores moleculares são utilizados como marcadores bioquímicos para estudos/diagnósticos específicos, tanto para a formação, quanto para a reabsorção óssea. Os marcadores de formação óssea são detectados a partir da análise do soro sanguíneo do sujeitos/pacientes. Já os marcadores de reabsorção óssea podem ser detectados tanto no soro sanguíneo, quanto na urina dos sujeitos/pacientes (TORRES et al., 2003).

Um exame bastante utilizado para a reabsorção óssea é a dosagem de Ca2+ renal em 24 horas, devido à importância deste íon na formação dos cristais de fosfato de cálcio na composição de hidroxiapatita (Ca10(PO4)6(OH)2) da massa óssea. Devido sua praticidade e baixo custo, é realizado de maneira mais frequente para sujeitos em idade avançada, principalmente em mulheres na pós-menopausa. Contudo, a dosagem de Ca2+ renal por 24 horas possui algumas desvantagens, como por exemplo: o paciente precisa colher toda a sua urina do dia para o exame e, variações dietéticas e comportamentais - principalmente por influências hormonais - fazem que a análise dos resultados seja mais criteriosa (TORRES et al., 2003; HANLEY, 2000).

Outro exame de fácil realização para marcadores de reabsorção óssea é o da relação entre Ca2+/creatinina, obtido através da análise da urina do paciente. Porém, na análise dos valores obtidos nos resultados, é necessário considerar o fato do Ca2+ ser um íon de ampla distribuição e participação em diferentes vias metabólicas do organismo, bem como a creatinina pode ter seus níveis metabólicos variando na presença de patologias renais (HANLEY, 2000).

Outros marcadores de reabsorção óssea são aqueles relacionados com o colágeno tipo-I e seus metabólitos. Quando a massa óssea está sendo degradada, os osteoclastos secretam enzimas acidófilas que ativadas por H+ liberados pelos próprios osteoclastos, provocam a reabsorção óssea. Esta ação degrada o colágeno tipo-I em diversos produtos metabólicos. Entre estes produtos da degradação do colágeno tipo-I, cerca de 80% permanecem associadas à porção amino- e carboxi-terminal da proteína, formando respectivamente as porções, telopeptídica amino-terminal e telopeptídica carboxi-terminal do colágeno tipo-I degradado. Estes fragmentos telopeptídicos são considerados atualmente os melhores marcadores de reabsorção óssea, inclusive apresentando correlação significativa na densidade mineral óssea de mulheres na pós-

-menopausa (GRANERO, 2008). Os demais 20% dos fragmentos da degradação do colágeno tipo-I podem ser detectados livres na circulação nas formas de piridinolina e a deoxipiridinolina. Nos exames, a deoxipiridinolina tem se mostrado a melhor marcadora de especificidade de reabsorção, uma vez que, é um fragmento circulante como a piridinolina, porém, esta última é inespecífica do tecido ósseo (ROBINS et al., 1990).

Ainda com relação ao colágeno tipo-I, sua ampla importância na remodelagem óssea faz com que sua molécula precursora, o pró-colágeno tipo-I, também seja utilizado em exames do metabolismo ósseo, porém, agora para a formação óssea. Embora como em toda proteína, o pró-colágeno possua porções carboxi- e amino-terminal, apenas a porção carboxi-terminal do pró-colágeno tipo-I é específica do tecido ósseo, o que caracteriza a maturação do colágeno tipo-I que entra na composição da massa óssea (GRANERO, 2008).

A dosagem de osteocalcina representa outra variável importante para o diagnóstico de formação óssea (OWEN et al., 1990). Durante a formação óssea, os osteoblastos secretam este mediador proteico que está diretamente relacionado com o processo de formação de massa óssea, uma vez que, é um importante componente não colagenoso da matriz óssea em formação (BROWN et al., 2009).

Ainda na formação óssea, o aumento de concentração sérica de Fosfatase Alcalina Total, está diretamente relacionado com o aumento da atividade osteoblástica (STEIN e LIAN, 1993) e, consequentemente, de formação de massa óssea. Entretanto, existem diferentes isoformas de Fosfatase Alcalina, que podem comprometer a análise dos resultados devido variações fisiológicas ou mesmo fisiopatológicas. Dessa maneira, a dosagem sérica de Fosfatase Alcalina Óssea representa uma maior especificidade no diagnóstico da formação óssea (SARAIVA e LAZARETTI-CASTRO, 2002; CLOWES et al., 2002; DELMAS et al., 2000).

Embora o exame de densitometria óssea seja considerado a principal ferramenta de diagnóstico ósseo no meio clínico, este exame representa apenas o momento em que o paciente procedeu com o exame. As análises dos marcadores bioquímicos de remodelagem óssea permitem uma investigação mais precisa de como estão acontecendo os processos de formação e reabsorção óssea no paciente e, quais são as variáveis envolvidas com o resultado obtido. Além disso, exames periódicos podem revelar se a terapia anti-reabsortiva está apresentando o efeito esperado, principalmente em mulheres menopausadas com osteoporose (BARCO et al., 2012).

### Absorciometria ou densitometria de dupla energia por raio – X (DEXA)

A OMS estabeleceu critérios específicos para a determinação da baixa DMO através de cálculos de dados populacionais estabelecidos pelo desvio padrão (DP). Dessa forma, considera-se DMO normal, as mulheres que possuem perda de DMO em até 10%, quando essa perda está entre 10 e 25% classifica-se como osteopenia, e por fim, quando a perda de DMO está acima de 25% classifica-se como osteoporose (OMS, 2004; BRASIL, 2006).

A absorciometria ou densitometria óssea (DEXA) é um exame quantitativo que avalia a DMO através da dosagem em gramas de osso em cada centímetro quadrado ($g/cm^2$) com baixa emissão de Raio – X, utilizando a idade do paciente como parâmetro de normalidade para uma medida de comparação (RENA, 2005). O exame mede a massa óssea superficial e profunda, normalmente, da coluna lombar e do fêmur unilateral ou bilateral, com medidas específicas do colo e trocanter femoral (RENA, 2005). O DEXA é considerado pela comunidade científica um equipamento de medida Gold, isto é, um instrumento de excelência para a medida de DMO (KANIS e JOHNELL, 2005). A Figura 1 apresenta um equipamento de densitometria óssea.

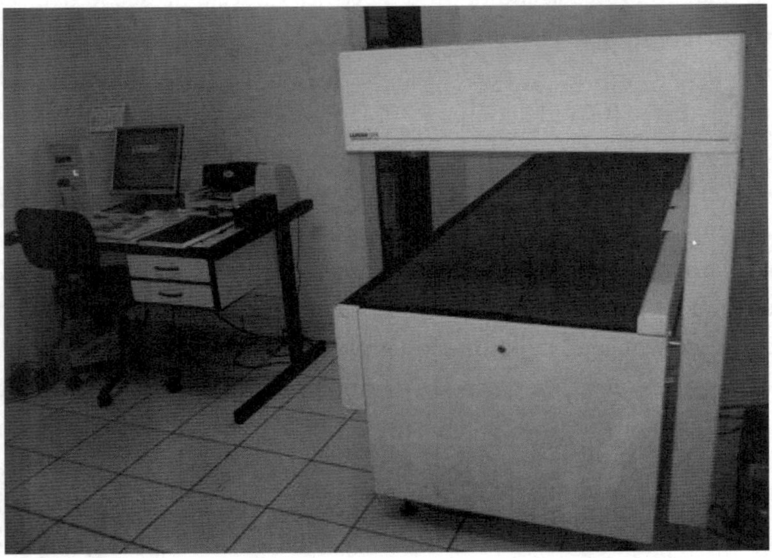

Figura 1. Equipamento de densitometria óssea, fotografia de arquivo, cortesia do professor Cláudio Borba-Pinheiro.

A Figura 2 apresenta um resultado de DEXA para o osso fêmur que é uma estrutura responsável pela postura e permanência na posição bípede, onde são demonstrados os valores da densidade mineral óssea (Bone Mineral Density - BMD) do lado esquerdo e os valores de Escore T do lado direito da figura. Um ponto nesta figura é marcado para identificar a classificação, mostrando uma osteopenia para o fêmur total. Porém, é possível observar na Figura 2 que o escore T do trocanter (-2,9DP) e do triângulo de Wards (-2,7DP) configuram a osteoporose nestes sítios. Cabe ressaltar, que o triângulo de Wards deixou de ser uma medida aceita pela comunidade científica, pois não é um ponto anatômico.

Ainda na Figura 2 é possível verificar no lado inferior direito um quadro com detalhamento das partes do fêmur como: colo, trocanter, wards e total com os valores correspondentes ao escore T e também do escore Z, sendo este último, a comparação da DMO com indivíduos de mesma idade e sexo.

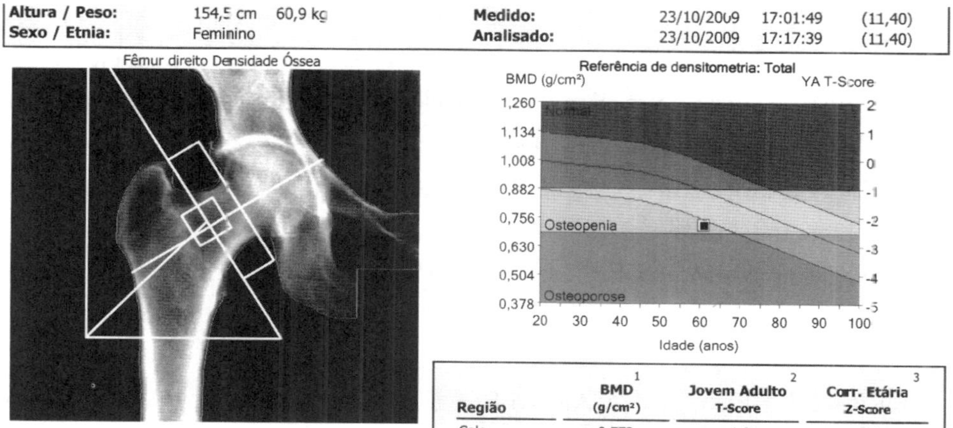


| Região | BMD[1] (g/cm²) | Jovem Adulto[2] T-Score | Corr. Etária[3] Z-Score |
|---|---|---|---|
| Colo | 0,772 | -1,9 | -0,6 |
| Wards | 0,563 | -2,7 | -0,9 |
| Troc. | 0,521 | -2,9 | -1,8 |
| Diáfise | 0,895 | - | - |
| Total | 0,725 | -2,2 | -1,2 |

Figura 2. Densitometria óssea do Fêmur. Figura de arquivo, cedida pelo professor Borba-Pinheiro.

## CONSIDERAÇÕES FINAIS

Para uma avaliação da DMO é necessário considerar os fatores de risco como um indicador de diagnóstico precoce para um exame mais detalhado, seja bioquímico ou de densitometria óssea.

Embora haja muitas tecnologias de avaliação para diagnóstico da DMO, a principal e mais aceita na comunidade científica é o DEXA. Entretanto, os marcadores bioquímicos também podem ser usados, pois detém um custo menor em relação à densitometria.

Contudo, há uma necessidade de estabelecer diretrizes específicas para uma diagnose, considerando os fatores de risco para a avaliação efetiva da DMO e o risco de fraturas como uma orientação básica na administração desta doença por profissionais ligados a área da saúde, na tentativa de minimizar este problema que é considerado de saúde pública mundial (GIANGREGORIO et al., 2007; KANIS et al., 2008).

## REFERÊNCIAS

AMADEI, S.U.; SILVEIRA, V.A.S.; PEREIRA, A.C. et al. A influência da deficiencia de estrogênica no processo de remodelação e reparação óssea. **J. Brás. Patol. Méd.Lad**, Rio de janeiro v.42, n.1, 2006.

BARCO, C.M.R.; ARIJA, S.M., PÉREZ, M.R. Biochemical Markers in Osteoporosis: Usefulness in Clinical Practice . **Reumat. Clín**. v.8 n.3 p. 149-52, 2012

BENER, A.; HAMMOUDEH, M.; ZIRIE, M. Prevalence of predictors of osteoporosis and the impact of life on bone mineral density. **APLAR J Rheumatol,** v.10 n.3 p.227-233, 2007.

BORBA-PINHEIRO, C.J.; CARVALHO, M.C.G.A.; DANTAS, E.H.M. Osteopenia: um aviso silencioso às mulheres do século XXI. **Rev Ed Fís**, n.140 p.43-51, 2008.

BORBA-PINHEIRO, C.J.; CARVALHO, M.C.G.A.; SILVA, N.S.L.; BEZERRA, J.C.P.; DRIGO, A.J.; DANTAS, E.H.M. Efeitos do treinamento resistido sobre variáveis relacionadas com a baixa densidade óssea de mulheres menopausadas tratadas com alendronato. **Rev Bras Med Esporte**. v.16, n.2, p. 121-25, 2010.

BRASIL. Ministério da Saúde. Protocolo Clínico: Diretrizes Terapêuticas, Osteoporose. Portarias:SAS/MS n.470. Brasília, 2002 e SESAU/CE n.535, 2006.

BRASIL. Ministério da Saúde. Guia alimentar da população brasileira: Coordenação-Geral da política de Alimentação e Nutrição – Brasília, 2005.

BROWN, J.P.; ALBERT, C.; NASSAR, B.A.; ADACHI, J.D.; COLE, D. et al. Bone turnover markers in the management of postmenopausal osteoporosis. **Clin Biochem**. v.42 p.929–42, (2009)

CAMOZZI, V.; TOSSI, A.; SIMONI, E.; PAGANI, F.; FRANCUCCI, C.M.; MORO, L. Role of biochemical markers of bone remodeling in clinical practice. **J Endocr Invest**. v.30 n.(Suppl 6) p.13–17, (2007).

CHAN, K.M., ANDERSON, M., LAU, E.M.C. Exercise interventions: defusing the world's osteoporosis time bomb. **Bulletin of the WHO**. v.81, n.11, 2003

CLOWES, J. A.; HANNON, R. A.; YAP, T. S.; HOYLE, N. R.; BLUMSOHN, A.; EASTELL, R. Effect of feeding on bone turnover markers and its impact on biological variability of measurements. **Bone**. v.30 p.886–90, 2002

DANTAS, EHM e VALE, RGS. **Atividade física e envelhecimento saudável**. Rio de Janeiro:Shape, 2008.

DELMAS, P.D.; EASTELL, R.; GARNERO, P.; SEIBEL, M.J.; STEPAN, J. The use of biochemical markers of bone turnover in osteoporosis. **Osteoporosis Int**. Suppl6:S2-17, 2000

FABRI, T.F.S.; SANTOS, T.L.Z. Impacto dos exercícios, na nutrição e dos hormônios na saúde dos ossos. **Rev. Educ. Fís.** n.133 p.5-14, 2006.

FRANCHI, K.M.B.; MONTENEGRO, R.M. Atividade Física: uma necessidade para a boa saúde na terceira idade. **Rev. Bras. P.S.** v.18 n.3 p.152-56, 2005

GIANGREGORIO, L.; FISHER, P.; PAPAIOANNOU, A.; ADACHI, J.D. Osteoporosis Knowledge and Information Needs in Healthcare Professionals Caring for Patients With Fragility Fractures. **Orthop Nurs** v. 26 n.1 p.27-35, 2007.

GRANERO, P. New biochemical markers of bone turnover. **IBMS Bonekey**. v.5 p.84-102, 2008

GUARNIERO, R.; OLIVEIRA, L.G. Osteoporosis: an update in diagnosis and basic treatment principles. **Rev. Brás de Ortop**. v.39 n.9 p.477-85, 2004.

HANLEY, D.A. Biochemical markers of bone turnover. In: HENDERSON, J. E. e GOLTZMAN, D. editors. **The osteoporosis primer**. 1ª Ed. Cambridge:University Press. p.239-52, 2000

KANIS JA AND JOHNELL O. Requirements for DXA for the management of osteoporosis in Europe. **Osteoporos Int**, v. 16, p. 229-238, 2005.

KANIS, J.A.; BURLET, N.; COOPER, C., DELMAS, P.D.; REGINSTER, J.Y.; BORGSTROM, F.; RIZZOLI, R (Position Paper). European guidance for the diagnosis and management of osteoporosis in postmenopausal women. **Osteoporos Int**, 2008.

LANZILLOTTI, H.S.; LANZILLOTTE, R.S.; TROTTE, A.P.R.; DIAS, A.S.; BORNAND, B.; COSTA, E.A.M. Osteoporose em mulheres na pós-menopausa, cálcio dietético e outros fatores de risco. **Rev. Nutr**. v.61 n.2 p.181-93, 2003

MACIEL, A.C.C.; GUERRA, R.O. Prevalência e fatores de risco associados ao déficit de equilíbrio em idosos. **Rev. Bras. Ci. e Mov**., v.13 n.1 p.37-44, 2005

MATSUDO, S.M.; MARIN, R.V.; FERREIRA, M.T.; ARAÚJO, T.L.; MATSUDO, V. Estudo longitudinal -Tracking de 4anos – da aptidão física de mulheres da maioridade fisicamente ativas. **Rev Bras Ci. e Mov**., v.12 n.3 p.47-52, 2004

MELO, G.F.; GIAVONE, A. Comparação dos efeitos da ginástica aeróbica e da hidroginástica na composição corporal de mulheres idosas. **Rev. Bras. Ci.e Mov**, v.12 n.2 p.13-18, 2004

MONTILLA, R.N.G.; ALDRIGHI, J.M.; MARUCCI, M.F.N. Relação cálcio/proteína da dieta de mulheres no climatério. **RAMB**, v. 50, n.1, p. 52-54, 2004.

NCCLS. **Application of biochemical markers of bone turnover in the assessment and monitoring of bone disease. Approved guideline**. NCCLS document C48-A (ISBN !-56238-539-9) NCCLS, Pennsylvania, USA, 2004

ORGANIZAÇÃO MUNDIAL DA SAÚDE (OMS). Estratégia Global para a Alimentação Saudável, Atividade Física e Saúde: 57ª Assembléia Mundial de Saúde: Wha 57.17 8ª sessão plenária de 22 de Maio de 2004 (versão em português, tradução não oficial), 2004.

OWEN, T.A.; ARONOW, M.; SHALHOUB, V.; BARONE, L. M.; WILMING, L.; TASSINARI, M.S. et al. Progressive development of the rat osteoblast phenotype in vitro: reciprocal relationships in expression of genes associated with osteoblast proliferation and differentiation during formation of the bone extracellular matrix. **J Cell Physiol**. v.143 n.3 p.420-30, 1990

RENA RM. A mulher e a osteoporose: como prevenir e controlar. 2ª ed. São Paulo: látria, 2005.

ROBINS, S. P.; DUNCAN, A.; RIGGS, B. L. **Direct measurement of free hydroxypiridinium crosslinks of collagen in urine as new markers of bone resorption in osteoporosis.** In: Christiansen C, Overgaad K, editors. Osteoporosis. Copenhague: Osteopress, p.465–8, 1990

SARAIVA, G.L.; LAZARETTI-CASTRO, M. Marcadores bioquímicos da remodelação óssea na prática clínica. **Arq. Bras. Endocrinol. Metab**. v.46 n.1 p.72-8, 2002

SHAFFER, J.R.; KAMMERER, C.M.; REICH, D.; MCDONALD, G.; PATERSON, N.; GOODPASTER, B. et al. Genetic markers for ancestry are correlated with body composition trats in older African Americans. **Osteoporos Int**., v.18 n.6 p.733-41, 2007

SINGH; A.; MEHDI, A. A.; SRIVASTAVA, R. N.; VERMA, N. S. Immunoregulation of bone remodeling. **Int J Crit Illn Inj Sci**. v.2 n.2 p. 75–81, 2012

SIRIS, E.S.; GENANT, H.K.; LASTER, A.J.; CHEN, P.; MISURKI, D.A.; KREGE, J.H. Enhanced prediction of fracture risk combining vertebral fracture status and BMD. **Osteoporos Int.**, v.18 n.6 p.761-70, 2007

STEIN, G.S.; LIAN, J.B. Molecular mechanisms mediating proliferation/differentiation interrelationships during progressive development of the osteoblast phenotype. **Endocrin Rev.** n.14 p.424-42, 1993

SZEINFELD, V.L. Epidemiologia da osteoporose e fraturas. Osteoporose: diagnóstico e tratamento. São Paulo: **Sarvier**, p.63-74, 2000.

TAKADA, S.R.; LOURENÇO, M.R.A. Menarca tardia e Osteopenia em atletas de ginástica rítmica: uma revisão de literatura. **Rev Ci Biol e Saúde**, v.5/6 n.1 p. 41-7, 2004.

TORRES, E.; MEZQUITA, P.; DE LA HIGUERA, M.; FERNÁNDEZ, D.;MUNOZ, M. Actualización sobre la determinación de marcadores de remodelado óseo. **Endocrinol Nutr**. n.50 p.237–43, 2003.

VARGAS, D.M.; RIGOTTE, T.; GUTZ, C.; LOBE, M.C.; FERNANDES, J. Mineralização óssea em crianças e adolescentes com diabetes melito tipo 1. **J. Pediatr (Rio J)**, v.79 n.3, 2003.